ZHIQIGUAN XIAOCHUAN DE
SHENGWU BAXIANG ZHILIAO

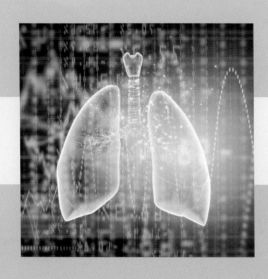

支气管哮喘的生物靶向治疗

- **顾　问**　徐永健　姚婉贞　白春学
- **主　审**　陈荣昌　瞿介明　曹　彬
- **主　编**　熊维宁　常　春
- **副主编**　应颂敏　徐金富　孙加源　陈　燕
- **编　委**　(以姓名汉语拼音为序)

包海荣 (兰州大学第一医院)

曹孟淑 (南京大学医学院附属鼓楼医院)

常　春 (北京大学第三医院)

陈勃江 (四川大学华西医院)

陈　娟 (宁夏医科大学总医院)

陈丽萍 (新疆维吾尔自治区人民医院)

陈湘琦 (福建医科大学附属协和医院)

陈　燕 (中南大学湘雅二医院)

范晓云 (安徽医科大学第一附属医院)

范　晔 (陆军军医大学第二附属医院)

冯俊涛 (中南大学湘雅医院)

高　丽 (内蒙古自治区人民医院)

高亚东 (武汉大学中南医院)

何志义 (广西医科大学第一附属医院)

侯　刚 (中国医科大学附属第一医院)

李　丹 (吉林大学白求恩第一医院)

李　锋 (上海交通大学附属胸科医院)

梁志欣 (中国人民解放军总医院)

刘宏博 (中国医科大学附属盛京医院)

刘　晶 (中山大学附属第五医院)

刘庆华 (同济大学附属东方医院)

卢献灵 (石河子大学医学院第一附属医院)

孟　莹 (南方医科大学南方医院)

庞　敏 (山西医科大学第一医院)

彭春红 (贵州省人民医院)

孙加源 (上海交通大学附属胸科医院)

唐　昊 (海军军医大学第二附属医院/上海长征医院)

邢西迁 (云南省第二人民医院)

熊维宁 (上海交通大学医学院附属第九人民医院)

徐金富 (同济大学附属上海肺科医院)

叶小群 (南昌大学第二附属医院)

应颂敏 (浙江大学呼吸疾病研究所)

张　静 (天津医科大学总医院)

张晓菊 (河南省人民医院)

赵　俊 (青海省人民医院)

周　华 (浙江大学医学院附属第一医院)

周　琼 (华中科技大学同济医学院附属协和医院)

- **秘　书**　乔博才 (中国医学论坛报社)

华中科技大学出版社
http://www.hustp.com
中国·武汉

内 容 简 介

支气管哮喘(简称哮喘)是一种慢性气道炎症性疾病,其炎症机制涉及多种炎症细胞和炎症因子。针对哮喘炎症过程中某些关键靶点的生物靶向疗法近年来成为哮喘的重要治疗措施。2019 年全球哮喘防治创议(GINA)最新的哮喘分级管理推荐方案中,明确建议使用口服糖皮质激素之前应将包括抗 IgE 单克隆抗体在内的生物制剂作为 5 级治疗的首选控制药物。

本书详细阐述了针对哮喘炎症通路中不同分子靶点的生物制剂的作用机制、临床疗效、适用人群、禁忌证、使用方法、疗效判定、使用疗程等临床医生关注的问题,对正处于研发阶段的生物制剂也进行了介绍,可以为临床医生使用这类药物提供参考,也可以作为医学生及研究生学习的辅助教材。

图书在版编目(CIP)数据

支气管哮喘的生物靶向治疗/熊维宁,常春主编.—武汉:华中科技大学出版社,2020.7
ISBN 978-7-5680-6172-8

Ⅰ.①支… Ⅱ.①熊… ②常… Ⅲ.①哮喘-药物疗法 Ⅳ.①R562.205

中国版本图书馆 CIP 数据核字(2020)第 086911 号

支气管哮喘的生物靶向治疗　　　　　　　　　　　　　熊维宁　常　春　主　编
Zhiqiguan Xiaochuan de Shengwu Baxiang Zhiliao

策划编辑:蔡秀芳
责任编辑:曾奇峰
封面设计:刘　婷
责任校对:张会军
责任监印:周治超
出版发行:华中科技大学出版社(中国·武汉)　　　电话:(027)81321913
　　　　　武汉市东湖新技术开发区华工科技园　　　邮编:430223
录　　排:华中科技大学惠友文印中心
印　　刷:湖北新华印务有限公司
开　　本:787mm×1092mm　1/16
印　　张:12.75
字　　数:319 千字
版　　次:2020 年 7 月第 1 版第 1 次印刷
定　　价:98.00 元

序 一

支气管哮喘(简称哮喘)是一种常见的慢性气道炎症性疾病,近年来哮喘的患病率在全球范围内有逐年增高的趋势。2015年全球疾病负担研究数据显示,全球哮喘患者达3.58亿人,患病率较1990年增高了12.6%。在中国,由于流行病学调查采用的抽样方法和对哮喘的定义差异,不同的调查得出的结果差异较大。2010—2011年在我国8个省市进行的"全国支气管哮喘患病情况及相关危险因素流行病学调查"结果显示,我国14岁以上人群经医生诊断的哮喘患病率为1.24%。2012—2015年,在我国10个省市进行的"中国成人肺部健康研究"结果显示,我国20岁及以上人群的哮喘患病率为4.2%,按照2015年的全国人口普查数据推算,我国20岁及以上人群中有4570万哮喘患者。

哮喘是一种异质性疾病,大部分患者只要规范地通过吸入糖皮质激素联合长效β_2受体激动剂,或联合白三烯调节剂等药物治疗,可以得到完全或良好的控制。但是有少数哮喘患者即使经过规范化的治疗,病情仍然得不到控制,经常反复发作,甚至发生死亡,这部分患者称为重症哮喘或难治性哮喘患者。现在认为哮喘可以分为过敏型、非过敏型、迟发型、持续气流受限型和肥胖型等不同的临床表型,不同的哮喘临床表型对治疗的反应有很大的差异。近年来科研人员研发了一些生物靶向治疗药物,如抗IgE单克隆抗体、抗IL-5单克隆抗体、抗IL-5受体单克隆抗体和抗IL-4受体单克隆抗体等药物,经过临床研究已证实生物靶向药物治疗重症哮喘安全有效,也为重症哮喘患者带来了新的治疗方法,这些生物靶向药物已被写入国内外哮喘诊治指南中,作为重症哮喘的推荐治疗药物。

我有幸在出版前拜读了由熊维宁教授、常春教授担任主编,应颂敏教授、徐金富教授、孙加源教授和陈燕教授担任副主编的《支气管哮喘的生物靶向治疗》一书,受益匪浅。此书内容丰富,图文并茂,从生物靶向药物治疗的作用机制到临床应用,较全面地介绍了目前治疗哮喘的生物靶向药物,包括已经上市的生物靶向药物和正在研究中的生物靶向药物。此书的出版一定会对我国的哮喘防治工作起到积极的推动作用。我要感谢熊维宁教授和常春教授以及为此书撰写章节的所有作者,作为中华医学会呼吸病学分会第十届青年委员会的委员,他们为此书的撰写付出了辛勤的劳动。青年委员会的全体委员有朝气、有活力、有能力、有水平,他们是我国呼吸界未来优秀的接班人,再次感谢他们为我国的哮喘防治事业所做出的贡献!

周 新 教授

中华医学会呼吸病学分会第十届委员会副主委、哮喘学组组长

上海交通大学附属第一人民医院呼吸与危重症医学科学科带头人

序 二

国内最近开展的大规模横断面研究和国外相关流行病学调查均显示支气管哮喘是世界范围内常见的慢性气道炎症性疾病。在过去几十年的临床工作中,支气管哮喘的治疗逐步发展,从全身激素到吸入激素、从老百姓迷信的种种"咳喘灵"到规律随访治疗。对支气管哮喘认知的进步确实带来了治疗的进步,但近年的流行病学研究仍显示我国支气管哮喘患者的总体控制水平不理想。部分控制欠佳患者可能与药物选择或使用方法不当有关,但部分患者即便在经过规范化常规治疗后仍难以控制,一方面揭示了支气管哮喘的异质性,另一方面也提示目前的常规治疗手段不能控制所有的支气管哮喘表型。

支气管哮喘是一种慢性气道炎症性疾病,其免疫类型分为 Th2 型和非 Th2 型两大类,涉及的炎症通路不胜枚举。糖皮质激素作为一种多靶点的抗炎药物能否有效控制气道炎症这张大网?其长期使用带来的全身副作用更需要临床医生仔细斟酌。近年来,随着支气管哮喘发病机制探索的不断深入,基于其炎症通路研发了针对 IgE、IL-4、IL-13、IL-33 等细胞因子的单克隆抗体,部分单克隆抗体已经在临床应用中取得了很好的疗效,展示了靶向治疗潜在的应用前景。在强调精准医疗的时代,针对明确发病机制或靶点的靶向治疗不仅可通过个体化治疗达到更好的疗效,还可以降低不良事件的发生风险。

由熊维宁教授、常春教授担任主编,应颂敏教授、徐金富教授、孙加源教授和陈燕教授担任副主编的《支气管哮喘的生物靶向治疗》内容翔实、深入浅出,很好地总结了针对支气管哮喘发病机制中关键细胞因子和细胞的靶向治疗,为临床诊疗和基础研究提供了很好的依据,无论是有志于哮喘机制研究的科研工作者还是呼吸专科医生都能从本书中获益。本书所有编者均是中华医学会呼吸病学分会第十届青年委员会的委员,是我国呼吸事业未来的掌舵人,他们在繁忙的日常工作之余用热忱和勤奋带来了本书,让我们看到了中国呼吸人的担当,谢谢他们!

陈 平 教授

中华医学会呼吸病学分会委员

中南大学呼吸疾病研究所所长

前　言

　　支气管哮喘(简称哮喘)是一种很古老的疾病。在 20 世纪 90 年代以前,哮喘的治疗效果并不好,当时普遍认为哮喘是支气管收缩或痉挛,给予支气管扩张剂即可,其间也有使用激素治疗,但仅限于急性发作期,这导致哮喘患者反复急性发作、频繁就诊和住院治疗。1994 年全球哮喘防治创议(GINA)的推出极大地改变了这一状况。GINA 明确指出哮喘是一种慢性气道炎症性疾病,治疗应以吸入激素为主,从此哮喘的病情控制得到了明显改善。因此,一种疾病治疗效果的提高肯定依赖于对这种疾病发病机制认识水平的提高,只有深入研究疾病的发病机制,才能明显提高疾病的诊治水平。

　　那么,哮喘的治疗效果还能不能再提高? 毕竟激素是一种多靶点药物,长期大量使用会产生副作用,而且部分哮喘患者对激素不敏感。在这里,我们不能进入两个误区:一个误区是太悲观,认为哮喘的炎症机制由多种炎症细胞和炎症因子参与,就像一张"大网"或者一个"瀑布",干预其中一种肯定没用。目前的事实是,近几年不断涌现的针对某一个细胞因子或某一个靶点的生物靶向治疗药物取得了很好的疗效。也就是说,只要干预的靶点作用关键,就可以改变整个炎症过程的进程。另外一个误区是太乐观,认为可以短时间内治愈哮喘。彻底治愈哮喘可能在将来会实现,但是在现阶段,对于哮喘这种慢性疾病,治疗目的不是治愈,而是控制病情,以最大限度地提高患者的生活质量。因此,我们可以在常规治疗的基础上,对于病情控制不太理想的患者进行相关靶点分子表达水平的检测,根据结果选用生物靶向治疗药物,进一步改善患者的病情控制水平,提高生活质量。

　　鉴于此,中华医学会呼吸病学分会第十届青年委员会的 37 名委员合作编写了这本有关哮喘生物靶向治疗的专著,为进一步提高哮喘的诊治水平做出自己的努力。在本书的编写过程中,得到呼吸界多位前辈和老师的指点,在此表示诚挚的谢意。由于编者水平有限,书中难免有不足之处,敬请读者批评指正,以便改正和提高。

熊维宁　常　春

目　录

第一章　重症支气管哮喘的生物靶向治疗

一、支气管哮喘的定义及流行病学新进展

支气管哮喘(以下简称哮喘)是由多种细胞(如嗜酸性粒细胞、肥大细胞、T细胞、中性粒细胞、气道上皮细胞等)和细胞组分参与的慢性气道炎症性疾病。慢性炎症导致气道高反应性,并引起反复发作的喘息、气急、胸闷或咳嗽等症状,常在夜间和/或清晨发作、加剧,通常出现广泛多变的可逆性气流受限,多数患者可自行缓解或经治疗缓解。

中国肺部健康(CPH)研究组于2019年发表在《柳叶刀》的流行病学调查结果显示,我国20岁及以上人群哮喘患病率已达到4.2%,即4570万人。重症哮喘在过去的一年中,需要使用全球哮喘防治创议(GINA)建议的第4级或第5级哮喘药物治疗,才能维持控制或即使在上述治疗下仍表现为"未控制"哮喘。我国另一项哮喘流行病学调查结果表明,重症哮喘患者约占哮喘总人群的6%。重症哮喘虽然只占哮喘总人群的一小部分,但其中未控制的比例达到近2/3,亟须有效治疗。重症哮喘对医疗资源的消耗是巨大的,2019年GINA发布的口袋书《成人和青少年治疗困难性哮喘和重症哮喘的诊断和处理》(以下简称2019GINA)中指出,每例重症哮喘患者的医疗费用已经高于2型糖尿病、脑卒中或慢性阻塞性肺疾病(COPD)患者。我国一项对医保数据库的回顾性研究结果显示,我国7%的重症哮喘患者消耗了28%的医疗费用。其中,频繁而严重的急性发作是重症哮喘占用高比例医疗资源的主要原因。在重症哮喘消耗大量医疗资源的背后,是重症哮喘患者相比轻中度哮喘患者更高的严重急性发作率、住院率和死亡风险。上述回顾性研究也发现,我国重症哮喘患者中严重急性发作率高达65.7%,住院率为57%,是轻中度哮喘患者的5~7倍。另外,美国一项回顾性分析结果显示,重症哮喘患者(致死性哮喘)的死亡风险是轻度哮喘患者的4.44倍。

二、重症哮喘的精准治疗

如今,哮喘治疗已经走进精准医疗时代。精准医疗即针对个体患者的需要(基于患者的遗传、生物标志物、表型或心理社会特征)制订治疗方案。2019GINA和我国《重症哮喘诊断与处理中国专家共识》都指出,对重症哮喘表型的区分将有助于治疗方案的确定。

三、重症哮喘表型、内型的研究进展

表型被定义为由基因型和环境相互作用产生的生物体的可观察属性。在重症哮喘研究项目(SARP)队列中进行的聚类分析确定了五组:聚类1具有早发性过敏性哮喘、肺功能正常、最多两种控制性药物和最低的医疗保健利用率(HCU);聚类2具有早发性过敏性哮喘和较好的肺功能,但治疗水平(29%需要三种或三种以上药物治疗)和HCU增高;聚类3伴迟发性非过敏性哮喘、肥胖、女性、肺功能中度下降和需要频繁使用口服糖皮质激素(OCS)来抑制病情恶化;聚类4伴有早期过敏性哮喘和肺功能严重下降(平均第一秒用力呼气量占

预计值百分比（FEV$_1$%pred 为 57%）；聚类 5 发病较晚，特异性反应较少，气流受限最严重（平均 FEV$_1$%pred 为 43%）。在聚类 4 和聚类 5 中，近一半的患者报告在过去一年中出现了 3 次或 3 次以上需要 OCS 的严重恶化。

表型是通过观察到的临床特征对患者进行分类，研究人员试图将其与疾病的潜在分子机制联系起来，即内型。迄今为止，根据哮喘的免疫病理机制，可划分 2 种主要的哮喘内型，即由辅助 T 细胞 2 型（Th2 型）细胞因子驱动的 Th2 型和非 Th2 型，见图 1-1。根据痰细胞学可将哮喘分为嗜酸性粒细胞型、中性粒细胞型、混合型和寡粒细胞型。在过敏性嗜酸性粒细胞性炎症中，过敏原刺激树突状细胞，促使 Th2 细胞产生白介素 5（IL-5）、IL-4、IL-13，IL-5 促进嗜酸性粒细胞的产生和成熟，将嗜酸性粒细胞募集到呼吸道黏膜。前列腺素 D2、IL-4 可促进 B 细胞向浆细胞转化，产生 IgE。目前对非过敏性嗜酸性粒细胞性炎症了解不多。部分患者是中性粒细胞型，炎症通路是通过 Th1、Th17 或 3 型固有淋巴细胞释放炎症因子，激活巨噬细胞释放可募集中性粒细胞的细胞因子比如 CXCL8。中性粒细胞性炎症可反映细菌感染，或者是患者使用激素，抑制了 Th2 型炎症，导致 Th1 型炎症通路上调。

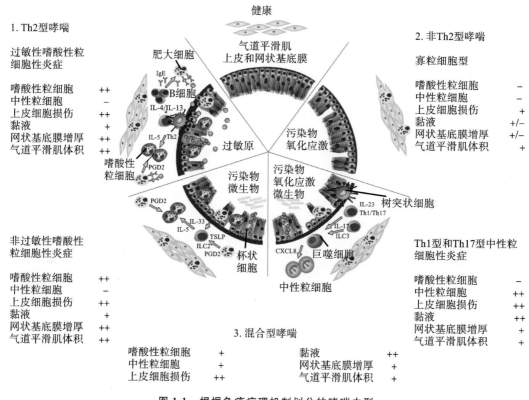

图 1-1　根据免疫病理机制划分的哮喘内型

Th2 型的概念来自各种各样的研究，包括 Haldar 和其同事的研究，他们使用来自未使用皮质类固醇治疗的哮喘患者的气道上皮刷的分子表型。与非 Th2 型相比，Th2 型更容易出现 IL-13 和 IL-5 的信使 RNA、更多嗜酸性粒细胞和肥大细胞以及更多的特应性。目前人们认识最多的是过敏性 Th2 型。Th2 型哮喘的炎症通路见图 1-2：在气道上皮暴露于过敏原后，树突状细胞将抗原提呈给初始 CD4$^+$T 细胞，同时释放上皮细胞因子胸腺基质淋巴细

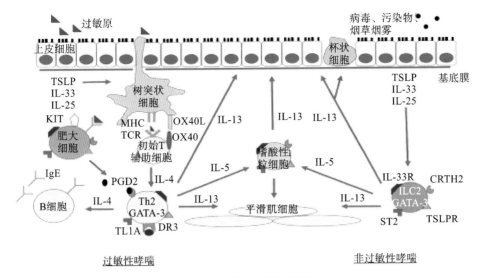

图 1-2 Th2 型哮喘炎症通路

胞生成素(TSLP)和 IL-33。这些重要的共刺激细胞因子称为警报素,激活过敏原特异性 Th2 细胞,产生细胞因子 IL-4、IL-5 和 IL-13。这组由 Th2 细胞产生的细胞因子在过敏性哮喘的发生中起着关键作用。IL-5 是导致血液和气道组织中嗜酸性粒细胞成熟、激活和存活的关键因子。IL-4 和 IL-13 对气道细胞和气道结构具有多效性;其中 2 个关键作用包括血管内皮细胞黏附分子 1 表达的上调和嗜酸性粒细胞趋化因子的释放,两者均促进嗜酸性粒细胞进入气道。IL-4 和 IL-13 还刺激杯状细胞发育并分泌黏液进入气道管腔,损害机体对 β 受体激动剂的平滑气道反应,促进成纤维细胞发育和黏膜下层中的胶原沉积,并激活上皮细胞以促进一氧化氮合酶活动和一氧化氮的产生。已有研究证明 IL-4 而非 IL-13 对 T 细胞向 Th2 细胞的分化具有重要的调节作用。除嗜酸性粒细胞趋化因子外,另一种有效的嗜酸性粒细胞趋化诱导剂是前列腺素 D2,它通过 Th2 细胞上表达的趋化因子受体同源分子(CRTH2 或 DP2 受体)与嗜酸性粒细胞结合。激活的嗜酸性粒细胞一旦到达气道,就会释放一些阳离子蛋白(如嗜酸性粒细胞阳离子蛋白)、氧化物质(如活性氧)和介质(如半胱氨酰白三烯),这可能会严重损害气道上皮层并导致支气管痉挛和/或支气管高反应性。IL-4 和 IL-13 也促进 B 细胞由分泌 IgM 转变为分泌 IgE。IgE 以高亲和力结合肥大细胞和嗜碱性粒细胞;过敏原使 IgE 分子交联引发介质和细胞因子的释放。肥大细胞主要解释过敏原暴露后的即时症状,这也是慢性炎症的重要原因。IgE 还与树突状细胞结合,参与促进抗原提呈并且可能在过敏致敏的持续存在中起重要作用。

　　非过敏原性物质如病毒和污染物等也可以刺激上皮产生 TSLP、IL-33 和 IL-25,这些细胞因子可以激活 2 型固有淋巴细胞(ILC2)和肥大细胞,释放诸多细胞因子如 IL-13 和 IL-5,产生如前面所述的一系列相似的炎症过程。

　　没有 Th2 型炎症证据的哮喘,被称为非 Th2 型哮喘。非 Th2 型哮喘患者发病年龄通常较大,没有 Th2 型哮喘的典型共患病(如食物过敏、特应性皮炎、过敏性鼻炎、鼻息肉等),没有或有限数量的特异性 IgE,并且通常对吸入糖皮质激素(ICS)应答不佳。在许多情况下,可观察到非 Th2 型哮喘患者有痰中性粒细胞增多(>60%)或病理特征不明显的活动性炎症(寡粒细胞型)。

在非 Th2 型哮喘患者中支持炎症的主要途径的证据有限,Th1/Th17 途径的激活与某些非 Th2 型哮喘有关,见图 1-3。Th1 和 Th17 通路的上调可能与 Th2 型炎症通路的抑制有关。

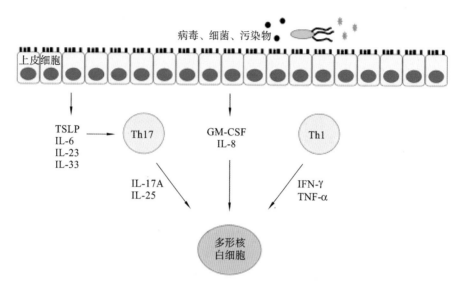

图 1-3　非 Th2 型哮喘可能的炎症通路

四、重症哮喘的生物靶向治疗靶点

生物疗法是针对哮喘患者,特别是重症哮喘患者的个性化治疗的第一步。2019 GINA 最新的哮喘分级管理推荐方案中,推荐在使用 OCS 之前将包括抗 IgE 药物在内的生物制剂作为 5 级治疗的首选控制药物,并指出重症哮喘即为需要 GINA 第 5 级治疗的哮喘。

关于 OCS 的使用问题,2019 GINA 特别指出,对于存在 Th2 型炎症的重症哮喘患者,尽管使用了高剂量的 ICS,却仍然不能很好地控制 Th2 型炎症,虽然 Th2 型炎症可能会对 OCS 有所应答,但 OCS 的副作用严重,应寻求 OCS 替代治疗方案。对于使用高剂量 ICS-LABA 症状控制依然不佳或发生急性发作的患者应首先考虑附加靶向生物制剂,而不是附加 OCS。

重症哮喘的生物治疗领域正在扩大。一些单克隆抗体(可简称单抗)或反义抑制剂对 Th2 型哮喘有效或正在开发中,包括针对 IgE、IL-5、IL-4、IL-13、GATA-3 和 TSLP 的药物。大多数生物制剂以 Th2 型哮喘为靶点,包括美国和欧洲批准使用的 3 种生物制剂:奥马珠单抗、美泊利单抗和瑞利珠单抗。针对 Th2 型炎症通路其他分子靶点的生物制剂也在研究中。非 Th2 型哮喘的治疗选择有限。重症哮喘免疫途径的关键治疗靶点见图 1-4。高 Th2 型哮喘治疗是近年来的研究热点,涌现出非常多针对 Th2 型炎症介质的靶向药物。在高 Th2 型哮喘中,吸入的过敏原、微生物和污染物与气道上皮相互作用,导致 TSLP、IL-25 和 IL-33 等介质的激活。此过程导致 IL-4、IL-5 和 IL-13 的激活,从而导致嗜碱性粒细胞、嗜酸性粒细胞和肥大细胞的募集和激活,并促进 B 细胞分泌 IgE,激活固有细胞,如气道上皮和平滑肌细胞,导致支气管收缩、气道高反应性、黏液产生和气道重塑。高 Th2 型哮喘包括过敏性和非过敏性嗜酸性粒细胞型哮喘。过敏原特异性 IgE 依赖过程在过敏性哮喘中起着重要作用,Th2 型细胞因子在非过敏性嗜酸性粒细胞型哮喘的炎症中起主导作用。

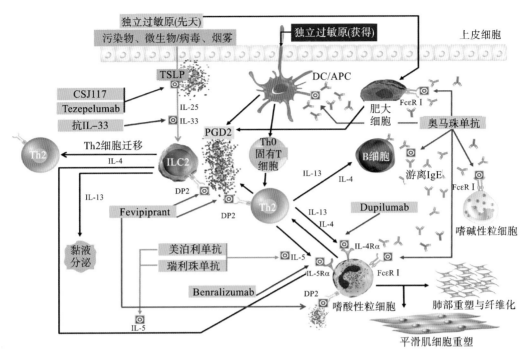

图 1-4　重症哮喘免疫途径的关键治疗靶点

五、重症哮喘靶向药物

目前已获批的针对 Th2 型哮喘及尚未获批的哮喘靶向药物见表 1-1、表 1-2。

表 1-1　已获批的针对 Th2 型哮喘的靶向药物

药物	靶点	哮喘类型	患者	用法用量	获批时间	常见不良反应	其他适应证
美泊利单抗（mepolizumab）	IL-5	重症哮喘，嗜酸性粒细胞型	FDA：≥12 岁 EMA：≥6 岁	100 mg，sc，q4wk	FDA：2015 年11 月 4 日 EMA：2015 年12 月 1 日 CFDA：未获批	头痛；咽炎；过敏反应	嗜酸性肉芽肿伴多血管炎—FDA 获批；鼻息肉—2 期试验
瑞利珠单抗（reslizumab）	IL-5	重症哮喘，嗜酸性粒细胞型	≥18 岁	3 mg/kg，iv，q4wk	FDA：2016 年3 月 23 日 EMA：2016 年6 月 23 日 CFDA：未获批	↑CPK（20%）；肌痛（1%）；咽炎；超敏反应（<1%）	鼻息肉—PoC
贝那利珠单抗（benralizumab）	IL-5 Rα	重症哮喘，嗜酸性粒细胞型	FDA：≥12 岁 EMA：≥18 岁	30 mg，sc，前 3 剂q4wk，之后q8wk	FDA：2017 年11 月 14 日 EMA：2018 年1 月 8 日 CFDA：未获批	过敏反应；头痛；咽炎；注射部位反应	—

续表

药物	靶点	哮喘类型	患者	用法用量	获批时间	常见不良反应	其他适应证
奥马珠单抗（omalizumab）	IgE	中度至重症过敏性哮喘	FDA：≥6 岁 EMA：≥6 岁 CFDA：≥6 岁	75～375 mg，sc，q2～4wk（基于 IgE 水平及体重）	FDA：2003 年 6 月 20 日 EMA：2005 年 10 月 25 日 CFDA：2017 年 8 月 24 日（≥12 岁）；2018 年 7 月 20 日（6～12 岁）	过敏反应（<0.2%）；头痛；咽炎；注射部位反应	鼻息肉—3 期试验，CSU—FDA 获批
Dupilumab	IL-4/13R	中度至重症嗜酸性粒细胞型哮喘；口服糖皮质激素依赖性哮喘	FDA：≥12 岁 EMA：≥12 岁	200～300 mg，sc，q2wk；300 mg，sc，q2wk	FDA：2018 年 10 月 19 日 EMA：2019 年 3 月 1 日 CFDA：未获批	过敏反应；超敏反应	未充分控制的中度特应性皮炎—FDA 获批；鼻息肉—3 期试验

注：iv 为静脉滴注；q…wk 为每…周 1 次；sc 为皮下注射；CPK 为肌酸磷酸激酶；PoC 为概念验证；CSU 为慢性自发性荨麻疹。

表 1-2　尚未获批的哮喘靶向药物

	药物	靶点	患者类型	已完成研究	主要终点	用法	适应证	生物标志物	其他
高 Th2 型哮喘	来瑞组单抗（lebrikizumab）	IL-13	ICS 无法控制的哮喘	LAVOLTA 1 期和 2 期	↓哮喘急性发作	sc	—	DPP-4，血清骨质疏松素	未能达到研究结果；不再被考虑用于哮喘
	曲罗芦单抗（tralokinumab）	IL-13	重症哮喘，反复急性发作	STRATOS 1 期和 2 期	↓哮喘急性发作；↑肺功能	sc	—	—	—
	Fevipiprant	DP2 受体	痰 EOS 升高>2%，≥1 次哮喘急性发作	3 期	↓痰 EOS	口服	嗜酸性粒细胞型哮喘	痰 EOS	—
	Tezepelumab	TSLP	重症哮喘，≥2 次哮喘急性发作	—	↓哮喘急性发作	sc	高 Th2 型及低 Th2 型哮喘	血 EOS，FeNO，IgE	—

药物	靶点	患者类型	已完成研究	主要终点	用法	适应证	生物标志物	其他
低Th2型哮喘 布罗达单抗（brodalumab）	IL-17	重症哮喘	—	↓哮喘症状（ACQ）	sc		血EOS，FeNO，IgE	未能达到研究结果；其他抗IL-17药物正在研究中
Navarixin	CXCR2受体	痰中性粒细胞＞40%	—	痰中性粒细胞减少到30%	口服	中性粒细胞型哮喘	血液中性粒细胞，痰中性粒细胞	—
伊马替尼（imatinib）	KIT	重症哮喘	—	↓气道高反应性	口服	寡粒细胞型哮喘	血清类胰蛋白酶	—

注：sc 为皮下注射；DPP-4 为二肽基肽酶-4；EOS 为嗜酸性粒细胞；DP2 为前列腺素 D2；TSLP 为胸腺基质淋巴细胞生成素；FeNO 为呼出气一氧化氮；ACQ 为哮喘控制问卷；KIT 为原癌基因受体酪氨酸激酶。

六、重症哮喘如何选择合适的生物制剂？

重症哮喘选择合适的生物制剂的流程见图 1-5。

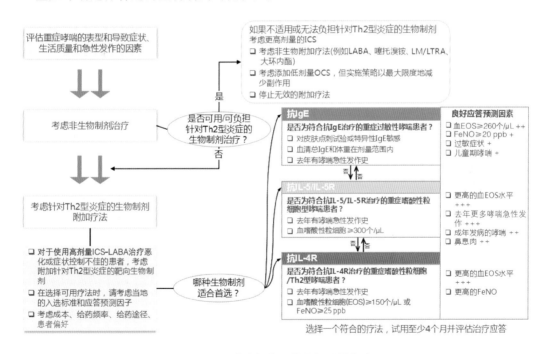

图 1-5 重症哮喘选择合适的生物制剂的流程图

七、未来研究方向及展望

生物疗法在重症哮喘中的应用值得进一步研究，如最佳的治疗时间、中止的方法，以及改变疾病进展的能力；此外，使用生物制剂治疗特殊人群的哮喘，如儿童或伴有相关并发症的人群(如鼻-鼻窦炎合并鼻息肉或特应性皮炎),还没有明确的定义;联合应用超过一种生物制剂的安全性和有效性也是未来研究的领域之一;尽管迄今为止识别出的有助于指导重症哮喘个体化治疗的生物标志物是有用的,但在为个别患者选择最佳方案时,它们并不完善。未来需要改进生物标志物来指导高 Th2 型和低 Th2 型哮喘患者的治疗决策。总的来说,在最合适的患者身上使用精准医疗将有助于降低相关成本和减轻疾病负担。

(常　春)

参 考 文 献

[1] Huang K,Yang T,Xu J,et al. Prevalence,risk factors,and management of asthma in China:a national cross-sectional study[J]. Lancet,2019,394(10196):407-418.

[2] 中华医学会呼吸病学分会哮喘学组,中国哮喘联盟. 重症哮喘诊断与处理中国专家共识[J]. 中华结核和呼吸杂志,2017,40(11):813-829.

[3] 苏楠,林江涛,王文雅,等. 我国八省市重症支气管哮喘患病情况的现状分析[J]. 中华内科杂志,2016,55(12):917-921.

[4] Rabe K F,Adachi M,Lai C K,et al. Worldwide severity and control of asthma in children and adults:the global asthma insights and reality surveys[J]. J Allergy Clin Immunol,2004,114(1):40-47.

[5] Hartert T V,Speroff T,Togias A,et al. Risk factors for recurrent asthma hospital visits and death among a population of indigent older adults with asthma[J]. Ann Allergy Asthma Immunol,2002,89(5):467-473.

[6] Agustí A,Bafadhel M,Beasley R,et al. Precision medicine in airway diseases:moving to clinical practice[J]. Eur Respir J,2017,50(4):1701655.

[7] Moore W C,Meyers D A,Wenzel S E,et al. Identification of asthma phenotypes using cluster analysis in the Severe Asthma Research Program[J]. Am J Respir Crit Care Med,2010,181(4):315-323.

[8] Papi A,Brightling C,Pedersen S E,et al. Asthma[J]. Lancet,2018,391(10122):783-800.

[9] Dougherty R H,Sidhu S S,Raman K,et al. Accumulation of intraepithelial mast cells with a unique protease phenotype in Th2-high asthma[J]. J Allergy Clin Immunol,2010,125(5):1046-1053.

[10] Haldar P,Pavord I D,Shaw D E,et al. Cluster analysis and clinical asthma phenotypes[J]. Am J Respir Crit Care Med,2008,178(3):218-224.

[11] Corren J. New targeted therapies for uncontrolled asthma[J]. J Allergy Clin Immunol Pract,2019,7(5):1394-1403.

[12] Canonica G W,Ferrando M,Baiardini I,et al. Asthma:personalized and precision medicine[J]. Curr Opin Allergy Clin Immunol,2018,18(1):51-58.

[13] Katsaounou P,Buhl R,Brusselle G,et al. Omalizumab as alternative to chronic use of oral corticosteroids in severe asthma[J]. Respir Med,2019,150:51-62.

[14] Patel S S,Casale T B,Cardet J C,et al. Biological therapies for eosinophilic asthma

[J]. Expert Opin Biol Ther,2018,18(7):747-754.

[15] Tice J A,Campbell J D,Synnott P G,et al.The Effectiveness and value of biologic therapies for the treatment of uncontrolled asthma[J]. J Manag Care Spec Pharm, 2019,25(5):510-514.

[16] Matera M G,Calzetta L,Rogliani P,et al. Monoclonal antibodies for severe asthma: Pharmacokinetic profiles[J]. Respir Med,2019,153:3-13.

[17] Licari A,Manti S,Castagnoli R,et al. Immunomodulation in pediatric asthma[J]. Front Pediatr,2019,7:289.

[18] Casale T B. Biologics and biomarkers for asthma,urticaria,and nasal polyposis[J]. J Allergy Clin Immunol,2017,139(5):1411-1421.

[19] Muraro A,Lemanske R F Jr,Hellings P W,et al. Precision medicine in patients with allergic diseases:airway diseases and atopic dermatitis-PRACTALL document of the European Academy of Allergy and Clinical Immunology and the American Academy of Allergy,Asthma & Immunology[J]. J Allergy Clin Immunol,2016,137(5): 1347-1358.

[20] Manka L A,Wechsler M E. Selecting the right biologic for your patients with severe asthma[J]. Ann Allergy Asthma Immunol,2018,121(4):406-413.

第二章 针对 Th2 型炎症通路的 生物靶向治疗

第一节 以 IgE 为治疗靶点的药物——奥马珠 单抗(omalizumab)

一、过敏性哮喘的流行病学及诊断方法

全国呼吸过敏性疾病科研协作组(CARRAD)的研究结果显示,我国 2/3 以上的哮喘属于过敏性哮喘。过敏性哮喘的诊断标准:符合 GINA 和我国《支气管哮喘防治指南(2016 年版)》的诊断标准,即存在可变性的喘息、气紧、胸闷、咳嗽等临床症状,有可变性气流受限的客观证据,并排除其他可引起哮喘样症状的疾病;暴露于过敏原(主要为尘螨、花粉、霉菌和动物毛发)可诱发或加重症状;过敏原皮肤点刺试验或血清 sIgE 检测至少对一种过敏原呈阳性反应。

二、过敏与 IgE 的发展历程

如图 2-1 所示,1906 年,Clemens von Pirquet 首次提出"过敏"的概念。 1966 年,美籍日

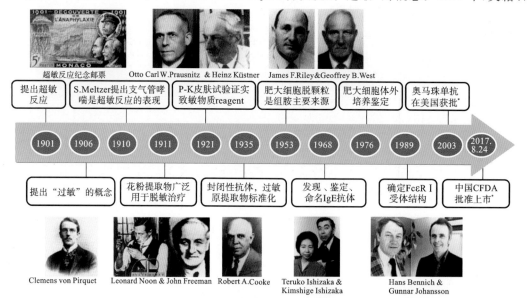

图 2-1 过敏与 IgE 的发展历程

注:CFDA 为国家食品药品监督管理总局;* 表示获批适应证为中重度哮喘。

本科学家 Ishizaka 夫妇在豚草过敏患者血清中首次分离出 γE 球蛋白。1967 年,瑞典科学家 Gunnar Johansson 与 Hans Bennich 从骨髓瘤患者中发现了新型骨髓瘤蛋白(IgND),其理化性质与 Ishizaka 夫妇发现的 γE 球蛋白十分相似。1968 年,世界卫生组织(WHO)将这种抗体正式命名为 IgE。1989 年,Hans Bennich 与 Gunnar Johansson 发现了 IgE 高亲和力受体(FcεR I)的结构。2003 年,抗 IgE 单克隆抗体奥马珠单抗在美国获批。2017 年,奥马珠单抗在中国批准上市。

三、IgE 在过敏性哮喘发病机制中的核心地位

IgE 处于过敏性哮喘炎症反应的核心地位。如图 2-2 所示,当过敏原进入气道时,树突状细胞异常趋化至气道上皮,并诱导初始 T 细胞分化为 Th2 细胞,活化的 Th2 细胞与 B 细胞结合并刺激 B 细胞转化为浆细胞,分泌 IgE。IgE 与树突状细胞上的高亲和力受体(FcεR I)结合,增强抗原捕获和 T 细胞提呈的能力,进一步扩大了气道过敏反应。IgE 与肥大细胞、嗜碱性粒细胞上的 FcεR I 结合,致使效应细胞致敏。当机体再次暴露于同种过敏原时,效应细胞释放多种炎症因子,从而导致过敏性哮喘炎症反应的发生和增强,进一步引发黏液高分泌、平滑肌收缩、黏膜水肿,导致咳嗽、呼吸困难、喘息、胸闷等症状和急性发作。

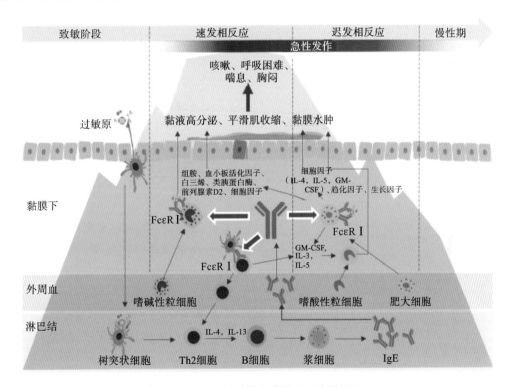

图 2-2　IgE 是过敏性哮喘炎症反应的核心

IgE 不但是过敏性哮喘炎症反应的核心,其作用还贯穿于过敏性哮喘气道炎症的全过程,包括临床前期的致敏阶段,临床期的速发相反应、迟发相反应及慢性期。迟发相过敏反应发生后,如果机体持续暴露于过敏原下,IgE 与树突状细胞的高亲和力受体 FcεR I 结合,可增加过敏原摄取,并提呈至 T 细胞,进一步影响过敏性气道炎症,这可能导致慢性过敏性炎症。慢性过敏性炎症长期作用于气道可导致气道重塑及肺功能下降(图 2-3)。

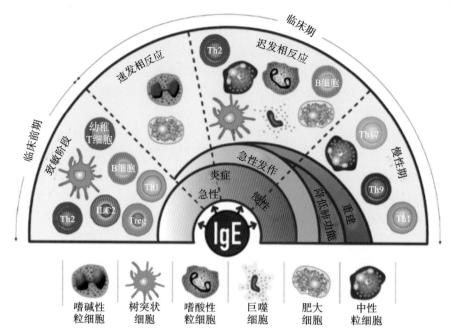

图 2-3　IgE 作用贯穿于过敏性哮喘气道炎症的全过程

四、奥马珠单抗的作用机制

奥马珠单抗是全球首个治疗过敏性哮喘的创新性靶向药物。奥马珠单抗为重组人源化抗 IgE 单克隆抗体,95％的序列由人 IgG 构成,其互补决定区来源于鼠抗 IgE 抗体。奥马珠单抗具有高度人源化、高特异性、高亲和力的特点。高度人源化使得来源于鼠的分子序列占奥马珠单抗分子的比例<5％,使人体发生免疫反应的可能性极低(图 2-4)。

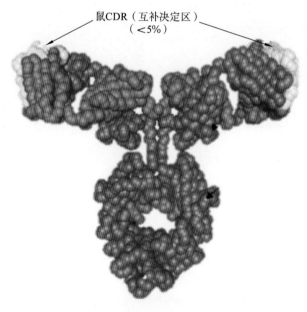

图 2-4　奥马珠单抗结构示意图

奥马珠单抗的作用机制如下所示。①结合游离型 IgE:奥马珠单抗可结合循环中的游离型 IgE,阻断游离型 IgE 与 FcεRⅠ靶细胞结合,从源头阻断过敏反应。②下调受体表达:降低树突状细胞、肥大细胞、嗜碱性粒细胞表面 FcεRⅠ的表达,从而阻断 IgE 与 FcεRⅠ的结合,预防肥大细胞和嗜碱性粒细胞脱颗粒,减少炎症因子释放以及嗜酸性粒细胞浸润。③改善抗病毒应答:通过阻断 IgE 与浆细胞样树突状细胞(pDC)表面受体 FcεRⅠ结合,减少 IgE 受体交联效应对 IFN-α 合成的阻断,进而恢复抗病毒作用。④使 B 细胞进入"无效能"状态,降低 IgE⁺B 细胞(结合 mIgE 的 B 细胞)数量,影响 B 细胞向浆细胞的转化,浆细胞自然凋亡,抑制 IgE 生成。⑤IgE-FcεRⅠ交联可以降低 TLR9L 活化浆细胞样树突状细胞(pDC)生成调节性 T 细胞(Treg)的能力,从而减弱 Th2 型炎症通路、Th17 型炎症通路以及相关肥大细胞、嗜碱性粒细胞、嗜酸性粒细胞的炎症效应。奥马珠单抗可抑制 IgE-FcεRⅠ交联,恢复 Treg 细胞的生成。⑥抑制哮喘患者气道重塑(图 2-5)。

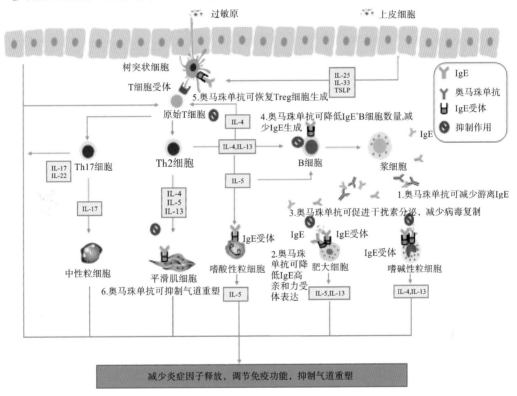

图 2-5　奥马珠单抗(OmAb)的作用机制

五、奥马珠单抗的临床获益

奥马珠单抗治疗哮喘的临床获益来自真实世界的证据见表 2-1。

1. 显著改善重症过敏性哮喘患者的症状

德国一项研究纳入 280 例 10～78 岁未控制的重症持续性过敏性哮喘患者,加入奥马珠单抗治疗,随访 6 个月。结果显示加用奥马珠单抗治疗 6 个月后日间喘息的重症过敏性哮喘患者比例降低 79.6%,夜间憋醒的患者比例下降 86.4%。

2. 持续减少急性发作

一项为期 2 年、国际性、单臂、开放标签、观察性 eXpeRience 登记研究,共纳入 943 例未控制的持续性过敏性哮喘患者,在原来的哮喘维持治疗基础上加用奥马珠单抗治疗。结果显示,治疗 1 年和 2 年后,分别有 80％与 90％的患者在 2 年内免于具有临床意义的重度急性发作。

3. 显著减少口服糖皮质激素(OCS)的使用

eXpeRience 研究结果还表明加用奥马珠单抗可减少 OCS 的使用。在这项登记研究中,基线时维持 OCS 治疗的患者在原来哮喘维持治疗基础上加用奥马珠单抗治疗 12 个月后,40.7％的患者停用 OCS,如果加上 OCS 减量的患者,这一比例则为 57.1％。而在奥马珠单抗治疗 24 个月后,有 49％的患者停用 OCS,如果加上 OCS 减量的患者,这一比例达到 69％。

4. 显著减少活动受限和急救药物使用

eXpeRience 研究结果还显示奥马珠单抗可显著减少活动受限和急救药物的使用。相比基线时活动受限平均天数和急救药物使用平均天数,奥马珠单抗治疗 12 个月和 24 个月后,患者活动受限和急救药物使用的平均天数都下降了一半以上。

表 2-1　奥马珠单抗的真实世界研究汇总(治疗≥12 个月)

研究地	样本量/例	治疗周期	奥马珠单抗组的主要发现
美国 (EXCELS)	7709	5 年	↑哮喘控制;↓哮喘相关工作、上学以及活动受限;↓伴随药物使用
国际 (eXpeRience)	925	24 个月	↓急性发作;↑哮喘控制;↓症状;↑肺功能(FEV$_1$,PEF);↑生活质量;↓医疗资源利用;↓OCS 和急救药物使用;69.9％的患者哮喘全球疗效评估(GETE)为好或极好;↓误工/误学
法国 (PAX)	767	20.4 个月 (平均)	↓急诊就诊和住院
意大利	142	≥12 个月	↓急诊就诊和住院;↓急性发作;↓糖皮质激素、抗白三烯类及茶碱使用;49％/28％的患者 GETE 为好/极好
比利时 (PERSIST)	158	52 周	↓急性发作;↓症状;↑FEV$_1$;↑生活质量;↓医疗资源利用;>72％的患者 GETE 为好或极好
英国 (APEX)	136	12 个月	↓急性发作;↑肺功能(FEV$_1$,PEF);↑哮喘控制;↑生活质量;↓OCS 使用;↓急诊就诊和住院
西班牙	266	2 年	↓急性发作;↑哮喘控制;↓住院;↑FEV$_1$;81.6％的患者 GETE 为好/极好;↓糖皮质激素使用
意大利	306	32 个月 (中位)	↓急性发作
美国	167	≥1 年	↑哮喘控制;↑FEV$_1$;↓急性发作需要急救药物治疗;↓急性发作需要住院;↓大剂量糖皮质激素使用
以色列	109	未明确	↓因急性发作而住院和急诊就诊;↓使用糖皮质激素的患者比例;73％/91％的患者报告对奥马珠单抗应答为好或极好

研究地	样本量/例	治疗周期	奥马珠单抗组的主要发现
加拿大	3044	≥1 年	↑哮喘控制;↓哮喘相关急诊就诊和住院
德国 (X-TEND)	106	3.4 年	↑FEV₁;↓重度急性发作;↑生活质量

六、奥马珠单抗的适应证

奥马珠单抗的适应证如下所示:成人(≥18 岁)、青少年(12~17 岁)和儿童(6~11 岁)患者,用于经吸入糖皮质激素和长效吸入型 β 受体激动剂治疗后,仍不能有效控制症状的中重度持续性过敏性哮喘。

抗 IgE(奥马珠单抗)治疗适用对象的筛选流程如图 2-6 所示。①确诊中重度哮喘:符合《支气管哮喘防治指南(2016 年版)》诊断标准。②检测过敏原或过敏状态:通过皮肤点刺试验、血清总 IgE 或特异性 IgE 检测确诊患者的过敏状态。对于无条件进行过敏原或过敏状态检测的单位,建议使用过敏性疾病筛查问卷了解患者的过敏症状或过敏史来评估患者的过敏状态。过敏性疾病筛查问卷主要包括 7 个问题,如果任一问题答案为肯定,则认为患者有过敏性疾病的风险,需将患者血清送检以进一步测定总 IgE 或特异性 IgE 水平以确诊过敏性疾病。7 个问题如下所示:①你的家庭成员中有过敏性疾病患者吗? ②目前或曾经有频繁皮肤肿胀或皮肤风团吗? ③常打喷嚏或鼻子发痒吗(比别人更常见,除了感冒)? ④你经常眼睛发红,流泪并发痒吗? ⑤是否有任何食物或药物过敏的病史? ⑥是否曾有医生诊断你患过敏性疾病? ⑦是否曾使用抗过敏药物(抗组胺药、局部糖皮质激素)?

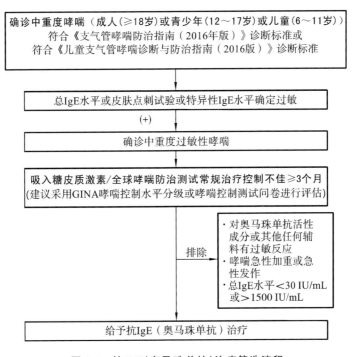

图 2-6 抗 IgE(奥马珠单抗)治疗筛选流程

七、禁忌证与排除条件

（1）对奥马珠单抗活性成分或者其他任何辅料有过敏反应的患者（其活性成分为奥马珠单抗；辅料包括蔗糖、L-组氨酸、L-盐酸组氨酸一水合物和聚山梨酯20）。

（2）奥马珠单抗不适用于哮喘急性加重、急性支气管痉挛或哮喘持续状态的治疗。

（3）总IgE水平<30 IU/mL或总IgE水平>1500 IU/mL的患者不在推荐剂量表范围内。

八、用法用量

总IgE水平是计算患者用药剂量的基础，根据患者治疗前测定的血清总IgE水平（IU/mL）和体重（kg），利用剂量表确定奥马珠单抗合适的给药剂量和给药频率。每次给药剂量为75～600 mg，若剂量≤150 mg，则于一个部位皮下注射；若剂量>150 mg，则按需分1～4个部位分别皮下注射。我国奥马珠单抗的使用说明书中，用于计算剂量的患者基线血清总IgE水平的范围为30～1500 IU/mL。患者血清总IgE水平<30 IU/mL或总IgE水平>1500 IU/mL均超出奥马珠单抗适用范围，此时不建议使用奥马珠单抗。用药剂量见表2-2。

表2-2　成人（≥18岁）、青少年（12～17岁）和儿童（6～11岁）的奥马珠单抗剂量确定表　单位：mg

基线血清总IgE水平/(IU/mL)	体重/kg									
	21～25	26～30	31～40	41～50	51～60	61～70	71～80	81～90	91～125	126～150
31～100	75	75	75	150	150	150	150	150	300	300
101～200	150	150	150	300	300	300	300	300	450	600
201～300	150	150	225	300	300	450	450	450	600	375
301～400	225	225	300	450	450	450	600	600	450	525
401～500	225	300	450	450	600	600	375	375	525	600
501～600	300	300	450	600	600	375	450	450	600	
601～700	300	225	450	600	375	450	450	525		
701～800	225	225	300	375	450	450	525	600		
801～900	225	225	300	375	450	525	600			
901～1000	225	300	375	450	525	600				
1001～1100	225	300	375	450	600					
1101～1200	300	300	450	525	600					
1201～1300	300	375	450	525						
1301～1500	300	375	525	600						

禁用-尚未获得推荐给药剂量数据

九、奥马珠单抗的给药方法及给药后注意事项

1. 药品保存及配制

奥马珠单抗应冷藏保存（2～8 ℃），脱离冷藏条件的药品应于8 h内注射，若不能及时注

射,不能重新冷藏保存。配制奥马珠单抗皮下注射液的操作步骤应严格遵循药品说明书。

2. 药品注射

(1) 注射地点:由于注射后有过敏反应的风险,应在具备留观条件和抢救过敏性休克相关医疗设施的医疗机构进行注射。

(2) 注射人员:必须为经过培训的医生或护士。

(3) 注射部位:注射部位为上臂的三角肌区,如果不能在三角肌区注射,也可在大腿部位注射给药。

(4) 注射后观察:奥马珠单抗全球上市后的报告显示,严重过敏反应的发生率为 0.2%。大多数过敏反应发生在给药后 2 h 以内。在奥马珠单抗注射后的一段时间内,应密切观察是否有过敏反应发生,推荐前 3 次注射后观察 2 h,后续注射则观察 30 min。

十、奥马珠单抗治疗疗程

(1) 治疗 4 个月评估有效性,治疗有效的患者至少应持续使用 12 个月,见图 2-7。

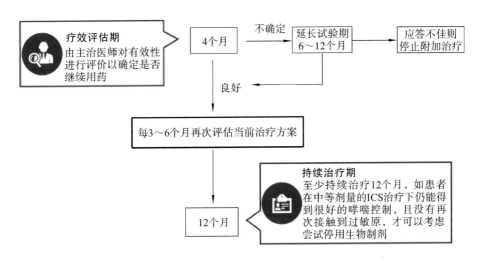

图 2-7 奥马珠单抗治疗疗程的推荐

(2) 剂量中断:治疗期间无须重新监测血清总 IgE 水平调整奥马珠单抗的剂量。当中断时间短于 1 年时,可按之前计算的剂量和注射频率继续治疗;当中断时间在 1 年及以上时,应重新检测血清总 IgE 水平以确定给药剂量。此外,当患者体重发生显著改变时,应调整给药剂量。

(3) 伴随用药的调整:在使用奥马珠单抗治疗后,患者不应立即停用全身性糖皮质激素或 ICS。在进行足够疗程的奥马珠单抗治疗后,应根据《支气管哮喘防治指南(2016 年版)》的降阶梯指引和患者哮喘控制情况决定是否调整全身性糖皮质激素和 ICS 的剂量。

十一、奥马珠单抗的安全性和特殊人群使用

1. 安全性

临床研究结果显示,奥马珠单抗的总体安全性良好。汇总对照研究数据结果显示,奥马珠单抗组的不良事件发生率与对照组相当,大多数不良事件为轻中度,且持续时间短。成人和 12 岁及以上青少年患者临床试验期间,常见不良反应(≥1% 至 <10%)为注射部位不良

反应(包括注射部位疼痛、肿胀、红斑、瘙痒)和头痛。十分常见的不良反应(≥10%)为发热。这些反应多为轻中度。奥马珠单抗治疗后过敏反应罕见(≥0.1‰至<1‰),且70%发生于奥马珠单抗治疗后2 h内。过敏反应表现为支气管平滑肌痉挛、低血压、晕厥、荨麻疹和/或喉头或舌头血管性水肿。其他潜在风险包括免疫系统疾病、恶性肿瘤、动脉血栓栓塞事件及寄生虫感染等,但尚无明确证据显示这些事件与奥马珠单抗的使用存在因果关系。来自随机对照试验及真实世界的大样本分析结果表明,奥马珠单抗与恶性肿瘤风险增加无关。详情参考奥马珠单抗产品说明书。

2. 特殊人群使用

(1) 儿童患者:在白人中进行的6～11岁儿童的奥马珠单抗临床研究结果显示,奥马珠单抗治疗28～52周后疗效良好且不良事件的发生率与安慰剂组相似。目前全球范围内尚无奥马珠单抗在6岁以下儿童中应用的有效性和安全性数据。

(2) 老年患者:65岁及以上老年患者使用奥马珠单抗的数据有限,但无证据表明老年患者需要的剂量不同于65岁以下成人患者。

(3) 孕妇:奥马珠单抗可通过胎盘屏障,尚不确定其对胎儿是否有潜在伤害,EXPECT研究对妊娠前8周或妊娠期接受≥1剂量奥马珠单抗治疗的患者进行评估(总计191例),发现患者中先天畸形、早产、低出生体重和较胎龄体型小的比例与其他哮喘人群研究中未应用奥马珠单抗患者的结果一致。因此推荐如下:对于备孕的患者,建议至少在停药5个药品半衰期(26天×5＝130天)之后,再备孕;对于孕妇,除非研究者评估确实需要,否则妊娠期不应使用。

(4) 寄生虫感染患者:在寄生虫感染高风险患者中使用奥马珠单抗有增加寄生虫感染的风险,对此类患者需谨慎使用。

(常　春)

参 考 文 献

[1] Li J,Huang Y,Lin X,et al. Factors associated with allergen sensitizations in patients with asthma and/or rhinitis in China[J]. Am J Rhinol Allergy,2012,26(2):85-91.

[2] 中华医学会变态反应分会呼吸过敏学组(筹),中华医学会呼吸病学分会哮喘学组. 中国过敏性哮喘诊治指南(第一版,2019 年)[J]. 中华内科杂志,2019,58(9):636-655.

[3] Palomares Ó,Sánchez-Ramón S,Dávila I,et al. dIvergEnt:how IgE axis contributes to the continuum of allergic asthma and anti-IgE therapies[J]. Int J Mol Sci,2017,18(6):1328.

[4] Domingo C. Omalizumab for severe asthma:efficacy beyond the atopic patient? [J]. Drugs,2014,74(5):521-533.

[5] Sutton B J,Gould H J. The human IgE network[J]. Nature,1993,366(6454):421-428.

[6] Holgate S T. New strategies with anti-IgE in allergic diseases[J]. World Allergy Organ J,2014,7(1):17.

[7] Pelaia G,Gallelli L,Renda T,et al. Update on optimal use of omalizumab in management of asthma[J]. J Asthma Allergy,2011,4:49-59.

[8] Holgate S T, Smith N, Massanari M, et al. Effects of omalizumab on markers of inflammation in patients with allergic asthma[J]. Allergy,2009,64(12):1728-1736.

[9] Beck L A, Marcotte G V, MacGlashan D, et al. Omalizumab-induced reductions in mast cell FcεR I expression and function[J]. J Allergy Clin Immunol,2004,114(3):527-530.

[10] Prussin C, Griffith D T, Boesel K M, et al. Omalizumab treatment downregulates dendritic cell FcεR I expression [J]. J Allergy Clin Immunol, 2003, 112 (6): 1147-1154.

[11] Chang T W. The pharmacological basis of anti-IgE therapy[J]. Nat Biotechnol, 2000,18(2):157-162.

[12] Castillo J R, Peters S P, Busse W W. Asthma exacerbations:pathogenesis, prevention,and treatment[J]. J Allergy Clin Immunol Pract,2017,5(4):918-927.

[13] Chan M A, Gigliotti N M, Dotson A L, et al. Omalizumab may decrease IgE synthesis by targeting membrane IgE$^+$ human B cells[J]. Clin Transl Allergy,2013, 3(1):29.

[14] Palomares O, Yaman G, Azkur A K, et al. Role of Treg in immune regulation of allergic diseases[J]. Eur J Immunol,2010,40(5):1232-1240.

[15] Palomares O, Akdis M, Martín-Fontecha M, et al. Mechanisms of immune regulation in allergic diseases:the role of regulatory T and B cells[J]. Immunol Rev,2017,278 (1):219-236.

[16] Riccio A M, Dal Negro R W, Micheletto C, et al. Omalizumab modulates bronchial reticular basement membrane thickness and eosinophil infiltration in severe persistent allergic asthma patients[J]. Int J Immunopathol Pharmacol,2012,25(2):475-484.

[17] Braunstahl G J, Chen C W, Maykut R, et al. The eXpeRience registry:the 'real-world' effectiveness of omalizumab in allergic asthma[J]. Respir Med,2013,107(8):1141-1151.

[18] Braunstahl G J, Chlumsky J, Peachey G, et al. Reduction in oral corticosteroid use in patients receiving omalizumab for allergic asthma in the real-world setting[J]. Allergy Asthma Clin Immunol,2013,9(1):47.

[19] Zazzali J L, Raimundo K P, Trzaskoma B, et al. Changes in asthma control,work productivity,and impairment with omalizumab:5-year EXCELS study results[J]. Allergy Asthma Proc,2015,36(4):283-292.

[20] Chen H, Eisner M D, Haselkorn T, et al. Concomitant asthma medications in moderate-to-severe allergic asthma treated with omalizumab[J]. Respir Med,2013, 107(1):60-67.

[21] Braunstahl G J, Canvin J, Peachey G, et al. Healthcare resource utilization in patients receiving omalizumab for allergic asthma in a real-world setting[J]. Biol Ther,2014, 4(1-2):57-67.

[22] Grimaldi-Bensouda L, Zureik M, Aubier M, et al. Does omalizumab make a difference

to the real-life treatment of asthma exacerbations?：Results from a large cohort of patients with severe uncontrolled asthma[J]. Chest,2013,143(2):398-405.

[23]　Cazzola M，Camiciottoli G，Bonavia M，et al. Italian real-life experience of omalizumab[J]. Respir Med,2010,104(10):1410-1416.

[24]　Brusselle G，Michils A，Louis R，et al. "Real-life" effectiveness of omalizumab in patients with severe persistent allergic asthma：the PERSIST study[J]. Respir Med，2009,103(11):1633-1642.

[25]　Barnes N,Menzies-Gow A,Mansur A H,et al. Effectiveness of omalizumab in severe allergic asthma：a retrospective UK real-world study[J]. J Asthma,2013,50(5):529-536.

[26]　Vennera Mdel C,Pérez De Llano L,Bardagí S,et al. Omalizumab therapy in severe asthma：experience from the Spanish registry—some new approaches[J]. J Asthma,2012,49(4):416-422.

[27]　Novelli F,Latorre M,Vergura L,et al. Asthma control in severe asthmatics under treatment with omalizumab：a cross-sectional observational study in Italy[J]. Pulm Pharmacol Ther,2015,31:123-129.

[28]　Storms W,Bowdish M S,Farrar J R. et al. Omalizumab and asthma control in patients with moderate-to-severe allergic asthma：a 6-year pragmatic data review[J]. Allergy Asthma Proc,2012,33(2):172-177.

[29]　Lafeuille M H,Gravel J,Zhang J,et al. Association between consistent omalizumab treatment and asthma control[J]. J Allergy Clin Immunol Pract,2013,1(1):51-57.

第二节　以 IgE 为治疗靶点的药物
——利戈组单抗（ligelizumab）

除奥马珠单抗及其类似物外，还有 quilizumab、鲁昔单抗（lumiliximab）、利戈组单抗（ligelizumab）等其他抗 IgE 单克隆抗体正在被作为哮喘的潜在靶向治疗药物进行研究。

利戈组单抗是诺华公司继奥马珠单抗后研发的新一代人源化抗 IgE 单克隆抗体，可阻断 IgE/FcεR I 信号通路，对于 IgE 受体具有高亲和力。

两项随机对照临床前研究探讨了利戈组单抗的药代动力学、药效学和安全性等特性。在静脉给药后，利戈组单抗表现出双指数的药代动力学特征，其半衰期约为 20 d。按 2 mg/kg 的剂量给受试者皮下注射利戈组单抗，在给药后的第 85 天，即末次给药后 6 周，患者的皮肤点刺试验的抑制率仍超过 95%；而奥马珠单抗组仅为 41%。该研究结果表明利戈组单抗较奥马珠单抗具有更持久的皮肤过敏抑制作用。同时，研究结果还显示，利戈组单抗对游离型 IgE、嗜碱性粒细胞表面 IgE 及 FcεR I 的抑制率和抑制持续时间均优于奥马珠单抗。

在疾病治疗中，利戈组单抗最初是应用于慢性自发性荨麻疹患者。2019 年 10 月发表于《新英格兰医学杂志》的 2b 期临床研究（NCT02477332）结果显示，在 H1 抗组胺药不能充分控制病情的慢性自发性荨麻疹患者中，利戈组单抗可快速起效，并持续缓解症状，且这种临床治疗效果与利戈组单抗之间存在一定的剂量-反应关系。当患者接受每月 1 次 72 mg 的利戈组单抗皮下注射治疗时，症状完全控制的比例最高。

关于利戈组单抗在哮喘中的治疗价值,早在 2012 年,诺华公司即联合加拿大麦克马斯特大学的学者开展了一项随机、双盲、安慰剂对照的多中心临床注册研究(NCT01703312)。受试者为加拿大和瑞典 2 个国家、7 个医疗中心的 37 例 18~65 岁轻度过敏性哮喘患者。该研究包含一个筛选期,受试者在入组前通过皮肤过敏试验确认存在过敏反应。随后,受试者被分入不同的研究组,分别接受每 2 周 1 次的利戈组单抗(剂量各为 24 mg、72 mg、240 mg)、奥马珠单抗或安慰剂皮下注射治疗,共 10 周,给药 6 次。停药后观察 14 周。在基线期、第一次给药后第 6 周、第 12 周、第 18 周分别行皮肤点刺试验和支气管激发试验评价治疗效果;同时每 2 周采集 1 次血液样本,进行药代动力学监测及血清 IgE 水平和嗜碱性粒细胞检测。除每次给药前 8 h 以上可按需吸入短效 β_2 受体激动剂以外,受试者不允许使用其他哮喘治疗药物。该研究的主要观察终点是比较第 12 周时利戈组单抗 240 mg 组与奥马珠单抗组 FEV_1 降低 15% 所需要的过敏原浓度较基线的变化,以反映气道对过敏原敏感性的变化。次要研究终点包括以下几项:第 12 周时利戈组单抗 24 mg、72 mg 组与奥马珠单抗组相比,FEV_1 降低 15% 所需要的过敏原浓度较基线的变化;第 12 周时利戈组单抗 24 mg、利戈组单抗 72 mg、利戈组单抗 240 mg、奥马珠单抗组与安慰剂组 FEV_1 降低 15% 所需要的过敏原浓度较基线的变化;利戈组单抗的药代动力学特征;药物对总 IgE、嗜碱性粒细胞结合 IgE、嗜碱性粒细胞 $Fc\varepsilon RI$ 水平和皮肤点刺试验的影响;药物安全性及耐受性。

最终,24 例受试者接受利戈组单抗治疗,分别给予 24 mg、72 mg、240 mg 利戈组单抗,每组各 8 例;奥马珠单抗组与安慰剂组则分别为 6 例、7 例。各组间的人口学及基线特征均无显著差异。结果显示,在第 12 周时,利戈组单抗 72 mg、240 mg 组 FEV_1 降低 15% 所需要的过敏原浓度较基线增加 2~500 倍,表明治疗后患者气道对过敏原的敏感性明显降低,且表现出浓度依赖性和时间依赖性。第 12 周时,与奥马珠单抗组相比,利戈组单抗 72 mg、240 mg 组 FEV_1 降低 15% 所需要的过敏原浓度增加了 3 倍,但差异无统计学意义(P 值分别为 0.14、0.10),且在第 18 周时回到基线水平。试验过程中,有 4 例受试者因为各种原因用错药,排除这 4 例受试者后,利戈组单抗组 FEV_1 降低 15% 所需的过敏原浓度变化值较奥马珠单抗组差异有统计学意义($P=0.03$)。接受利戈组单抗 240 mg 治疗后第 12 周时,FEV_1 降低 15% 所需要的过敏原浓度变化值是安慰剂组的 16 倍($P=0.001$);而奥马珠单抗组则为 5 倍($P=0.02$)。

在皮肤点刺试验中,利戈组单抗也显示出剂量依赖性和时间依赖性的抑制效果。第 12 周时,接受利戈组单抗治疗的三组受试者的皮肤点刺试验反应均明显弱于奥马珠单抗组和安慰剂组($P<0.05$),尤其是利戈组单抗 72 mg、240 mg 组,抑制率分别达到 74% 和 85%;而奥马珠单抗组较安慰剂组抑制率仅为 22%,差异无统计学意义($P=0.4718$)。与吸入过敏原的支气管激发试验不同,利戈组单抗 240 mg 组是在用药结束后第 8 周(也即试验第 18 周)获得皮肤点刺试验的最高抑制率,且在所有受试者中观察到的结果完全一致。

药代动力学分析结果显示,在第 6 次给药前(即试验第 10 周),利戈组单抗 24 mg、72 mg、240 mg 组的利戈组单抗的血清稳态浓度分别为 1.8 mg/mL、5.6 mg/mL 和 13.2 mg/mL;最后 1 次给药后第 2 周(即试验第 12 周),利戈组单抗的血药浓度则分别为 2.3 mg/mL、6.7 mg/mL 和 15.5 mg/mL。由此可见,利戈组单抗的血药浓度随着暴露剂量的增加而增高。

除安慰剂组外,利戈组单抗各剂量组和奥马珠单抗组的血清总 IgE 水平(游离型 IgE 和药物结合的 IgE 之和)均在治疗后增高,且存在剂量依赖关系。尽管测定了游离型 IgE 水平,但利戈组单抗各剂量组的大多数受试者药物抑制 IgE 的变化水平均低于定量分析的下限。

本研究还发现,嗜碱性粒细胞表面 IgE 的水平与利戈组单抗存在剂量依赖关系,利戈组单抗 24 mg、72 mg、240 mg 组的嗜碱性粒细胞表面 IgE 水平下调率分别达到 71%、99% 和 99%;而奥马珠单抗组为 95%。在用药后第 12 周,利戈组单抗 24 mg、72 mg、240 mg 组和奥马珠单抗组嗜碱性粒细胞表达的 FcεRⅠ水平较基线分别下降 27%、82%、85% 和 77%。2 例接受利戈组单抗 24 mg 治疗的患者血清 IgE 水平未显示出变化;停止治疗后,FcεRⅠ抑制作用持续时间最长的是利戈组单抗 240 mg 组。

从安全性和不良反应看,利戈组单抗各剂量组和奥马珠单抗组最常见的不良反应为轻中度的鼻炎和哮喘恶化,与剂量无关,但利戈组单抗 240 mg 组的不良反应发生率最低。另有 24% 的受试者出现药物注射局部的肿胀、疼痛、红斑等不适。各组均无严重不良事件发生,没有受试者因不良反应而停药。所有患者均未出现过敏或全身性荨麻疹。同时,血常规、血生化、尿常规、生命体征及心电图变化亦均无临床意义。

最后,研究者利用数学拟合模型证实,利戈组单抗各剂量组在用药后第 12 周,将达到皮肤点刺试验的最高抑制率;而对气道过敏原刺激的最高抑制率则出现得更早,在起始治疗后第 8 周即可出现。进一步分析发现,对于基线 IgE 水平低于 250 IU/mL 的患者,每 4 周给予 1 次利戈组单抗 36 mg 治疗,将获得与奥马珠单抗等效的皮肤点刺试验和气道过敏原刺激抑制率;当利戈组单抗剂量增加至每 4 周 120 mg 时,将取得最大获益。而对于基线 IgE 水平高于 250 IU/mL 的患者,则需要更高的利戈组单抗剂量,如每 4 周 240 mg,方可取得最大获益。

该研究是目前唯一探索利戈组单抗治疗哮喘的临床试验报道,结果证实利戈组单抗可降低轻度哮喘患者支气管对吸入过敏原的敏感性,且这种作用具有剂量依赖性和时间依赖性的特点。当每 2 周给予 1 次 240 mg 利戈组单抗治疗时,受试者气道对过敏原刺激的敏感性仅为奥马珠单抗组的 1/3;同时皮肤对过敏原点刺的敏感性亦下降。这些临床反应可能与利戈组单抗抑制嗜碱性粒细胞表面 IgE 及 FcεRⅠ的表达有关。在哮喘的发病机制中,过敏原通过 IgE 激活肥大细胞和嗜碱性粒细胞释放组胺、半胱氨酰白三烯等,导致气道平滑肌收缩。利戈组单抗可阻止 IgE 介导的肥大细胞和嗜碱性粒细胞活化,从而起到缓解气道痉挛、控制哮喘的作用。

同时,该研究还发现,在停止给药后,受试者的气道和皮肤对过敏原刺激的敏感性持续受到抑制,提示利戈组单抗的给药频次可能可以比奥马珠单抗更低。

然而,遗憾的是,该研究未探讨利戈组单抗的最佳剂量和疗程,仅用数学模型模拟推论,以 250 IU/mL 为基线 IgE 阈值,低于该水平则给予利戈组单抗 36 mg,每 4 周 1 次;高于该水平则增加利戈组单抗剂量至 120 mg,每 4 周 1 次,以使患者取得最大获益。更高剂量如 240 mg 每 4 周 1 次则可能适用于 IgE 水平更高的患者,并需要有足够的游离型药物渗透进入组织。

该研究最大的不足是样本量过小。尽管如此,结合之前关于利戈组单抗的临床前研究数据,我们有理由相信,利戈组单抗具备较奥马珠单抗更强的 IgE、FcεRⅠ抑制能力,有望成为奥马珠单抗的替代药物,甚至有可能为奥马珠单抗不能控制的哮喘患者带来曙光。当然,这还需要更多、更大样本的多中心临床随机对照研究和真实世界研究来证实。

(陈勃江)

参 考 文 献

[1] Licari A，Castagnoli R，Panfili E，et al. An update on anti-IgE therapy in pediatric respiratory diseases[J]. Curr Respir Med Rev，2017，13(1)：22-29.

[2] Rosenwasser L J，Meng J. Anti-CD23[J]. Clin Rev Allergy Immunol，2005，29(1)：61-72.

[3] Khodoun M V，Morris S C，Angerman E，et al. Rapid desensitization of humanized mice with anti-human FcεRⅠα monoclonal antibodies[J]. J Allergy Clin Immunol，2020，145(3)：907-921.

[4] Arm J P，Bottoli I，Skerjanec A，et al. Pharmacokinetics，pharmacodynamics and safety of QGE031(ligelizumab)，a novel high-affinity anti-IgE antibody in atopic subjects [J]. Clin Exp Allergy，2014，44(11)：1371-1385.

[5] Maurer M，Giménez-Arnau A M，Sussman G，et al. Ligelizumab for chronic spontaneous urticaria[J]. N Engl J Med，2019，381(14)：1321-1332.

[6] Gauvreau G M，Arm J P，Boulet L P，et al. Efficacy and safety of multiple doses of QGE031(ligelizumab)versus omalizumab and placebo in inhibiting allergen-induced early asthmatic responses[J]. J Allergy Clin Immunol，2016，138(4)：1051-1059.

[7] Anderson W C 3rd，Apter A J，Dutmer C M，et al. Advances in asthma in 2016：designing individualized approaches to management[J]. J Allergy Clin Immunol，2017，140(3)：671-680.

第三节　以 IgE 为治疗靶点的药物——quilizumab

一、Quilizumab 的作用机制

过敏反应中的 B 淋巴母细胞在细胞表面表达 IgE，此时的 IgE 称为膜型 IgE(membrane IgE，mIgE)。B 淋巴母细胞继续分化可形成记忆 B 细胞和浆细胞，浆细胞会释放细胞表面的 IgE，这个 IgE 称为游离型 IgE(soluble IgE，sIgE)。对浆细胞而言，已经证实其寿命可以短到几天至几周，或长到几年至几十年。而通过对小鼠的研究表明，合成分泌 IgE 的浆细胞主要是短寿命的浆细胞。在过敏性疾病患者体内也发现过敏原特异性 IgE 水平的波动与短寿命的浆细胞数量相符。

M1 片段(又名 CεmX)是一条由 52 个氨基酸组成的肽链结构，它位于 mIgE 的 CH4 区域和 B 细胞的连接部位，而且它仅出现在 mIgE 中，在 sIgE 上不表达。一些基础实验研究表明，通过作用于 M1 而靶向抑制 mIgE，可使短寿命的浆细胞数量减少，不能生成新的 IgE，从而降低因 IgE 高水平导致的过敏反应。Quilizumab 的作用靶点就是 M1 片段。

Quilizumab 是一种人源化的抗 IgG1 型单克隆抗体，它只与 mIgE 的 M1 片段结合，而不与血清中的 sIgE 结合。它能够特异性结合表达 mIgE 的 B 淋巴母细胞和记忆细胞，通过细胞凋亡和抗体依赖细胞介导的细胞毒作用(ADCC)使其溶解，从而下调新的 IgE 的合成。因此，通过阻止新的 IgE 抗体的产生，quilizumab 可以降低血清中的 IgE 水平以及 IgE 对肥大细胞和嗜碱性粒细胞的敏感性。从本质上讲，quilizumab 作用于奥马珠单抗的上游，减少

IgE 的产生而不是中和已经由浆细胞形成的 IgE。这是一个重要且独特的药物靶点，所以该抗体在出现之时即被广泛关注，为治疗 IgE 相关疾病提供了一个全新的靶点。

在一项 1a 期的临床试验中，通过静脉注射或皮下注射的方式，予以 45 名健康志愿者不同浓度的 quilizumab，测得其药物平均终末半衰期为 19.6 天，清除速率为 216 mL/d，静脉给药后的中心分布容积为 3.5 L，经皮给药后的生物利用度为 68.8%。Quilizumab 的 PK-PD 模型显示，其抑制生成 IgE 的 B 细胞的 IC_{50} 值为 2.7 $\mu g/mL$。

二、Quilizumab 的临床研究

1. SOLARIO 研究

2010—2012 年进行的 SOLARIO 研究（NCT01196039）是一项 2a 期多中心、随机、双盲、安慰剂对照研究，旨在评估 quilizumab 在轻度稳定期过敏性哮喘患者中的活性、安全性及耐受性。研究纳入 29 名受试者，随机分为研究组（15 例）和对照组（14 例），研究组患者静脉注射 quilizumab 5 mg/kg，给药时间为第 1、29、57 天，共 3 次；对照组患者静脉注射安慰剂 5 mg/kg，给药时间为第 1、29、57 天，共 3 次。结果显示，quilizumab 不仅降低血清中的总 IgE 水平和过敏原特异性 IgE 水平，还能抑制新的特异性 IgE 合成。在停药后 6 个月，血清中 IgE 仍可维持相对较低水平，此外，quilizumab 可降低血嗜酸性粒细胞及痰嗜酸性粒细胞水平。

Quilizumab 使血清中的总 IgE 水平和过敏原特异性 IgE 水平较用药前下降 20%～30%，但不能完全使其降至正常水平，这可能与 quilizumab 只能减少短半衰期的 IgE，而对长效的 IgE 无效有关。这项研究表明 quilizumab 通过结合 mIgE 的 M1 片段靶向开关分泌 IgE 的 B 细胞，从而抑制新的特异性 IgE 合成，这可能是治疗过敏性哮喘等特应性疾病的有效方法之一。该研究为 quilizumab 的临床试验提供了研究基础，促进其进一步研究。

2. COSTA 研究

COSTA 研究（NCT01582503）是继 SOLARIO 研究之后的针对 quilizumab 的新的重要研究。它是一项 2 期多中心、随机、双盲、安慰剂对照研究，旨在评估 quilizumab 在治疗未控制的过敏性哮喘患者中的有效性及安全性。研究纳入 578 例成人哮喘患者，随机分为研究组和对照组，其中对照组 145 例患者，皮下注射安慰剂治疗，给药时间为第 0、4、8、12、16、20、24、28、32 周，共 9 次；研究组包括 3 个亚组，接受不同剂量的 quilizumab 和安慰剂，第一组 143 例，每次皮下注射 quilizumab 300 mg，给药时间为第 0、4、8、12、16、20、24、28、32 周，共 9 次；第二组 145 例，每次皮下注射 quilizumab 150 mg，给药时间为第 0、4、12、24 周，共 4 次，在第 8、16、20、28、32 周时注射等量安慰剂；第三组 145 例，每次皮下注射 quilizumab 450 mg，给药时间为第 0、4、12、24 周，共 4 次，在第 8、16、20、28、32 周注射等量安慰剂；所有患者在治疗 36 周后均需随访 48 周。结果显示，各研究组患者在第 36 周时血清总 IgE 和过敏原特异性 IgE 水平的平均值均降低了 30%～40%，与对照组相比差异有统计学意义。在第 42 周时 300 mg 研究组患者的血清总 IgE 和过敏原特异性 IgE 水平下降幅度最大。在接受 quilizumab 治疗的患者中，血清总 IgE 和过敏原特异性 IgE 水平在整个随访期间是逐渐升高的，但在研究结束时仍没有恢复到用药前的水平。此外，研究组患者的哮喘急性发作、肺功能、哮喘症状及生活质量评分与对照组相比无显著改善。

该研究分析了 quilizumab 在人体内的药代动力学特征，证实了它通过靶向结合 mIgE 的 M1 片段减少 IgE 的生成，从而使血清总 IgE 水平平均下降 30%～40%。对于控制不佳

的过敏性哮喘患者而言,该药在改善他们的临床症状方面无明显效果,这可能是因为 quilizumab 降低的主要是短半衰期 IgE,而对于长效 IgE 作用不大,因此它的临床疗效不如奥马珠单抗。

3. QUAIL 研究

QUAIL 研究(NCT01987947)是一项多中心、随机、双盲、安慰剂对照研究,旨在观察 quilizumab 在慢性自发性荨麻疹(chronic spontaneous urticaria,CSU)患者中的疗效及安全性。研究纳入 32 例患者,随机分成研究组(15 例)和对照组(17 例),研究组在纳入当天及第 29 天分别皮下注射 quilizumab 450 mg,对照组同期皮下注射相同剂量的安慰剂,于治疗后第 7 天、第 14 天、第 20 周和第 28 周监测观察指标。结果显示,研究组患者的中位血清总 IgE 水平在第 20 周时下降至基线水平的 70%;研究组患者在第 20 周时的瘙痒严重程度评分和荨麻疹活动评分较对照组有所下降,但差异无统计学意义。

这些结果表明,虽然 quilizumab 能够降低血清总 IgE 水平,但不能改善患者的症状和相关评分,可能的原因如下:①样本量偏低,可能导致统计时的变异率偏大;②在 CSU 的病理学机制中,介导其发生的分泌 sIgE 的浆细胞具有长寿命且缺乏 mIgE,由于缺乏特异性作用靶点,quilizumab 对其的疗效有限。这项研究的结果虽然是阴性的,但它也为我们更深入地认识 quilizumab 的适应证提供了理论依据。

三、Quilizumab 的安全性及不良反应

Quilizumab 的安全性已在几项临床试验中得到证实,它在健康人以及过敏性鼻炎、轻度哮喘或中重度哮喘患者中耐受性良好。在接受 quilizumab 和安慰剂治疗的受试者中,不良事件的发生率和类型相似,且大多数不良反应比较轻微。

在 COSTA 研究中 quilizumab 的耐受性较好,研究组患者在第 36 周时的不良反应包括哮喘加重(27%)、鼻咽炎(15%)、上呼吸道感染(7%)、支气管炎(5%)、鼻窦炎(5%)、注射部位疼痛(5%)。研究组患者在第 84 周时总的不良反应发生率为 74.1%,其中感染发生率为 49%,严重感染发生率为 1.4%,寄生虫感染 1 例,注射部位反应发生率为 6.9%,与对照组比较差异无统计学意义。研究组和对照组在肿瘤发病方面存在一些不均衡,研究组中发生恶性肿瘤的病例数为 4 例,但不明确这是否与用药有关。研究组和对照组均无患者死亡。

Gauvreau 教授团队进行了一项 1b 期的随机双盲对照试验(NCT01160861),旨在评估 quilizumab 在过敏性鼻炎患者中的安全性、耐受性及药代动力学参数。试验纳入仅表现过敏性鼻炎的受试者 36 例,分别接受 quilizumab(24 例)和安慰剂(12 例)治疗,安全性结果显示,接受 quilizumab 治疗的 24 例过敏性鼻炎患者中有 83% 出现治疗后事件(treatment-emergent adverse events,TEAEs),大多数为轻度事件,其中上呼吸道感染占 29%,仅有 1 例严重事件(胃肠炎)。

在 SOLARIO 研究中大多数患者对 quilizumab 的耐受性好,没有严重的 TEAEs,最常见的不良反应是鼻咽炎(4 例)、头痛(3 例)、胸部不适(2 例),与对照组相比差异无统计学意义,两组均没有抗原抗体反应发生。

Quilizumab 慢慢走入研究者的视线,作为针对 mIgE 特异性靶点的抗体,其能够减少新的 IgE 合成,而不像奥马珠单抗那样仅仅是中和血清中的 IgE。目前 quilizumab 已相继进行 1 期、2 期临床试验,在安全性方面,它的耐受性良好,但其临床疗效在几项 2 期临床试验中均未获得明显收益,没有得到一开始预想的积极结果,截至目前,其相关研究陷入停止

状态。

（高　丽）

参 考 文 献

[1]　Arbes S J Jr,Gergen P J,Vaughn B,et al. Asthma cases attributable to atopy:results from the Third National Health and Nutrition Examination Survey[J]. J Allergy Clin Immunol,2007,120(5):1139-1145.

[2]　Wenzel S E. Asthma:defining of the persistent adult phenotypes[J]. Lancet,2006,368 (9537):804-813.

[3]　冯晓凯,林江涛,苏楠,等. 我国 14 岁以上人群支气管哮喘患病危险因素的调查分析 [J]. 中华医学杂志,2014,94(16):1209-1214.

[4]　Dullaers M,De Bruyne R,Ramadani F,et al. The who,where,and when of IgE in allergic airway disease[J]. J Allergy Clin Immunol,2012,129(3):635-645.

[5]　Batista F D,Anand S,Presani G,et al. The two membrane isoforms of human IgE assemble into functionally distinct B cell antigen receptors[J]. J Exp Med,1996,184 (6):2197-2205.

[6]　Brightbill H D,Jeet S,Lin Z,et al. Antibodies specific for a segment of human membrane IgE deplete IgE-producing B cells in humanized mice[J]. J Clin Invest, 2010,120(6):2218-2229.

[7]　Gould H J,Sutton B J. IgE in allergy and asthma today[J]. Nat Rev Immunol,2008,8 (3):205-217.

[8]　Oracki S A,Walker J A,Hibbs M L,et al. Plasma cell development and survival[J]. Immunol Rev,2010,237(1):140-159.

[9]　Tangye S G. Staying alive:regulation of plasma cell survival[J]. Trends Immunol, 2011,32(12):595-602.

[10]　Holt P G,Sedgwick J D,O'Leary C,et al. Long-lived IgE- and IgG-secreting cells in rodents manifesting persistent antibody responses[J]. Cell Immunol,1984,89(2): 281-289.

[11]　Ramadani F,Bowen H,Gould H J,et al. Transcriptional analysis of the human IgE-expressing plasma cell differentiation pathway[J]. Front Immunol,2019,10:402.

[12]　Johansson S G,Bennich H,Berg T,et al. Some factors influencing the serum IgE levels in atopic diseases[J]. Clin Exp Immunol,1970,6(1):43-47.

[13]　Wu L C,Zarrin A A. The production and regulation of IgE by the immune system [J]. Nat Rev Immunol,2014,14(4):247-259.

[14]　Scheerens H,Smith A,Li O,et al. Elevated IgE M1 prime transcripts in nasal tissues in patients with nasal polyps and asthma[J]. J Allergy Clin Immunol,2019,143(2): 805-807.

[15]　Humbert M,Bousquet J,Bachert C,et al. IgE-mediated multimorbidities in allergic

asthma and the potential for omalizumab therapy[J]. J Allergy Clin Immunol Pract，2019,7(5):1418-1429.

[16] Gould H J，Wu Y B. IgE repertoire and immunological memory：compartmental regulation and antibody function[J]. Int Immunol,2018,30(9):403-412.

[17] Peng C,Davis F M,Sun L K,et al. A new isoform of human membrane-bound IgE[J]. J Immunol,1992,148(1):129-136.

[18] Hu J,Chen J,Ye L,et al. Anti-IgE therapy for IgE-mediated allergic diseases:from neutralizing IgE antibodies to eliminating IgE$^+$ B cells[J]. Clin Transl Allergy，2018,8:27.

[19] Wu L C,Scheerens H. Targeting IgE production in mice and humans[J]. Curr Opin Immunol,2014,31:8-15.

[20] Gauvreau G M,Harris J M,Boulet L P,et al. Targeting membrane-expressed IgE B cell receptor with an antibody to the M1 prime epitope reduces IgE production[J]. Sci Transl Med,2014,6(243):243ra85.

[21] Arroyave W D,Rabito F A,Carlson J C. The relationship between a specific IgE level and asthma outcomes：results from the 2005—2006 National Health and Nutrition Examination Survey[J]. J Allergy Clin Immunol Pract，2013，1（5）：501-508.

[22] Weeratna R D,Chikh G,Zhang L,et al. Immunogenicity of a peptide-based anti-IgE conjugate vaccine in non-human primates[J]. Immun Inflamm Dis,2016,4（2）：135-147.

[23] Harris J M,Maciuca R,Bradley M S,et al. A randomized trial of the efficacy and safety of quilizumab in adults with inadequately controlled allergic asthma[J]. Respir Res,2016,17:29.

[24] Juniper E F,Svensson K,Mörk A C，et al. Measurement properties and interpretation of three shortened versions of the asthma control questionnaire[J]. Respir Med,2005,99(5):553-558.

[25] Menzella F,Galeone C,Bertolini F,et al. Innovative treatments for severe refractory asthma：how to choose the right option for the right patient？[J]. J Asthma Allergy,2017,10:237-247.

[26] Giallongo A,Parisi G F,Licari A,et al. Novel therapeutic targets for allergic airway disease in children[J]. Drugs Context,2019,8:212590.

[27] Harris J M,Cabanski C R,Scheerens H,et al. A randomized trial of quilizumab in adults with refractory chronic spontaneous urticaria[J]. J Allergy Clin Immunol，2016,138(6):1730-1732.

[28] Kocatürk E,Maurer M,Metz M,et al. Looking forward to new targeted treatments for chronic spontaneous urticaria[J]. Clin Transl Allergy,2017,7:1.

[29] Serrano-Candelas E,Martínez-Aranguren R，Vega O，et al. Omalizumab efficacy in

cases of chronic spontaneous urticaria is not explained by the inhibition of sera activity in effector cells[J]. Sci Rep,2017,7(1):8985.

[30] Eckl-Dorna J,Villazala-Merino S,Campion N J,et al. Tracing IgE-producing cells in allergic patients[J]. Cells,2019,8(9):994.

[31] Licari A,Castagnoli R,Panfili E,et al. An update on anti-IgE therapy in pediatric respiratory diseases[J]. Curr Respir Med Rev,2017,13(1):22-29.

[32] Chowdhury P S,Chen Y,Yang C,et al. Targeting the junction of CεmX and ε-migis for the specific depletion of mIgE-expressing B cells[J]. Mol Immunol,2012,52(3-4):279-288.

[33] Liour S S,Tom A,Chan Y H,et al. Treating IgE-mediated diseases via targeting IgE-expressing B cells using an anti-CεmX antibody[J]. Pediatr Allergy Immunol,2016,27(5):446-451.

第四节 以 IL-5 为治疗靶点的药物——美泊利单抗(mepolizumab)

一、嗜酸性粒细胞与哮喘

嗜酸性粒细胞是哮喘发生环节中重要的效应细胞。其活化的过程包括释放包含嗜酸性粒细胞碱性蛋白在内的活性氧化物、产生细胞因子及趋化因子等。活化的嗜酸性粒细胞在气道浸润,产生上述产物从而参与哮喘发生的各个环节,引起气道上皮损伤、支气管收缩、微血管渗漏、炎症细胞聚集等损伤。

嗜酸性粒细胞衍生物如半胱氨酰白三烯(LTC4、LTD4、LTE4)、血小板活化因子(PAF)、血栓烷 B2(TxB2)、前列腺素 E1 和 E2(PGE1、PGE2),具有细胞毒活性,可引起气道组织损伤、黏液分泌过多和支气管高反应性以及气道重塑。嗜酸性粒细胞的表面有各种受体和分子,它们整合了固有和适应性免疫系统的细胞调节功能。①促进树突状细胞的成熟和活化;②像抗原提呈细胞(APC)一样,嗜酸性粒细胞能够加工抗原并刺激 T 细胞增殖和产生细胞因子;③与树突状细胞共同募集 Th2 细胞;④嗜酸性粒细胞衍生物激活肥大细胞和嗜碱性粒细胞释放组胺等。

二、IL-5 与哮喘

Th2 细胞和 2 型固有淋巴细胞驱动嗜酸性粒细胞性炎症,以上 2 种细胞均产生 IL-5。IL-5 是一种相对分子质量为 45000～60000 的糖蛋白,由 2 条相同的多肽链组成,属于细胞因子超家族。IL-5 通过与特异性的 IL-5 受体(IL-5R)结合而发挥作用。IL-5R 由两条不同的多肽链 α 和 β 亚基组成,IL-5 可以与 IL-5Rα 特异性结合,而 IL-5Rα 在嗜酸性粒细胞表面高表达。IL-5 与 IL-5Rα 结合可诱导 JAK/STAT、Btk 和 Ras/Raf-ERK 细胞内信号通路,这些信号通路的激活在嗜酸性粒细胞的增殖和分化中起重要作用:①促进骨髓中嗜酸性粒细胞的生长和分化;②通过产生趋化因子促进嗜酸性粒细胞从骨髓中释放到血流以及迁移到特定的部位(例如肺);③通过促进嗜酸性粒细胞脱颗粒来刺激其促炎活性;④通过抑制细胞凋亡来延长嗜酸性粒细胞的存活时间。

基于对 IL-5 参与嗜酸性粒细胞的发育、成熟和功能的认识，IL-5 有望作为重症（难控性）嗜酸性粒细胞型哮喘的可能治疗靶点，即通过拮抗循环 IL-5 来减少嗜酸性粒细胞的增殖、成熟和存活。目前，对于哮喘的发病机制有多种说法，如免疫性炎症、气道重塑、气道高反应性、神经机制等，其中以哮喘的气道炎症为共同病理学特征，主要表现为炎症细胞浸润和上皮损伤。嗜酸性粒细胞和 IL-5 在哮喘发病中发挥着极其重要的作用，当哮喘急性发作时，血清中 IL-5 水平升高十分明显，缓解期血清 IL-5 接近正常水平，由此说明 IL-5 水平升高是哮喘急性发作过程的重要指标，它可以用来提示气道的炎症变化，且能较准确地反映病情的严重程度。有研究者发现，急性加重的哮喘患者体内 IL-5 水平显著高于非哮喘患者，嗜酸性粒细胞被选择性趋化且存活时间延长，被活化的嗜酸性粒细胞还促进了抗体依赖细胞介导的细胞毒作用和抗体诱导的嗜酸性粒细胞脱颗粒等，可见哮喘反复急性加重与 IL-5 和嗜酸性粒细胞有密切联系。

三、美泊利单抗作用于哮喘的机制

美泊利单抗是第一个获得美国食品药品监督管理局（FDA）和欧洲药品管理局（EMA）批准上市的抗 IL-5 单抗隆抗体，在 2015 年其被批准用于 12 岁以上的重症嗜酸性粒细胞型哮喘患者。它是一种高亲和力的人源化 $IgG1\kappa$ 型单克隆抗体，可与 IL-5 自由结合，最终抑制 IL-5 与 IL-5Rα 的相互作用，导致嗜酸性粒细胞增殖和分化的作用减弱。2019GINA 中，重症哮喘患者可选择抗 IL-5 的单克隆抗体治疗。在一项接受泼尼松治疗但仍持续存在痰嗜酸性粒细胞增多和哮喘症状的患者的随机、双盲试验中，行美泊利单抗治疗的患者泼尼松使用量显著减少，急性加重次数明显减少，痰嗜酸性粒细胞数量减少。美泊利单抗可以通过静脉注射（iv）或皮下注射（sc）给药，从而与血液循环中的 IL-5 结合，抑制其与嗜酸性粒细胞表面受体的相互作用。

四、美泊利单抗的临床有效性

美泊利单抗的功效已在 5 项临床试验中进行了研究。所有试验均包括前一年尽管接受高剂量 ICS 但哮喘急性加重至少 2 次的患者，4 项试验均要求受试者的血嗜酸性粒细胞计数≥300 个/μL 或痰嗜酸性粒细胞计数≥3％。Chupp 等研究还发现，使用美泊利单抗后，患者临床症状加重的次数显著减少；Flood-Page 等报道，静脉注射高剂量（750 mg）美泊利单抗时，患者急性发作率与对照组相比差异无统计学意义，但该研究并未根据急性发作次数选择患者；在 Ortega 及其同事进行的为期 32 周的 MENSA（重症嗜酸性粒细胞型哮喘患者的美泊利单抗治疗）研究中，对吸入大量糖皮质激素仍会引起复发性哮喘加重和嗜酸性粒细胞增多的患者分别通过两种给药途径（每 4 周 1 次，75 mg，iv 或 100 mg，sc）给予美泊利单抗，与安慰剂对照组相比，两种给药途径均可降低哮喘急性加重风险（iv 组为 47％，sc 组为 53％）和急诊室就诊率（iv 组为 32％，sc 组为 61％）。从第 4 周开始，试验组患者血嗜酸性粒细胞计数也逐渐降低，在第 12 周达到最低。上述研究结果还包括加重率和肺功能变化（通过第一秒用力呼气量（FEV_1）进行衡量）以及生活质量（根据圣乔治呼吸问卷（SGRQ）和哮喘控制问卷（ACQ）-5 进行衡量）。在研究结束时，与安慰剂治疗的患者相比，iv 美泊利单抗治疗患者的支气管扩张剂使用前 FEV_1 较基线升高 100 mL，sc 美泊利单抗治疗患者的 FEV_1 较基线升高 98 mL，差异均有统计学意义。支气管扩张剂使用后 FEV_1 获得更大的改善，即 iv 美泊利单抗治疗组升高 146 mL，sc 美泊利单抗治疗组升高 138 mL。此外，两种治疗方案的

SGRQ 和 ACQ-5 结果相对于基线的改善均显著高于安慰剂治疗组。

五、美泊利单抗的安全性

患有严重哮喘的患者通常需要持续使用全身性皮质类固醇(SCS)来维持疾病控制水平。但是,长期使用 SCS 会带来严重的不良反应,包括体重增加、葡萄糖耐量下降、高血压和骨质疏松。美泊利单抗已显示出在这种高风险、高发病率的哮喘患者人群中可减少 SCS 需求的能力。同样重要的是,尽管 SCS 的用量显著降低,美泊利单抗仍可使病情加重的风险降低 32%,并且可改善症状控制。

根据既往文献描述,美泊利单抗具有良好的耐受性,其安全性与安慰剂相似,并且具有可接受的不良事件(AE)。报道最频繁的 AE 是头痛和鼻咽炎。在用美泊利单抗和安慰剂治疗的患者中,有一小部分可发生与输注相关的或局部注射部位的不良反应。总体上,未观察到严重的心脏、血管、血栓栓塞或缺血性疾病等并发症。

目前,有针对性的表型特异性哮喘治疗取得了很大的进步。随着对哮喘发病机制的基础研究和转化研究的进行,未来将会开发针对重症哮喘的更有效的治疗方法。已有文献证据支持在重症嗜酸性粒细胞型哮喘患者中使用美泊利单抗。然而,还需要更多的工作来发现生物标志物,这将使临床医生能够更好地识别出可从这种治疗中受益的患者以及最佳的嗜酸性粒细胞阈值。尽管临床试验和初步的真实世界的研究已经证明美泊利单抗在治疗重症嗜酸性粒细胞型哮喘中的有效性和安全性,但还需要更大和更多的真实世界研究来支持这种治疗。

(孙加源)

参 考 文 献

[1] Fahy J V. Type 2 inflammation in asthma—present in most, absent in many[J]. Nat Rev Immunol,2015,15(1):57-65.

[2] Voehringer D,Reese T A,Huang X,et al. Type 2 immunity is controlled by IL-4/IL-13 expression in hematopoietic non-eosinophil cells of the innate immune system[J]. J Exp Med,2006,203(6):1435-1446.

[3] Locksley R M. Asthma and allergic inflammation[J]. Cell,2010,140(6):777-783.

[4] Woodruff P G,Modrek B,Choy D F,et al. T-helper type 2-driven inflammation defines major subphenotypes of asthma[J]. Am J Respir Crit Care Med,2009,180(5):388-395.

[5] Braman S S. The global burden of asthma[J]. Chest,2006,130(1 Suppl):4S-12S.

[6] To T,Stanojevic S,Moores G,et al. Global asthma prevalence in adults:findings from the cross-sectional world health survey[J]. BMC Public Health,2012,12:204.

[7] Chung K F,Wenzel S E,Brozek J L,et al. International ERS/ATS guidelines on definition,evaluation and treatment of severe asthma[J]. Eur Respir J,2014,43(2):343-373.

［8］ Porsbjerg C，Ulrik C，Skjold T，et al. Nordic consensus statement on the systematic assessment and management of possible severe asthma in adults［J］. Eur Clin Respir J，2018，5(1)：1440868.

［9］ Caruso M，Morjaria J，Emma R，et al. Biologic agents for severe asthma patients：clinical perspectives and implications［J］. Intern Emerg Med，2018，13(2)：155-176.

［10］ Varricchi G，Canonica G W. The role of interleukin 5 in asthma［J］. Expert Rev Clin Immunol，2016，12(9)：903-905.

［11］ Chung K F. Targeting the interleukin pathway in the treatment of asthma［J］. Lancet，2015，386(9998)：1086-1096.

［12］ Makinde T，Murphy R F，Agrawal D K. The regulatory role of TGF-beta in airway remodeling in asthma［J］. Immunol Cell Biol，2007，85(5)：348-356.

［13］ Carr T F，Zeki A A，Kraft M. Eosinophilic and noneosinophilic asthma［J］. Am J Respir Crit Care Med，2018，197(1)：22-37.

［14］ Takatsu K. Interleukin-5 and IL-5 receptor in health and diseases［J］. Proc Jpn Acad Ser B Phys Biol Sci，2011，87(8)：463-485.

［15］ Lambrecht B N，Hammad H. The immunology of asthma［J］. Nat Immunol，2015，16(1)：45-56.

［16］ Walsh G M. Mepolizumab-based therapy in asthma：an update［J］. Curr Opin Allergy Clin Immunol，2015，15(4)：392-396.

［17］ Nair P，Pizzichini M M，Kjarsgaard M，et al. Mepolizumab for prednisone-dependent asthma with sputum eosinophilia［J］. N Engl J Med，2009，360(10)：985-993.

［18］ Pavord I D，Korn S，Howarth P，et al. Mepolizumab for severe eosinophilic asthma (DREAM)：a multicentre，double-blind，placebo-controlled trial［J］. Lancet，2012，380(9842)：651-659.

［19］ Ortega H G，Liu M C，Pavord I D，et al. Mepolizumab treatment in patients with severe eosinophilic asthma［J］. N Engl J Med，2014，371(13)：1198-1207.

［20］ Chupp G L，Bradford E S，Albers F C，et al. Efficacy of mepolizumab add-on therapy on health-related quality of life and markers of asthma control in severe eosinophilic asthma(MUSCA)：a randomised，double-blind，placebo-controlled，parallel-group，multicentre，phase 3b trial［J］. Lancet Respir Med，2017，5(5)：390-400.

［21］ Haldar P，Brightling C E，Hargadon B，et al. Mepolizumab and exacerbations of refractory eosinophilic asthma［J］. N Engl J Med，2009，360(10)：973-984.

［22］ Flood-Page P，Swenson C，Faiferman I，et al. A study to evaluate safety and efficacy of mepolizumab in patients with moderate persistent asthma［J］. Am J Respir Crit Care Med，2007，176(11)：1062-1071.

［23］ Bel E H，Wenzel S E，Thompson P J，et al. Oral glucocorticoid-sparing effect of mepolizumab in eosinophilic asthma［J］. N Engl J Med，2014，371(13)：1189-1197.

第五节　以 IL-5 为治疗靶点的药物——瑞利珠单抗(reslizumab)

一、瑞利珠单抗的作用机制

瑞利珠单抗(reslizumab)是针对 IL-5 的重组人源化 IgG4 型单克隆抗体,该抗体与血液循环中游离的 IL-5 结合,并阻断其促进嗜酸性粒细胞成熟和增殖的作用。IL-5 是 Th2 细胞、2 型固有淋巴细胞(ILC2)和肥大细胞的产物,在调节嗜酸性粒细胞的终末分化以及参与该细胞的活化和向气道募集中起着核心作用。瑞利珠单抗是针对 IL-5 的单克隆抗体,通过中和 IL-5,使 IL-5 不能激活嗜酸性粒细胞上的 IL-5R。在嗜酸性粒细胞型哮喘患者中,IL-5 起着重要作用,并已被确定为控制嗜酸性粒细胞型哮喘症状的潜在治疗靶标。瑞利珠单抗可降低嗜酸性粒细胞增多症患者以及健康对照者的嗜酸性粒细胞计数。研究表明,使用瑞利珠单抗疗法可减少吸入糖皮质激素的使用量,并降低嗜酸性粒细胞型哮喘和其他与嗜酸性粒细胞增多相关的疾病的发作率。

瑞利珠单抗于 2016 年获准在美国用于治疗对吸入糖皮质激素耐药的重症嗜酸性粒细胞型哮喘的成年患者。瑞利珠单抗与美泊利单抗相比有两个明显不同的特征:①通过静脉给药;②基于体重的剂量(每 4 周一次,3 mg/kg)个体化给药。瑞利珠单抗可作为患有重症嗜酸性粒细胞型哮喘的成年患者的补充维持治疗,并根据患者的体重通过静脉途径给药。在选择合适的患者进行治疗时,瑞利珠单抗在嗜酸性粒细胞计数的"临界值"为 400 个/μL 时可获得有益的结果。通过降低血嗜酸性粒细胞水平,瑞利珠单抗可将哮喘急性发作率降低约 50%,类似于美泊利单抗。

二、瑞利珠单抗的临床有效性

针对不同患者人群的 4 项临床试验研究了瑞利珠单抗的临床有效性。Castro 等在 1 项 3 期临床试验中,纳入了服用中等或高剂量 ICS 且血嗜酸性粒细胞计数≥400 个/μL、在前一年中至少有 1 次急性加重的哮喘患者。2 项 3 期试验未考虑急性加重史,但其纳入患者的嗜酸性粒细胞计数有所不同。Castro 等较早进行的 2 期临床试验将采用大剂量 ICS 且痰嗜酸性粒细胞计数≥3% 作为主要纳入标准。Castro 等的研究证实了嗜酸性粒细胞减少对减少患者急性发作的有益作用,与安慰剂相比,瑞利珠单抗治疗患者急性发作的风险降低了 50%～60%;此外,瑞利珠单抗还延缓了患者首次急性加重的时间。

在 1 项为期 16 周的试验中,对于外周血嗜酸性粒细胞计数≥400 个/μL 的受试者,与安慰剂相比,瑞利珠单抗使 FEV_1 改善了(0.270±0.132) L,且 FEV_1 在开始治疗后 4 周内改善。当嗜酸性粒细胞计数<400 个/μL 时,瑞利珠单抗对肺功能没有改善。因此,对于患有重症哮喘、有外周血嗜酸性粒细胞存在的证据以及 GINA4/5 治疗未得到有效控制的患者,降低嗜酸性粒细胞水平的单克隆抗体非常有效,可使哮喘急性发作率降低约 50%。抗 IL-5 治疗可显著改善肺功能,但改善机制尚未明确。许多因素导致哮喘发生时的气流阻塞,包括支气管痉挛、炎症、水肿、重塑效应和气道黏液作用等。抗 IL-5 治疗的抗炎作用有可能减轻现有的气道炎症,防止哮喘反复发作后导致的肺功能下降,并可能影响黏液的存在形式。

三、瑞利珠单抗的安全性

研究表明,抗 IL-5 治疗不仅可减少对全身性皮质类固醇的需要,而且还可改善哮喘的预后。针对 Th2 型炎症的特定途径的治疗可能比口服皮质类固醇更有效。因此,生物制剂不仅可以减少口服皮质类固醇的副作用,而且可以改善哮喘的控制。

有研究汇总了 6 项临床试验的结果来分析瑞利珠单抗在嗜酸性粒细胞增多的哮喘患者中的安全性,结果发现,安慰剂组患者发生不良事件(AE)和严重 AE 的比例(81% 和 9%)高于瑞利珠单抗组(67% 和 6%)。哮喘、鼻咽炎和上呼吸道感染是安慰剂和瑞利珠单抗治疗最常见的不良事件。此外,与安慰剂组或普通人群相比,瑞利珠单抗组恶性肿瘤的发生率无明显差异。在 756 例接受瑞利珠单抗治疗超过 12 个月的患者中,不良事件发生率低于安慰剂对照组,且治疗超过 12 个月的患者中 AE 的发生率并不高于治疗时间较短的患者。

四、美泊利单抗和瑞利珠单抗比较

抗 IL-5 单克隆抗体已被证明对具有较高的血嗜酸性粒细胞水平(美泊利单抗为 300 个 $/\mu L$,瑞利珠单抗为 400 个 $/\mu L$)的重症哮喘患者更有效。此外,在药效方面,已显示出所有抗 IL-5 的生物制剂不仅需要患者血清中含有高水平的嗜酸性粒细胞,而且患者血清中存在的嗜酸性粒细胞数量与特定药物的疗效有关。美泊利单抗和瑞利珠单抗均直接结合 IL-5,导致血嗜酸性粒细胞数量显著减少,并显著改善患者哮喘急性加重的频率、肺功能和生活质量。已有研究证明美泊利单抗可减少患者对口服糖皮质激素(OCS)的需求,同时降低哮喘急性加重频率和改善肺功能。上述生物制剂均已被证明是安全的,并且迄今为止尚未出现重大的长期不良事件。值得注意的是,相对于 Th2 型生物标志物水平较低的患者,这些单克隆抗体在 Th2 型生物标志物水平升高的患者中似乎更有效,这可能与炎症信号的强度有关。

有研究比较美泊利单抗和瑞利珠单抗的疗效和不良事件,结果发现两者之间差异无统计学意义。与安慰剂相比,美泊利单抗和瑞利珠单抗均显著降低患者的哮喘急性加重率,且显著减少年急性加重次数。与安慰剂相比,美泊利单抗进一步降低临床口服糖皮质激素维持剂量,但尚无证据表明瑞利珠单抗具有该效应。对于这两种抗 IL-5 药物,Meta 分析均显示其对肺功能、哮喘控制、与哮喘相关的生活质量和重症哮喘急性发作的改善与安慰剂相比差异有统计学意义,但差异仍低于预定的最小临床重要差值。

目前重症哮喘的治疗仍然依靠最佳剂量的口服糖皮质激素以及大剂量 ICS 联合 LABA、LTRA、缓释茶碱等控制药物。抗 IL-5 单克隆抗体瑞利珠单抗已被证实临床有效,但尚需进一步研究。未来根据哮喘表型制订靶向治疗方案已经成为重症哮喘治疗有效的关键,因此更精确的哮喘表型对于靶向治疗很重要。

(孙加源)

参 考 文 献

[1] Woodruff P G, Modrek B, Choy D F, et al. T-helper type 2-driven inflammation defines major subphenotypes of asthma[J]. Am J Respir Crit Care Med,2009,180 (5):388-395.

［2］ Green R H,Brightling C E,Woltmann G,et al. Analysis of induced sputum in adults with asthma:identification of subgroup with isolated sputum neutrophilia and poor response to inhaled corticosteroids[J]. Thorax,2002,57(10):875-879.

［3］ Fahy J V. Type 2 inflammation in asthma—present in most,absent in many[J]. Nat Rev Immunol,2015,15(1):57-65.

［4］ Zeiger R S,Schatz M,Li Q,et al. High blood eosinophil count is a risk factor for future asthma exacerbations in adult persistent asthma[J]. J Allergy Clin Immunol Pract,2014,2(6):741-750.

［5］ Price D B,Rigazio A,Campbell J D,et al. Blood eosinophil count and prospective annual asthma disease burden:a UK cohort study[J]. Lancet Respir Med,2015,3(11):849-858.

［6］ Chung K F. Targeting the interleukin pathway in the treatment of asthma[J]. Lancet,2015,386(9998):1086-1096.

［7］ Castro M,Zangrilli J,Wechsler M E,et al. Reslizumab for inadequately controlled asthma with elevated blood eosinophil counts:results from two multicentre,parallel,double-blind,randomised,placebo-controlled,phase 3 trials[J]. Lancet Respir Med,2015,3(5):355-366.

［8］ Corren J,Weinstein S,Janka L,et al. Phase 3 study of reslizumab in patients with poorly controlled asthma:effects across a broad range of eosinophil counts[J]. Chest,2016,150(4):799-810.

［9］ Bjermer L,Lemiere C,Maspero J,et al. Reslizumab for inadequately controlled asthma with elevated blood eosinophil levels:a randomized phase 3 study[J]. Chest,2016,150(4):789-798.

［10］ Castro M,Mathur S,Hargreave F,et al. Reslizumab for poorly controlled,eosinophilic asthma:a randomized,placebo-controlled study[J]. Am J Respir Crit Care Med,2011,184(10):1125-1132.

［11］ Murphy K,Jacobs J,Bjermer L,et al. Long-term safety and efficacy of reslizumab in patients with eosinophilic asthma[J]. J Allergy Clin Immunol Pract,2017,5(6):1572-1581.

［12］ Ortega H G,Liu M C,Pavord I D,et al. Mepolizumab treatment in patients with severe eosinophilic asthma[J]. N Engl J Med,2014,371(13):1198-1207.

［13］ Castro M,Corren J,Pavord I D,et al. Dupilumab efficacy and safety in moderate-to-severe uncontrolled asthma[J]. N Engl J Med,2018,378(26):2486-2496.

［14］ Mukherjee M,Sehmi R,Nair P. Anti-IL5 therapy for asthma and beyond[J]. World Allergy Organ J,2014,7(1):32.

［15］ Buhl R,Korn S,Menzies-Gow A,et al. Assessing biomarkers in a real-world severe asthma study(ARIETTA)[J]. Respir Med,2016,115:7-12.

第六节　以 IL-5Rα 为治疗靶点的药物——贝那利珠单抗(benralizumab)

IL-5 是一个相对分子质量约为 53000 的同源二聚体蛋白,可由多种细胞如 Th2 细胞、肥大细胞、ILC2、嗜酸性粒细胞产生。IL-5 是嗜酸性粒细胞分化、成熟、激活、维持生存的关键的调节因子。IL-5 受体(IL-5R)是异源二聚体,由 α 链和 β 链构成,主要表达于嗜酸性粒细胞及其前体细胞中,其次为嗜碱性粒细胞。IL-5 与 IL-5R 的 α 链(IL-5Rα)结合。但是,这种结合会导致 IL-5R 的 α 链和 β 链同时活化,可以激活多种细胞内信号通路,如 JAK/STAT、Btk 和 Ras/Raf-ERK 信号通路。IL-5 一方面促进嗜酸性粒细胞前体细胞的分化、成熟、从骨髓向器官迁移,另一方面在肺(气道)局部促进嗜酸性粒细胞的成熟、延长生存时间。

采用人源化抗 IL-5 或 IL-5R 的单克隆抗体可抑制嗜酸性粒细胞的存活和功能,以及嗜酸性粒细胞从骨髓向肺部和其他器官的迁移,降低外周血、气道和痰液中的嗜酸性粒细胞数量,从而降低哮喘患者的发作率及恶化率。2017 年 11 月,阿斯利康(AstraZeneca)及其全球生物制剂研发部门 MedImmune 宣布美国 FDA 批准贝那利珠单抗(Fasenra,Benralizumab)上市,用于 12 岁及以上具有嗜酸性粒细胞表型的重症哮喘患者的附加维持治疗。

贝那利珠单抗是一种人源化抗 IL-5R 单克隆抗体,可与人 IL-5R 的 α 链结构域中的表位高亲和力结合,从而阻断其激活和信号转导。对结合位点的高亲和力是贝那利珠单抗具有中和 IL-5 活性的主要原因。贝那利珠单抗结构上的分子修饰在抗体的 CH2 结构域中生成了一个岩藻糖基化寡糖核心残基。这种修饰可使贝那利珠单抗与人 FcγRⅢa 的亲和力提高 5～50 倍,后者是在 NK 细胞、巨噬细胞和中性粒细胞上表达的主要活化 Fcγ 受体(FcγR)。由于血清 IgG1 的抑制作用,岩藻糖基化的配体通常具有较低的抗体依赖细胞介导的细胞毒作用(ADCC)活性。寡岩藻糖基化的 IgG1κ 抗体可与 FcγRⅢa 结构域高亲和力结合,从而克服了这一限制。因此,寡岩藻糖基化作用增强了 ADCC 活性,对嗜酸性粒细胞具有杀伤作用。ADCC 的激活是贝那利珠单抗独特的机制,其他抗 IL-5 的生物制剂(美泊利单抗和瑞利珠单抗)直接与 IL-5 结合,并通过中和其激活嗜酸性粒细胞的能力发挥作用。贝那利珠单抗能够迅速减少血液中的嗜酸性粒细胞以及驻留在不同组织(如气道、肺组织和骨髓)中的嗜酸性粒细胞和嗜酸性粒细胞前体细胞的数量。

一、贝那利珠单抗的临床疗效

1. 贝那利珠单抗能降低哮喘恶化率

2013—2015 年间进行的 SIROCCO 试验和 CALIMA 试验是奠定贝那利珠单抗在重症哮喘治疗领域地位的著名研究,这两项研究共纳入 2511 例年龄在 12～75 岁的重症未控制哮喘患者(其中 SIROCCO 试验纳入 1205 例,CALIMA 试验纳入 1306 例)。招募条件要求患者在过去 12 个月中有 2 次及以上哮喘急性发作史,需要全身性皮质类固醇治疗或者增加原有的口服皮质类固醇用量;长期(超过 12 个月)使用中、大剂量 ICS 和 LABA 联合治疗。这两项试验的首要研究终点是研究基线期嗜酸性粒细胞计数≥300 个/μL 并接受大剂量 ICS 和 LABA 联合治疗的患者的哮喘急性恶化率。恶化的定义为需要口服/全身性皮质类固醇治疗至少 3 天,或发生需要急诊就诊和/或住院治疗应用口服/全身性皮质类固醇的发作。这两项试验应用了两种贝那利珠单抗给药方案:每 4 周 1 次(q4wk)或每 8 周 1 次

(q8wk,前三剂 q4wk)皮下注射贝那利珠单抗或安慰剂 30 mg。在这两项试验中,对于血嗜酸性粒细胞计数≥300 个/μL 的患者,与接受安慰剂的患者相比,接受贝那利珠单抗治疗患者的年恶化率显著降低。在第 48 周时,SIROCCO 试验中哮喘患者年恶化率分别降低 45%(q4wk 组)($P<0.0001$)、51%(q8wk 组)($P<0.0001$);在第 56 周时,CALIMA 试验中哮喘患者年恶化率分别降低 36%(q4wk 组)($P=0.0018$)、28%(q8wk 组)($P=0.0188$)。对于血嗜酸性粒细胞计数<300 个/μL 的患者,相对于安慰剂组,在第 48 周时,SIROCCO 试验中哮喘患者年恶化率分别降低 30%(q4wk 组)($P=0.047$)、17%(q8wk 组)($P=0.269$);在第 56 周时,CALIMA 试验中哮喘患者年恶化率分别降低 36%(q4wk 组)($P=0.015$)、40%(q8wk 组)($P=0.0048$)。

2014—2015 年进行的另一项重要的 ZONDA 试验,招募的受试者为 18～75 岁的哮喘患者,共 209 例,所有受试者口服皮质类固醇治疗 6 个月以上。贝那利珠单抗 q4wk 组的年恶化率比安慰剂组低 55%($P=0.003$),贝那利珠单抗 q8wk 组的年恶化率比安慰剂组低 70%($P<0.001$)。需要说明的是,接受安慰剂治疗的重症哮喘患者的恶化风险随基线血嗜酸性粒细胞计数的增高而增加,不随血清 IgE 浓度的升高而增加。

2. 贝那利珠单抗能改善肺功能

在 SIROCCO 试验中,与安慰剂组相比,对于血嗜酸性粒细胞计数≥300 个/μL 的患者,贝那利珠单抗 q4wk 组和 q8wk 组在第 48 周时均显著改善患者的支气管扩张剂使用前 FEV_1(相对于基线的最小二乘均值变化:q4wk 组 0.106 L,95%CI 0.016～0.196,$P=0.0215$;q8wk 组 0.159 L,95%CI 0.068～0.249,$P=0.0006$)。需要说明的是,q8wk 组的肺功能改善在治疗第 4 周时出现,而 q4wk 组的肺功能改善在治疗第 48 周时才出现。在 CALIMA 试验中,与安慰剂组相比,对于血嗜酸性粒细胞计数≥300 个/μL 的患者,贝那利珠单抗 q4wk 组和 q8wk 组在第 56 周时均显著改善患者的支气管扩张剂使用前 FEV_1。与 SIROCCO 试验不同的是,q4wk 组和 q8wk 组患者肺功能的改善均在治疗第 4 周时出现,且持续整个治疗期间。在 ZONDA 试验中,与安慰剂组相比,第 20 周时,贝那利珠单抗 q4wk 组和 q8wk 组的 FEV_1 均增高。但是,第 28 周时贝那利珠单抗 q4wk 组和 q8wk 组的 FEV_1 与安慰剂组相比差异均无统计学意义。

有研究者采用数学建模的方法分析 SIROCCO、CALIMA 和 ZONDA 三项试验共 1169 名受试者的晨间呼气流量峰值(PEF)以评估贝那利珠单抗的起效作用和疗效。研究发现,在这三项试验中,贝那利珠单抗在治疗启动后 2 天的最小二乘晨间 PEF 均有改善。在 SIROCCO 试验和 CALIMA 试验 3 周内、ZONDA 试验 2 周内的 PEF 改善具有临床意义(≥25 L/min)。在 Pelaia 等的小样本真实世界研究中(13 例重症过敏性嗜酸性粒细胞型哮喘患者),在首次皮下注射 30 mg 贝那利珠单抗后的第 4 周,FEV_1 从(1441±758)mL 增高至(1887±837)mL($P<0.001$),PEF 从(4.21±2.20)L/s 增高至(5.33±1.99)L/s($P<0.01$)。

3. 贝那利珠单抗能改善哮喘症状

有研究者对 SIROCCO 试验和 CALIMA 试验进行了汇总分析,对血嗜酸性粒细胞计数≥300 个/μL 和血嗜酸性粒细胞计数≥150 个/μL 的患者进行评估。贝那利珠单抗 q4wk 组或 q8wk 组需要完成每日哮喘日记,报告使用急救药物、夜间醒来需要急救药物、感觉疲倦和与哮喘相关的活动障碍。试验结束时,贝那利珠单抗 q8wk 组血嗜酸性粒细胞≥300 个/μL 的患者报告的症状记录均比接受安慰剂的患者有更大的改善($P\leq0.013$)。这种改善最早于初始剂量治疗 3 天后开始出现，并在整个治疗过程中持续，主要是对于每日使用急救药物次数以及夜间醒来需要急救药物的症状。对于血嗜酸性粒细胞计数≥300 个/μL 和血嗜酸性粒细胞计数≥150 个/μL 的患者，q8wk 组第 2 周即出现哮喘相关的活动障碍的持续改善（$P<0.05$）。

4. 贝那利珠单抗能使嗜酸性粒细胞及其产物减少

灵长类模型的临床前研究表明，贝那利珠单抗能够显著减少骨髓中的嗜酸性粒细胞和嗜酸性粒细胞前体细胞的数量。Pham 等评估了接受贝那利珠单抗治疗哮喘患者的与嗜酸性粒细胞炎症相关的生物标志物，分析外周血嗜酸性粒细胞、IL-5、EDN、ECP、嗜酸性粒细胞趋化因子（eotaxin）/CCL11、eotaxin-2/CCL24、TNF 和 IFN-γ 的基线和治疗后水平。与健康志愿者相比，哮喘患者外周血中的 EDN 浓度高（$P<0.05$）。在基线可观察到血清 EDN 与外周血嗜酸性粒细胞计数的相关性（$r=0.5$，$P<0.05$）。与基线相比，贝那利珠单抗治疗可降低血液中嗜酸性粒细胞数量、EDN 和 ECP 水平（$P<0.05$）。与安慰剂组相比，贝那利珠单抗给药后，患者血清 TNF 或 IFN-γ 的水平无变化，而血清 IL-5、eotaxin/CCL11 和 eotaxin-2/CCL24 水平升高（$P<0.05$）。Pelaia 等的研究发现，对于重症过敏性嗜酸性粒细胞型哮喘患者，在首次皮下注射 30 mg 贝那利珠单抗后的第 4 周，血嗜酸性粒细胞计数明显减少，从（814.7±292.3）个/μL 减少到（51.3±97.5）个/μL。

5. 贝那利珠单抗能降低糖皮质激素的使用剂量

ZONDA 试验以验证贝那利珠单抗减少糖皮质激素的用量作为首要的研究终点。安慰剂组的口服糖皮质激素（OCS）用量与基线相比降低了 25%，而贝那利珠单抗 q4wk 组和 q6wk 组的 OCS 用量与基线相比降低了 75%（$P<0.001$）。与基线相比，1/3 的贝那利珠单抗使用者 OCS 用量降低 90% 以上。在 Pelaia 等的试验中，接受贝那利珠单抗治疗后，患者的 OCS 使用剂量逐渐降低，在 4 周内可完全中断 OCS 的每日摄入，即泼尼松用量从（15.58±8.30）mg/d 降至 0 mg/d（$P<0.0001$）。

二、贝那利珠单抗的安全性

对于两种贝那利珠单抗治疗方案（q4wk 和 q8wk），最常见的不良事件是病毒性上呼吸道感染（14%～16%）和哮喘恶化（7%～10%）。最常见的严重不良事件是哮喘恶化（3%～4%）、肺炎（1% 左右）、细菌性肺炎（0～1%）。接受贝那利珠单抗治疗的患者中，分别有 4% 和 2% 的患者出现关节痛和肌肉痛，而使用安慰剂的患者中该比例分别为 2% 和 5%。10%～15% 的患者在接受贝那利珠单抗治疗后产生抗药抗体即中和抗体。到目前为止，这种抗体的产生与贝那利珠单抗疗效或安全性的关系缺乏证据。只有 2%～3% 的受试者因为严重的不良反应而中断治疗。尚无证据支持贝那利珠单抗与恶性肿瘤、死亡之间的关系。一项对先前参加 BORA 试验的患者的贝那利珠单抗安全性扩展研究（NCT02808819）正在进行，估计完成日期为 2020 年 6 月。其他正在进行的 3 期试验包括以下几项。ANDHI 试验（NCT03170271），旨在研究贝那利珠单抗对哮喘合并症的影响，包括慢性鼻-鼻窦炎和鼻息肉。MIRACLE 试验（NCT03186209），主要目标是评估接受中高剂量 ICS/LABA 药物的重症哮喘患者使用贝那利珠单抗后，每年导致哮喘加重的效应。SOLANA 试验（NCT02869438），评估贝那利珠单抗对重症未控制的嗜酸性粒细胞型哮喘患者的影响以及肺功能改变的发作时间和过程的研究。

三、贝那利珠单抗的剂量和给药方式

Li 等在对 9 项针对哮喘患者的临床试验的药代动力学数据的分析中发现,皮下注射给药后,贝那利珠单抗的吸收半衰期为 3.54 天,绝对生物利用度为 58.9%;消除半衰期约为 15.5 天。在 5~20 周内,每 4 周或每 8 周皮下注射 2~200 mg(前三剂为每 4 周注射)贝那利珠单抗,贝那利珠单抗的静脉内 PK 剂量范围为 0.03~3 mg/kg。年龄、性别、种族、肝肾功能、基线血嗜酸性粒细胞计数、注射部位以及常用的小分子药物对贝那利珠单抗没有临床相关影响。只有体重和抗药抗体被确定为相关的 PK 协变量。在给药方式上,贝那利珠单抗通过自动注射器(AI)或辅助预充注射器(APFS)给药的疗效和药代动力学相当。

四、贝那利珠单抗的优越性

与美泊利单抗和瑞利珠单抗相比,贝那利珠单抗具有特有的 ADCC 效应,能迅速减少嗜酸性粒细胞和嗜酸性粒细胞前体细胞的数量,这提示贝那利珠单抗在高嗜酸性粒细胞计数的哮喘患者中更有效。在血嗜酸性粒细胞≥400 个/mL 的亚组中,相对于瑞利珠单抗,贝那利珠单抗显著改善了肺功能($P=0.025$)。除此之外,贝那利珠单抗能降低糖皮质激素的使用剂量,这也是其显著的临床优势。

总之,贝那利珠单抗对重症嗜酸性粒细胞型哮喘有较好的疗效,相对于其他单抗生物制剂具有一定的优越性,能够显著降低哮喘年恶化率,改善症状和肺功能,降低糖皮质激素的使用剂量,且尚未引起重大不良反应,这些发现对临床用药具有指导意义。此外,贝那利珠单抗自 2017 年获批以来,临床使用时间很短,仍需进行更长时间的随访以监测是否有更严重的不良反应。

(李　锋)

参 考 文 献

[1] Menzella F, Biava M, Bagnasco D, et al. Efficacy and steroid-sparing effect of benralizumab:has it an advantage over its competitors? [J]. Drugs Context,2019, 8:212580.

[2] Bakakos A,Loukides S,Bakakos P. Severe eosinophilic asthma[J]. J Clin Med,2019,8 (9):1375.

[3] Marichal T, Mesnil C, Bureau F. Homeostatic eosinophils:characteristics and functions[J]. Front Med,2017,4:101.

[4] Matucci A, Maggi E, Vultaggio A. Eosinophils,the IL-5/IL-5Rα axis,and the biologic effects of benralizumab in severe asthma[J]. Respir Med,2019,160:105819.

[5] Bleecker E R,FitzGerald J M,Chanez P,et al;SIROCCO study investigators. Efficacy and safety of benralizumab for patients with severe asthma uncontrolled with high-dosage inhaled corticosteroids and long-acting β₂-agonists(SIROCCO):a randomised, multicentre, placebo-controlled phase 3 trial [J]. Lancet, 2016, 388 (10056): 2115-2127.

[6] FitzGerald J M, Bleecker E R, Nair P, et al;CALIMA study investigators.

Benralizumab, an anti-interleukin-5 receptor α monoclonal antibody, as add-on treatment for patients with severe, uncontrolled, eosinophilic asthma (CALIMA): a randomised, double-blind, placebo-controlled phase 3 trial [J]. Lancet, 2016, 388 (10056): 2128-2141.

[7] Nair P, Wenzel S, Rabe K F, et al; ZONDA Trial Investigators. Oral glucocorticoid-sparing effect of benralizumab in severe asthma[J]. N Engl J Med, 2017, 376(25): 2448-2458.

[8] Jackson D J, Humbert M, Hirsch I, et al. Ability of serum IgE concentration to predict exacerbation risk and benralizumab efficacy for patients with severe eosinophilic asthma[J]. Adv Ther, 2019, 37(2): 718-729.

[9] Chupp G, Lugogo N L, Kline J N, et al. Rapid onset of effect of benralizumab on morning peak expiratory flow in severe, uncontrolled asthma [J]. Ann Allergy Asthma Immunol, 2019, 122(5): 478-485.

[10] Pelaia C, Busceti M T, Vatrella A, et al. Real-life rapidity of benralizumab effects in patients with severe allergic eosinophilic asthma: assessment of blood eosinophils, symptom control, lung function and oral corticosteroid intake after the first drug dose[J]. Pulm Pharmacol Ther, 2019, 58: 101830.

[11] O'Quinn S, Xu X, Hirsch I. Daily patient-reported health status assessment improvements with benralizumab for patients with severe, uncontrolled eosinophilic asthma[J]. J Asthma Allergy, 2019, 12: 21-33.

[12] Pham T H, Damera G, Newbold P, et al. Reductions in eosinophil biomarkers by benralizumab in patients with asthma[J]. Respir Med, 2016, 111: 21-29.

[13] Busse W W, Bleecker E R, FitzGerald J M, et al; BORA study investigators. Long-term safety and efficacy of benralizumab in patients with severe, uncontrolled asthma: 1-year results from the BORA phase 3 extension trial[J]. Lancet Respir Med, 2019, 7(1): 46-59.

[14] Yan L, Wang B, Chia Y L, et al. Population pharmacokinetic modeling of benralizumab in adult and adolescent patients with asthma[J]. Clin Pharmacokinet, 2019, 58(7): 943-958.

[15] Martin U J, Fuhr R, Forte P, et al. Comparison of autoinjector with accessorized prefilled syringe for benralizumab pharmacokinetic exposure: AMES trial results [J]. J Asthma, 2019, 20: 1-9.

[16] Ferguson G T, Cole J, Aurivillius M, et al; GRECO study investigators. Single-use autoinjector functionality and reliability for at-home administration of benralizumab for patients with severe asthma: GRECO trial results[J]. J Asthma Allergy, 2019, 12: 363-373.

[17] Busse W, Chupp G, Nagase H, et al. Anti-IL-5 treatments in patients with severe asthma by blood eosinophil thresholds: indirect treatment comparison[J]. J Allergy Clin Immunol, 2019, 143(1): 190-200.

第七节　以 IL-4Rα 为治疗靶点的药物
——dupilumab

Dupilumab 是新获批的完全人源化治疗哮喘的新型靶向生物制剂,现有的研究证据提示该药可以减轻哮喘患者继发性炎症反应,降低未控制的中重度哮喘患者急性加重风险,减少糖皮质激素依赖型重症哮喘患者糖皮质激素口服维持剂量。

一、Dupilumab 的作用机制和适应证

Dupilumab 是一种新型完全人源化 IgG4 型单克隆抗体,是针对 IL-4 受体 α 亚基(IL-4Rα)的拮抗剂。

1. Dupilumab 的作用机制

IL-4 和 IL-13 是在 Th2 细胞介导的炎症过程中起重要作用的白介素,都是 II 型免疫变态相关疾病(如变应性/过敏性疾病、特应性皮炎、哮喘、其他过敏性疾病等)的关键性驱动因子。大多数哮喘患者存在与 Th2 型炎症相关细胞因子(如 IL-5、IL-4 和 IL-13)的异常产生,这些细胞因子会刺激 IgE 的合成和引发嗜酸性粒细胞性炎症。IL-13 是一种有多种效应的细胞因子,在气道重塑、嗜酸性粒细胞募集和黏液产生中均发挥作用。在过敏性哮喘病理生理变化中,IL-13 和 IL-4 共有受体 IL-4Rα,其激活与 IL-4α 活性相关,均参与了成纤维细胞和气道平滑肌的增殖,导致气道重塑。

Dupilumab 是 FDA 批准的新型单克隆抗体药物,通过抑制 IL-4Rα 发挥作用。较早期研发的生物制剂如来瑞组单抗(lebrikizumab)仅靶向抑制 IL-13,可以减轻哮喘急性加重,但其疗效不如 dupilumab。由于 IL-13 和 IL-4 共有受体 IL-4Rα,dupilumab 靶向抑制 IL-4α,可双重阻断 IL-4 和 IL-13 下游信号通路,实现从发病环节控制哮喘的目的。

2. Dupilumab 的适应证

该药较早期的适应证主要为中重度特应性皮炎局部治疗控制不佳成人患者。目前该药物在美国和欧盟已被用于治疗中重度哮喘患者,2017 年 12 月巴西国家卫生监督局(ANVISA)批准其可以作为中重度哮喘患者可供选择的治疗方法。2018 年 10 月 dupilumab 增加新的适应证,即用于 12 岁以上嗜酸性粒细胞型哮喘或口服糖皮质激素依赖的中重度哮喘患者的维持治疗。

除了用于治疗哮喘外,研究发现合并存在的一些疾病如过敏性皮炎、慢性鼻窦炎和鼻息肉等的患者应用 dupilumab 均有良好获益。一项针对 60 例难治性慢性鼻窦炎伴鼻息肉(CRSwNP)鼻腔内应用糖皮质激素患者的 2 期临床研究结果显示,与安慰剂相比,dupilumab 可减轻鼻内镜治疗鼻息肉的负担。两项针对 724 例接受 dupilumab 与安慰剂治疗的 CRSwNP 患者的国际性随访研究同样发现,dupilumab 治疗可以缩小患者的鼻息肉,减少患者全身性皮质类固醇的使用量,改善患者的鼻窦/鼻充血症状和嗅觉。目前,美国 FDA 已批准该药用于治疗临床控制不佳的鼻息肉。

二、Dupilumab 治疗哮喘的疗效评价

Dupilumab 被批准用于治疗哮喘主要源于三项大型随机、双盲、对照临床研究结果,入组研究病例包括 2800 例 12 岁以上不能控制的持续性哮喘患者,研究结果均显示了其具有

值得期待的改善哮喘临床症状的潜在治疗价值。

Wenzel 等的研究纳入了 104 例持续性中重度哮喘患者，随机分为 dupilumab 治疗组和安慰剂组。这些患者均使用中高剂量的吸入糖皮质激素和长效 β 受体激动剂（LABA），外周血嗜酸性粒细胞计数≥300 个/μL，或痰嗜酸性粒细胞百分比≥3%。Dupilumab（300 mg）或安慰剂皮下注射，每周 1 次，第 4 周停止使用 LABA，在第 6～9 周期间逐渐减少并停止使用吸入糖皮质激素，观察 12 周或直至哮喘恶化。结果显示 dupilumab 治疗降低了与 Th2 型炎症相关的生物标志物水平，大多数患者的肺功能和哮喘控制情况有显著改善。安慰剂组有 23 例（44%）患者发生哮喘恶化，而 dupilumab 组仅 3 例（6%），dupilumab 组哮喘恶化率较安慰剂组降低 87%（OR 0.08，95%CI 0.02～0.28，$P<0.001$）。

Castro 等采用随机、双盲、安慰剂对照、平行组方法，观察 dupilumab 治疗常规治疗不能控制的中重度哮喘的有效性。研究入组了 12 岁及以上患者 1902 例，皮下注射 dupilumab 或安慰剂，每 2 周 200 mg 或 300 mg，观察 52 周，主要终点为重症哮喘年急性发作率及 1～12 周支气管扩张剂使用前 FEV_1 绝对值变化。次要终点为哮喘恶化率及外周血嗜酸性粒细胞计数≥300 个/μL 的患者的 FEV_1 绝对值。结果发现 200 mg dupilumab 治疗组患者重症哮喘年急性发作率显著低于安慰剂组，较安慰剂组降低了 47.7%（$P<0.001$）；300 mg dupilumab 治疗组亦可观察到相似结果。第 12 周时，200 mg dupilumab 治疗组患者支气管扩张剂使用前 FEV_1 增加了 0.32 L，显著高于安慰剂组（0.14 L，$P<0.001$）；300 mg dupilumab 治疗组同样观察到相似结果。对于外周血嗜酸性粒细胞计数≥300 个/μL 的患者，200 mg dupilumab 治疗组重症哮喘年急性发作率较安慰剂组降低了 65.8%；300 mg dupilumab 治疗组同样观察到相似结果。

上述两项高质量临床研究招募入组的均为接受中高剂量吸入糖皮质激素外加一种或两种其他哮喘控制药物、哮喘持续发作仍控制不佳的患者。结果均发现 dupilumab 可以显著增高 FEV_1，减少重症哮喘急性发作。不管患者入组时基线外周血嗜酸性粒细胞计数多少，dupilumab 治疗均有效，但基线外周血嗜酸性粒细胞计数较高的患者临床获益更大（表 2-3）。此外，剂量分析结果提示每 2 周 200 mg 和 300 mg 给药较每 4 周给药 1 次疗效更好。

表 2-3　两项 dupilumab 临床研究结果

研究分组	整体观察人群		外周血嗜酸性粒细胞计数≥300 个/μL 的患者	
	重症哮喘年急性发作率	12 周时 FEV_1 较基线的变化值/L	重症哮喘年急性发作率	12 周时 FEV_1 较基线的变化值/L
临床研究 1（≥18 岁，24 周）				
Dupilumab 200 mg、每 2 周 1 次	0.27（150）	0.31	0.30（65）	0.43
Dupilumab 300 mg、每 2 周 1 次	0.27（157）	0.28	0.20（64）	0.39
安慰剂	0.90（158）	0.12	1.04（68）	0.18
临床研究 2（≥12 岁，52 周）				
Dupilumab 200 mg、每 2 周 1 次	0.90（158）	0.12	1.04（68）	0.18
安慰剂	0.87（317）	0.18	1.08（148）	0.21
Dupilumab 300 mg、每 2 周 1 次	0.52（633）	0.34	0.40（277）	0.47

续表

研究分组	整体观察人群		外周血嗜酸性粒细胞计数 ≥300 个/μL 的患者	
	重症哮喘年急性发作率	12 周时 FEV_1 较基线的变化值/L	重症哮喘年急性发作率	12 周时 FEV_1 较基线的变化值/L
安慰剂	0.97(321)	0.21	1.24(142)	0.22

数据来源:临床研究 1,Wenzel S,Ford L,Pearlman D,et al. Dupilumab in persistent asthma with elevated eosinophil levels. N Engl J Med,2013,368(26):2455-2466. 临床研究 2,Castro M,Corren J,Pavord I D,et al. Dupilumab efficacy and safety in moderate-to-severe uncontrolled asthma. N Engl J Med,2018,378(26):2486-2496.

Rabe 等开展的 dupilumab 治疗哮喘的临床研究,招募入组了每日口服糖皮质激素、高剂量吸入皮质类固醇以及同时使用一种或两种其他哮喘控制药物治疗的重症哮喘患者 210 例,随机分为两组,每 2 周给予 1 次 dupilumab(300 mg)或安慰剂治疗,持续观察 24 周。随机分组前调整患者糖皮质激素口服剂量,第 4～20 周逐渐减少糖皮质激素口服剂量(哮喘维持稳定 4 周后,即可减少糖皮质激素口服剂量)。主要终点是第 24 周时糖皮质激素口服剂量减少的百分比,次要终点是第 24 周时糖皮质激素口服剂量减少至少 50% 的患者比例以及糖皮质激素口服剂量每天少于 5 mg 的患者比例,同时评估重症哮喘急性发作率及支气管扩张剂使用前 FEV_1。结果显示,dupilumab 治疗组患者糖皮质激素口服剂量平均减少 70.1%,而安慰剂组平均减少 41.9%(P<0.001)。在第 24 周时,dupilumab 治疗组糖皮质激素口服剂量减少至少 50% 的患者比例为 80%,而安慰剂组为 50%。至观察终点,dupilumab 治疗组和安慰剂组糖皮质激素口服剂量每天少于 5 mg 的患者比例分别为 69% 和 33%,其中 dupilumab 治疗组中有 48% 的患者完全停用了口服糖皮质激素,而安慰剂组中仅 25% 的患者停用口服糖皮质激素(P<0.001)。该研究中,无论患者基线外周血嗜酸性粒细胞计数多少,均可以从 dupilumab 治疗中获益。Dupilumab 治疗组重症哮喘急性发作率较安慰剂组降低 59%,FEV_1 较安慰剂组升高 0.22 L。进一步分层分析结果显示,对于外周血嗜酸性粒细胞计数≥300 个/μL 的患者,dupilumab 治疗后重症哮喘急性发作率降低 71%,FEV_1 升高 0.32 L。可见,外周血嗜酸性粒细胞计数更高的患者行 dupilumab 治疗的获益更大。对于难制性哮喘,每 2 周给予 dupilumab 治疗可显著减少重症哮喘急性发作次数,随着 dupilumab 应用时间的延长,FEV_1 提高更加显著。

目前,已经完成的高质量临床研究均显示 dupilumab 在中重度哮喘治疗方面具有巨大的潜力,仍期待进一步开展更广泛的高质量临床研究,全面评估和探寻合适的治疗人群以及其长期疗效和安全性。

三、Dupilumab 正在进行的研究

尽管 dupilumab 在治疗哮喘方面颇具潜力,但其耐受性和安全性的评估仍需进行广泛的研究。针对特定关注领域的各种临床试验正在进行中,例如针对小儿哮喘患者(NCT03560466 和 NCT02948959)的临床研究、长期使用 dupilumab 的安全性评估(NCT03620747)、联合使用 dupilumab(NCT03387852 和 NCT03112577)以及对于持续性哮喘的安全性研究(NCT03782532)(表 2-4)。

表 2-4 正在进行的针对哮喘患者的 dupilumab 临床试验的特征摘要

ClinicalTrials.gov 注册号	研究设计	样本量/例	研究地点	干预方法	结果评估指标	研究的进展情况
NCT0294892.59	双盲安慰剂随机对照平行研究	471（估计）	阿根廷、澳大利亚、巴西、加拿大、智利、哥伦比亚、匈牙利、意大利、立陶宛、墨西哥、波兰、罗马尼亚、俄罗斯联邦、南非、西班牙、土耳其、乌克兰、美国	药物:dupilumab 其他:安慰剂,哮喘控制药物,哮喘缓解药物	支气管扩张使用前基线 FEV_1 占预计值百分比,昼夜 PEF,FVC,25%～75%FEF,dupilumab 治疗期间 IgG 对疫苗的反应,血清 dupilumab 浓度	进行中
NCT03112577	安慰剂随机对照平行研究	38（估计）	英国	药物:dupilumab 安慰剂:丙酸氟替卡松	痰液中 BAC 诱导的炎症标志物变化的个体差异,血清浓度-时间曲线,最大血浆浓度,抗药抗体的免疫原测定	进行中
NCT03387852	双盲安慰剂随机对照平行研究,平行组 12 周验证性概念研究	240（估计）	阿根廷、智利、墨西哥、波兰、俄罗斯联邦、土耳其、乌克兰、美国	药物:dupilumab 其他:氟替卡松或氟替卡松/沙美特罗,安慰剂	FEV_1 变化,LOAC 事件	进行中
NCT03782532	双盲安慰剂随机对照平行研究	486（估计）	中国、印度	药物:dupilumab(SAR231893) 其他:安慰剂,哮喘控制药物,哮喘缓解药物	较支气管扩张剂使用前 FEV_1 变化,ACQ-5 评分,ACQ-7 评分,AQLQ	进行中

ClinicalTrials.gov 注册号	研究设计	样本量/例	研究地点	干预方法	结果评估指标	研究的进展情况
NCT03560466	开放性干预队列研究	377（估计）	阿根廷、巴西、加拿大、智利、哥伦比亚、匈牙利、立陶宛、墨西哥、波兰、南非、西班牙、土耳其、美国	药物：dupilumab（SAR231893/REGN668）其他：哮喘控制药物,哮喘缓解药物	FEV$_1$占预计值百分比,FEV$_1$绝对值,FVC,FEF,FEF变化,血嗜酸性粒细胞计数,总IgE水平	进行中
NCT03620747	开放性干预队列研究	750（估计）	比利时、加拿大、法国、德国、以色列、日本、南非、美国	药物：dupilumab、SAR231893（REGN668）	不可获知	进行中

注:ACQ-5 为 5 项哮喘控制问卷;AQLQ 为哮喘生活质量问卷;BAC 为支气管过敏原激发;FEF 为用力呼气中段流量;FEV$_1$为第一秒用力呼气量;IgE 为免疫球蛋白 E;IgG 为免疫球蛋白 G;PEF 为呼气流量峰值。

四、Dupilumab 的安全性和注意事项

目前所有已完成的临床研究均显示存在 dupilumab 相关不良事件,但发生率相对较低,两种剂量的耐受性都很好,最常见的不良反应均为轻中度局部注射部位反应(14%～18%)。最近的 Meta 分析结果显示,Dupilumab 用于治疗中重度哮喘临床耐受性相对较好,在大多数研究组中仅发生了轻中度不良事件。在 3 期临床研究中,dupilumab 治疗组和安慰剂组的不良事件发生率相似,接受 dupilumab 治疗的患者注射部位局部不良反应的发生率更高,中重度哮喘患者可能更容易发生细菌和病毒性呼吸道感染。治疗期间患者可能会出现短暂性嗜酸性粒细胞增多。其他常见不良反应包括鼻窦炎、头痛、上呼吸道感染、鼻咽炎和支气管炎,没有死亡等严重不良反应报道。

Wenzel 等研究了 104 例持续性中重度嗜酸性粒细胞计数增高的哮喘患者,观察 12 周或直至哮喘恶化。结果显示患者发生的不良反应主要为非特异性表现,程度为轻微或中度,以注射部位反应、鼻咽炎、恶心和头痛最为常见,dupilumab 治疗组发生率(81%)高于安慰剂组(77%),无死亡等严重不良反应。

Castro 等的研究入组了 1902 例年龄在 12 岁或 12 岁以上的控制不佳的哮喘患者,观察 52 周,评估 dupilumab 的安全性。结果发现 dupilumab 治疗组中有 52 例患者(4.1%)外周血嗜酸性粒细胞增多,而安慰剂组仅 4 例患者(0.6%)外周血嗜酸性粒细胞增多。

Rabe 等的研究也发现 dupilumab 治疗组患者注射部位不良反应发生率(9%)较安慰剂组高(4%),一过性外周血嗜酸性粒细胞增多的患者比例亦高于安慰剂组(分别为 14% 和 1%),此外 dupilumab 治疗组中有 13% 的患者出现嗜酸性粒细胞性肺炎、血管炎以及嗜酸性肉芽肿合并多血管炎,但与 dupilumab 药物间尚无明确因果关系。

    Dupilumab 用于治疗哮喘的临床研究中有 1 例发生过敏反应,用于治疗特应性皮炎的研究中有发生结膜炎的病例报道。由于临床试验仅限于短期使用,故 dupilumab 的有效性和安全性仍有待长期观察,同时必须进一步开展更为广泛的临床试验,将研究群体扩展到儿童和老年患者,以了解其在此类弱势群体中的作用,从而确立最佳的可用治疗方案。

    接受 dupilumab 治疗的患者应避免使用减毒活疫苗;建议皮下注射,注射部位可以选择大腿、腹部或上臂,可以培训患者或护理人员在家中使用该药物。

    Dupilumab 是针对 IL-4Rα 的完全人源化单克隆抗体,靶向抑制 IL-4 和 IL-13,有望用于常规治疗不足或者控制不佳的 12 岁及以上中重度哮喘患者。截至目前,dupilumab 的所有临床研究结果相似,均显示 dupilumab 可以有效控制中重度哮喘患者的临床症状,减少重症哮喘急性发作和糖皮质激素口服剂量,改善 FEV_1,从而改善哮喘的严重程度,降低哮喘急性加重的风险,尤其是对嗜酸性粒细胞性和口服糖皮质激素依赖性患者。该药不良反应小,患者耐受性良好,短期内未见严重不良反应发生,其长期安全性和有效性尚不清楚,需要长期随访和开展更广泛的临床研究,同时进一步观察和研究在 dupilumab 治疗过程中,出现或合并外周血嗜酸性粒细胞增多的原因。因此,与其他单克隆抗体相比,dupilumab 用于治疗嗜酸性粒细胞型哮喘仍需长期观察评估。

(刘庆华)

参 考 文 献

[1] Grey A, Katelaris C H. Dupilumab in the treatment of asthma[J]. Immunotherapy, 2019, 11(10): 859-872.

[2] Rabe K F, Nair P, Brusselle G, et al. Efficacy and safety of dupilumab in glucocorticoid-dependent severe asthma[J]. N Engl J Med, 2018, 378(26): 2475-2485.

[3] Wenzel S, Ford L, Pearlman D, et al. Dupilumab in persistent asthma with elevated eosinophil levels[J]. N Engl J Med, 2013, 368(26): 2455-2466.

[4] Castro M, Corren J, Pavord I D, et al. Dupilumab efficacy and safety in moderate-to-severe uncontrolled asthma[J]. N Engl J Med, 2018, 378(26): 2486-2496.

[5] Wenzel S, Castro M, Corren J, et al. Dupilumab efficacy and safety in adults with uncontrolled persistent asthma despite use of medium-to-high-dose inhaled corticosteroids plus a long-acting β2 agonist[J]. Lancet, 2016, 388(10039): 31-44.

[6] Busse W W, Maspero J F, Rabe K F, et al. Liberty Asthma QUEST: phase 3 randomized, double-blind, placebo-controlled, parallel-group study to evaluate dupilumab efficacy/safety in patients with uncontrolled, moderate-to-severe asthma [J]. Adv Ther, 2018, 35(5): 737-748.

[8] Yang D, Huang T, Liu B, et al. Dupilumab in patients with uncontrolled asthma: type 2 biomarkers might be predictors of therapeutic efficacy[J]. J Asthma, 2020, 57(1): 79-81.

[9] Rathinam K K, Abraham J J, Vijayakumar T M. Dupilumab in the treatment of moderate to severe asthma: an evidence-based review[J]. Curr Ther Res Clin Exp, 2019, 28(91): 45-51.

［10］ Richter A, Puddicombe S M, Lordan J L, et al. The contribution of interleukin(IL)-4 and IL-13 to the epithelial-mesenchymal trophic unit in asthma[J]. Am J Respir Cell Mol Biol, 2001, 25:385-391.

［11］ Vatrella A, Fabozzi I, Calabrese C, et al. Dupilumab: a novel treatment for asthma [J]. J Asthma Allergy, 2014, 7:123-130.

［12］ Wechsler M E. Inhibiting interleukin-4 and interleukin-13 in difficult-to-control asthma[J]. N Engl J Med, 2013, 368(26):2511-2513.

［13］ Xiong X F, Zhu M, Wu H X, et al. Efficacy and safety of dupilumab for the treatment of uncontrolled asthma: a meta-analysis of randomized clinical trials[J]. Respir Res, 2019, 20(1):108.

［14］ Zayed Y, Kheiri B, Banifadel M, et al. Dupilumab safety and efficacy in uncontrolled asthma: a systematic review and meta-analysis of randomized clinical trials[J]. J Asthma, 2019, 56(10):1-10.

［15］ Doucet C, Brouty-Boyé D, Pottin-Clemenceau C, et al. IL-4 and IL-13 specifically increase adhesion molecule and in-flammatory cytokine expression in human lung fibroblasts[J]. Int Immunol, 1998, 10(10):1421-1433.

第八节　以 IL-13 为治疗靶点的药物
——来瑞组单抗(lebrikizumab)

来瑞组单抗(lebrikizumab)是一种人源化 IgG4 型单克隆抗体,其分子式是 $C_{6434}H_{9972}N_{1700}O_{2034}S_{50}$,半衰期约为 25 天,其可特异性地与 IL-13 结合并抑制其生物学功能。最初来瑞组单抗主要针对复发或难治性霍奇金淋巴瘤患者进行 1/2 期临床试验,后期其临床研究转为哮喘或过敏性疾病,有望为哮喘提供新的有效治疗手段。

一、来瑞组单抗的作用机制

IL-13 是多效性的 Th2 型细胞因子,由多种细胞产生,包括 T 细胞、嗜碱性粒细胞、嗜酸性粒细胞、肥大细胞等,是 Th2 型炎症的中心环节,被认为与哮喘的许多关键特征有关,为哮喘发病机制中的关键分子。IL-13 主要独立(或与 IL-4 协同)参与哮喘的发生和发展过程。IL-13 激活细胞信号转导和转录激活因子 6(STAT6)信号通路,与 IL-4 共享一个相同的受体亚基,IL-13 与上述受体亚基结合后形成 IL-13Rα1/IL-4Rα 受体复合物,参与哮喘的许多主要病理生理过程,包括黏液高分泌、纤维化、IgE 合成、平滑肌增生以及炎症细胞募集和激活。IL-13 缺陷小鼠、IL-13 转基因动物以及 IL-13 中和动物实验都证实了 IL-13 在哮喘发病中的重要作用。因此,IL-13 为哮喘治疗的潜在靶点。

来瑞组单抗为抗 IL-13 的单克隆抗体。有研究通过 X 射线晶体学探讨了 IL-13 与来自来瑞组单抗的抗原结合片段(LebFab)结合的复合物中的分子结构。来瑞组单抗的互补决定区(CDRs)中驱动高亲和力结合 IL-13 的关键 LebFab 残基包括以下重链残基:Trp52、Asp54、Tyr98、Tyr100、Asp54。这些残基与 IL-13 上相邻的残基接触是来瑞组单抗能高亲和力结合 IL-13 的原因。来瑞组单抗特异性结合 IL-13 后,抑制 IL-13 与细胞膜表面的受体结合,阻止 IL-13Rα1/IL-4Rα 受体复合物形成,抑制这一受体复合物介导的信号通路,进而抑制 IL-13 诱导的 STAT6 磷酸化和细胞增殖,同时抑制细胞因子产生及炎症介质释放。

二、来瑞组单抗的临床研究

来瑞组单抗的体外实验证实了其可抑制 IL-13 的生物学作用,包括抑制人支气管平滑肌细胞产生嗜酸性粒细胞趋化因子,抑制组胺诱导的人支气管平滑肌细胞钙内流,抑制分化完全的支气管上皮细胞黏液高分泌。基于体外实验结果,自 2004 年陆续开展了来瑞组单抗在肿瘤、炎症、免疫方面的临床研究。目前已知来瑞组单抗治疗哮喘的临床研究有 12 项,其中 2 期临床试验 7 项(6 项完成,1 项终止);3 期临床试验 5 项(4 项完成,1 项撤销)。以下着重介绍来瑞组单抗的临床研究情况。

1. 适用人群

目前已完成的来瑞组单抗治疗哮喘的临床试验,纳入的研究人群包括各种具有不同临床特点的哮喘人群,主要有长期吸入糖皮质激素(ICS)治疗未良好控制的哮喘患者、未吸入 ICS 的哮喘患者、联合 ICS 及一种二线控制药物未控制的哮喘患者、存在嗜酸性粒细胞性气道炎症的未控制的哮喘患者、过敏导致气道阻塞的轻度过敏性哮喘患者、联合 ICS 及一种二线控制药物未控制的青少年哮喘患者、未吸入 ICS 的轻中度成年哮喘患者。研究结果不尽相同。但在该系列临床研究中发现了一个潜在的生物标志物:骨膜蛋白(periostin),它是由支气管上皮细胞分泌的一种细胞外基质蛋白,可作为 IL-13 的替代生物标志物。一项应用来瑞组单抗治疗吸入过敏原溶液致气道阻塞的轻度过敏性哮喘患者的 2b 期临床研究显示,与安慰剂组相比,来瑞组单抗治疗组患者 FEV_1 的 $AUC_{2\sim8\,h}$ 减少了 48%,虽然这种差异没有统计学意义,但亚组分析发现高血清骨膜蛋白组患者 FEV_1 的 $AUC_{2\sim8\,h}$ 减少了 91%,提示来瑞组单抗对高血清骨膜蛋白组疗效更显著。该研究首次提出血清骨膜蛋白可能可以预测抗 IL-13 抗体对哮喘患者的疗效,但是否可以根据哮喘患者血清骨膜蛋白水平选择来瑞组单抗的适用人群,还有待进一步深入研究。

2. 用法和用量

来瑞组单抗的半衰期约为 25 天,因此其给药频率暂定为每 4 周 1 次,现有给药途径为皮下注射。

多项临床研究都进行了不同单次剂量来瑞组单抗在哮喘患者的疗效、安全性和耐受性的观察。2 期 MILLY 研究中来瑞组单抗有 1 种剂量(250 mg),2 期 MOLLY 研究中有 3 种剂量(125 mg、250 mg 和 500 mg),2 期 LUTE/VERSE 研究中有 3 种剂量(37.5 mg、125 mg 和 250 mg)。另一项针对过敏导致气道阻塞的轻度过敏性哮喘患者的 2 期研究则应用了 5 mg/kg 的来瑞组单抗。3 期 LAVOLTA Ⅰ 和 Ⅱ 研究中有 2 种剂量(37.5 mg 和 125 mg)。总体而言,未观察到来瑞组单抗对降低哮喘急性发作率的剂量-效应关系。LAVOLTA Ⅰ 研究中对于生物标志物水平高的患者,两个剂量的来瑞组单抗治疗组患者哮喘急性发作率相对安慰剂组均显著降低。而 LAVOLTA Ⅱ 研究中安慰剂组和两个剂量的来瑞组单抗治疗组患者哮喘急性发作率相同。在 Ⅱ 期 LUTE/VERSE 研究中,最低剂量组(37.5 mg)治疗获益最大,哮喘急性发作率降低最明显。然而,FEV_1 改善水平对剂量可能更敏感,与 37.5 mg 来瑞组单抗相比,其他剂量的来瑞组单抗对 FEV_1 的改善效果更好。目前还没有明确来瑞组单抗的最佳治疗剂量,有待更多的临床研究确定。

3. 临床疗效评价

1）降低哮喘急性发作率

MILLY 研究结果显示，在第 24 周，来瑞组单抗治疗组患者哮喘急性发作率低于安慰剂组，尽管差异没有统计学意义（$P=0.16$），但亚组分析中高骨膜蛋白组患者的哮喘急性发作率显著低于安慰剂组（$P=0.03$）。Hanania 等报道来瑞组单抗治疗降低了哮喘急性发作率，且与低骨膜蛋白组（降低 5%）比较，高骨膜蛋白组降低更显著（降低 60%）。来瑞组单抗对哮喘急性发作率的作用没有明显的剂量关系。与安慰剂组比较，高骨膜蛋白组中 37.5 mg、125 mg、250 mg 来瑞组单抗治疗组患者的哮喘急性发作率分别降低了 81%、77% 和 22%；而低骨膜蛋白组则分别降低了 33%、-17% 和 5%。与安慰剂组比较，来瑞组单抗推迟了第一次哮喘急性发作的时间，与最低剂量（37.5 mg）相关性最强。LAVOLTA Ⅰ 和 LAVOLTA Ⅱ 研究分别纳入了 1081 例和 1067 例未控制的哮喘患者，治疗组给予 37.5 mg 或 125 mg 来瑞组单抗，对照组仅给予安慰剂，通过 52 周的观察，发现 LAVOLTA Ⅰ 研究中对于高水平生物标志物组患者，37.5 mg 和 125 mg 来瑞组单抗治疗均显著降低哮喘急性发作率，但是 LAVOLTA Ⅱ 研究没有获得与之一致的理想结果。综上，来瑞组单抗可能减少 Th2 高炎症表型哮喘的急性加重。

2）改善肺功能

一项随机、双盲、安慰剂对照 2 期临床研究（MILLY 研究）给予吸入中高剂量糖皮质激素仍难以控制的哮喘患者来瑞组单抗治疗或安慰剂治疗。在治疗后第 12 周，治疗组与对照组患者的 FEV_1 较基线分别升高了 9.8% 和 4.3%，治疗组较对照组差异有统计学意义（$P=0.02$）。高骨膜蛋白组（血清骨膜蛋白水平 ≥50 ng/mL）患者的 FEV_1 改善更明显，治疗组患者的 FEV_1 较对照组高（14.0% 比 5.8%，$P=0.03$）；低骨膜蛋白组（血清骨膜蛋白水平 <50 ng/mL）中，治疗组患者的 FEV_1 较对照组稍高（5.1% 比 3.5%，$P=0.61$），差异无统计学意义。治疗组患者的呼出气一氧化氮（FeNO）水平较基础值下降了 19%，而对照组升高了 10%（$P<0.001$）；高骨膜蛋白组较低骨膜蛋白组 FeNO 水平下降更为明显（34.4% 比 4.3%，$P<0.001$）。在第 20 周时，治疗组患者的支气管扩张剂使用后 FEV_1 占预计值百分比升高了 3.4%，而对照组下降了 1.5%（$P=0.04$）。

与 MILLY 研究结果不同的是，MOLLY 研究并没有观察到 FEV_1 改善的理想疗效。该研究随机纳入 212 例未接受 ICS 治疗的哮喘患者（最终 210 例纳入统计分析），受试者被随机分为 4 组，分别给予 125 mg、250 mg、500 mg 来瑞组单抗治疗和安慰剂治疗，每 4 周 1 次，共计 12 周，主要疗效指标是第 12 周时 FEV_1 的改善情况。所有剂量来瑞组单抗治疗组患者第 12 周的 FEV_1 均高于安慰剂组，差异无统计学意义。不同剂量来瑞组单抗治疗组之间也没有观察到 FEV_1 变化的剂量-反应关系。高骨膜蛋白来瑞组单抗治疗组患者 FEV_1 的改善水平与所有患者相比未见显著差异；反而低骨膜蛋白组有轻微改善。从其他肺功能指标来看，来瑞组单抗治疗组患者晨间支气管扩张剂使用前的 PEF 较安慰剂对照组高 6.4%（$P=0.03$）。

LUTE 研究和 VERSE 研究纳入了联合使用 ICS 和一种二线控制药物仍不能良好控制的哮喘患者，两项研究合并的数据显示来瑞组单抗治疗组患者的 FEV_1 较基线和对照组均得到改善，在高骨膜蛋白组患者中改善尤为显著。在高骨膜蛋白组中，37.5 mg、125 mg 和 250 mg 来瑞组单抗治疗组患者的 FEV_1 较对照组分别高 6.8%、10.7% 和 10.1%，总体升高 9.1%；在低骨膜蛋白组中，37.5 mg、125 mg 和 250 mg 来瑞组单抗治疗组患者的 FEV_1 较对照组分别高−1.9％、2.2％和7.2％,总体升高2.6％。

两项平行的3期临床试验 LAVOLTA Ⅰ和 LAVOLTA Ⅱ研究纳入的也是联合使用 ICS 和至少一种二线控制药物未控制的哮喘患者,观察期为52周。高水平生物标志物组患者经37.5 mg 和125 mg 来瑞组单抗治疗1周后,FEV_1 平均水平明显改善并优于安慰剂对照组,且在整个研究过程中保持稳定。低水平生物标志物组 FEV_1 平均水平也有小幅度改善,但除了 LAVOLTA Ⅰ研究中的125 mg 来瑞组单抗治疗组外,其余组均没有优于安慰剂对照组。

总体来讲,来瑞组单抗能够增加哮喘患者的 FEV_1,改善肺功能,但可能在激素不敏感且高骨膜蛋白水平的哮喘患者中疗效更好。

3）减轻支气管过敏原诱发的迟发相哮喘反应

Scheerens 等报道的一项2期临床研究纳入轻度过敏性哮喘患者,分别给予5 mg/kg 来瑞组单抗皮下注射和安慰剂对照,每4周1次,持续12周,观察基线和第13周支气管过敏原诱发气道阻塞的情况。研究证实来瑞组单抗能减轻轻度哮喘患者支气管过敏原诱发的迟发相哮喘反应,但与安慰剂比较,差异没有统计学意义,有待扩大样本深入研究证实。

4）减少哮喘缓解药物使用

Li 等对关于来瑞组单抗的临床研究进行了 Meta 分析,共纳入5项临床研究,涉及3476例哮喘患者,研究结果表明与安慰剂对照组比较,来瑞组单抗治疗组显著降低哮喘缓解药物使用率（MD=−0.27,95％CI −0.48～0.06,$P=0.01$）,各项研究间无异质性（$I^2=0$％,$P=0.69$）。LAVOLTA Ⅰ和 LAVOLTA Ⅱ研究观察到,来瑞组单抗治疗组中哮喘缓解药物的使用次数较基线减少,其中高水平生物标志物组在减少哮喘缓解药物使用次数方面优于安慰剂对照组。

5）降低哮喘治疗失败的风险

Noonan 等对纳入的未接受 ICS 治疗的哮喘患者分别给予来瑞组单抗和安慰剂治疗,结果显示与安慰剂对照组比较,来瑞组单抗治疗能显著降低哮喘治疗失败的风险,但没有观察到高骨膜蛋白组与低骨膜蛋白组在降低哮喘治疗失败风险方面的疗效差异。

来瑞组单抗治疗哮喘的临床疗效评价还包括各类问卷的症状和生活质量方面的比较,其在各项临床研究中的结果不尽相同。总体来看,来瑞组单抗主要是降低哮喘急性发作率和改善肺功能。由于 IL-13 主要与 Th2 高炎症表型哮喘相关,而且 IL-13/IL-4 在哮喘发病机制的炎症通路中有重叠的病理生理作用,仅阻断 IL-13 可能不足以完全控制哮喘,故患者可能从 IL-4 和 IL-13 与单克隆抗体的联合阻断中获益更多。

4. 来瑞组单抗的安全性和耐受性

来瑞组单抗耐受性普遍良好,多项研究表明来瑞组单抗治疗组与对照组的不良事件发生率未见明显差异。Li 等的 Meta 分析结果也表明来瑞组单抗治疗组与对照组的不良事件发生率未见明显差异,RR 为1.00（95％ CI 0.96～1.04）,各项研究间无异质性（$I^2=22$％,$P=0.27$）。来瑞组单抗的不良反应主要包括感染,注射部位的疼痛、红斑、瘙痒、肿胀等。Corren 等发现接受来瑞组单抗治疗的患者发生骨骼肌肉事件比安慰剂组更为常见（13.2％比5.4％）。在 Hanania 等的研究中观察到血嗜酸性粒细胞水平升高的风险。目前认为来瑞组单抗的安全性虽较好,但仍需扩大样本量进一步研究。

来瑞组单抗作为拮抗 IL-13 的新型靶向药物,还处在临床试验阶段,大多数研究结果显示其对于改善肺功能、降低哮喘急性发作率、降低治疗失败风险有一定疗效,但研究结果不尽相同。来瑞组单抗主要针对 Th2 高炎症表型哮喘。因此,对于患者选择此药物时还需要临床医生依据病史及详细的实验室检查等资料进行全面评估。血清骨膜蛋白作为一个新发现的 IL-13 的替代生物标志物,可能可以成为识别 Th2 高炎症表型哮喘患者,从而预测来瑞组单抗疗效的一个重要指标,但还需要进一步的前瞻性研究来证实血清骨膜蛋白水平升高是否能预测患者对来瑞组单抗的反应,并确定血清骨膜蛋白水平的最佳截断值。未来应该针对最佳适用人群、药物最佳剂量、疗程、剂量调整、停药等开展进一步的深入研究,从而明确来瑞组单抗治疗哮喘的最佳适应证、用法用量和药物不良反应等,让患者更早获益。

(张　静)

参 考 文 献

[1] Thomson N C, Patel M, Smith A D. Lebrikizumab in the personalized management of asthma[J]. Biologics, 2012, 6: 329-335.

[2] Noonan M, Korenblat P, Mosesova S, et al. Dose-ranging study of lebrikizumab in asthmatic patients not receiving inhaled steroids[J]. J Allergy Clin Immunol, 2013, 132(3): 567-574.

[3] Antoniu S A. Lebrikizumab for the treatment of asthma[J]. Expert Opin Investig Drugs, 2016, 25(10): 1239-1249.

[4] Hershey G K. IL-13 receptors and signaling pathways: an evolving web[J]. J Allergy Clin Immunol, 2003, 111(4): 677-690.

[5] Corren J, Lemanske R F Jr, Hanania N A, et al. Lebrikizumab treatment in adults with asthma[J]. N Engl J Med, 2011, 365(12): 1088-1098.

[6] Kasaian M T, Miller D K. IL-13 as a therapeutic target for respiratory disease[J]. Biochem Pharmacol, 2008, 76(2): 147-155.

[7] Ultsch M, Bevers J, Nakamura G, et al. Structural basis of signaling blockade by anti-IL-13 antibody lebrikizumab[J]. J Mol Biol, 2013, 425(8): 1330-1339.

[8] Hanania N A, Noonan M, Corren J, et al. Lebrikizumab in moderate-to-severe asthma: pooled data from two randomised placebo-controlled studies[J]. Thorax, 2015, 70(8): 748-756.

[9] Hanania N A, Korenblat P, Chapman K R, et al. Efficacy and safety of lebrikizumab in patients with uncontrolled asthma (LAVOLTA Ⅰ and LAVOLTA Ⅱ): replicate, phase 3, randomised, double-blind, placebo-controlled trials[J]. Lancet Respir Med, 2016, 4(10): 781-796.

[10] Scheerens H, Arron J R, Zheng Y, et al. The effects of lebrikizumab in patients with mild asthma following whole lung allergen challenge[J]. Clin Exp Allergy, 2014, 44(1): 38-46.

[11] Korenblat P, Kerwin E, Leshchenko I, et al. Efficacy and safety of lebrikizumab in adult patients with mild-to-moderate asthma not receiving inhaled corticosteroids[J]. Respir Med, 2018, 134: 143-149.

[12] Li H, Wang K, Huang H, et al. A meta-analysis of anti-interleukin-13 monoclonal antibodies for uncontrolled asthma[J]. PLoS One, 2019, 14(1): e0211790.

第九节　以 IL-13 为治疗靶点的药物
——曲罗芦单抗（tralokinumab）

　　体外实验和临床研究表明，IL-13 是慢性气道炎症的重要细胞因子。IL-13 参与 Th2 型炎症反应，被认为是治疗哮喘的可能靶点。曲罗芦单抗是抗 IL-13 的人源化单克隆抗体，用于治疗控制不佳的重症哮喘，阻止 IL-13 与其受体 IL-13Rα1、IL-13Rα2 的结合和信号转导。一些随机、双盲、安慰剂对照的多中心研究评估了曲罗芦单抗治疗重症哮喘成人患者的安全性和有效性，但都未能达到其主要终点。此外，这些研究没有报道与曲罗芦单抗治疗相关的严重不良事件。这些阴性的临床结果与在哮喘实验模型中曲罗芦单抗阻断 IL-13 信号的阳性结果形成对比，引起了对某些模型研究向临床转化价值的疑问。

　　一项 2a 期、随机、双盲、安慰剂对照、平行组、多中心研究调查了 194 例标准治疗不能充分控制的中重度哮喘患者使用曲罗芦单抗不同剂量方案的效果。该研究评估了三种剂量方案：47 例患者接受曲罗芦单抗 150 mg 皮下注射，51 例患者接受曲罗芦单抗 300 mg，48 例患者接受曲罗芦单抗 600 mg，48 例患者接受安慰剂治疗，主要终点是第 13 周哮喘控制问卷评分（ACQ-6）相对基线的变化，次要终点是 FEV_1、支气管扩张剂使用前的肺功能、患者报告的结果、紧急情况下使用 β2 受体激动剂和安全性的结果。从基线到第 13 周各组 ACQ-6 平均评分均有改善，且评分变化持续到第 24 周，痰 IL-13 浓度较高的患者评分变化比 IL-13 浓度较低的患者或接受安慰剂的患者更明显。FEV_1 的改善程度在外周血嗜酸性粒细胞计数 ≥ 300 个/mL 的患者中更高。痰 IL-13 水平较高（>10 pg/mL）的曲罗芦单抗治疗患者肺功能改善程度明显高于痰 IL-13 水平较低（≤10 pg/mL）的患者和服用安慰剂的患者，但哮喘恶化率无显著差异。

　　Brightling 等进行的 2b 期临床试验评估了曲罗芦单抗治疗的安全性和耐受性，以及恶化率的降低和 FEV_1 的改善。试验随机选取了 452 例重症哮喘患者（均在前一年有 2～6 次哮喘发作），接受曲罗芦单抗（300 mg 皮下注射，每 2 周或每 2 周持续 3 个月后每 4 周）或安慰剂治疗，持续 1 年。研究发现在第 52 周时，与安慰剂组相比，接受曲罗芦单抗治疗（无论是每 2 周或每 4 周）的患者的年恶化率或第一次重症时间均无变化。同样，与安慰剂组相比，使用曲罗芦单抗治疗的患者的次要终点，如支气管扩张剂使用前 FEV_1、ACQ-6 评分和 AQLQ(S) 评分的改善并不显著。在这项研究中，在研究揭盲之前测定血清二肽基肽酶-4（DPP-4）和骨膜蛋白浓度作为预测的候选生物标志物。对基线为气道可逆但未使用口服糖皮质激素的使用曲罗芦单抗治疗（每 2 周）的患者进行亚组分析，发现血清 DPP-4 和骨膜蛋白浓度高于人群基线的亚组关键次要终点有改善。这些初步结果提示，某些重症哮喘患者亚群可能对曲罗芦单抗治疗有反应。

　　一项 2 期多中心、随机、双盲、安慰剂对照试验评估了曲罗芦单抗在控制不佳的中重度哮喘嗜酸性粒细胞型气道炎症中的影响。在这项研究中，年龄在 18～75 岁的受试者被随机分配接受曲罗芦单抗（每 2 周 300 mg）或安慰剂治疗，主要观察指标是检测从基线到第 12 周支气管活检嗜酸性粒细胞计数的变化，次要观察指标包括血和痰嗜酸性粒细胞计数的变化。结果显示两组患者各指标无显著差异，提示 IL-13 对于中重度哮喘患者控制嗜酸性粒细胞型气道炎症不是关键因素。

　　两项大型 3 期临床试验 STRATOS 1 和 STRATOS 2 研究探索使用骨膜蛋白和 DPP-4

作为 IL-13 炎症驱动模式的生物标志物,对 12～75 岁控制不佳的重症哮喘患者使用曲罗芦单抗(300 mg 皮下注射,每 2 周,共 52 周)或安慰剂治疗。主要终点是 STRATOS 1 的所有患者和 STRATOS 2 的生物标志物阳性患者在第 52 周时哮喘年恶化率的降低。两项试验的结果证实,曲罗芦单抗并没有改善所有重症哮喘患者的哮喘年恶化率。与 2 期试验的初步结果不同的是,这两项试验没有证据显示骨膜蛋白和 DPP-4 可以预测患者对曲罗芦单抗的反应。在这两项试验中,接受曲罗芦单抗治疗的受试者的血嗜酸性粒细胞计数较基线有小幅度增加,而接受安慰剂治疗的受试者则没有。

一项评估曲罗芦单抗作为哮喘生物制剂的有效性和安全性的 Meta 分析,收集并分析了 5 项共包括 6 个随机对照试验(包括 2928 例中重度哮喘成人患者)的研究。每 2 周接受曲罗芦单抗 300 mg 和每 2 周接受曲罗芦单抗 600 mg 的患者的 FEV_1 绝对值较安慰剂组有显著改善,FEV_1 占预计值百分比也有明显变化。此外,每 2 周接受曲罗芦单抗 300 mg 治疗的患者的绝对用力肺活量容积和百分比也有所改善。哮喘生活质量问卷评分无显著改善,哮喘绝对控制问卷评分有显著改善,但未达到临床意义的差异。曲罗芦单抗治疗并没有降低未经选择的中重度哮喘患者的哮喘年恶化率,但对于呼出气一氧化氮水平高的重症哮喘患者,曲罗芦单抗治疗与哮喘年恶化率的升高有关。

多项临床研究结果表明,曲罗芦单抗与严重不良事件发生率升高无关,仅有部分研究显示患者有轻度注射部位反应增加。总体可认为曲罗芦单抗耐受性良好,患者 FEV_1 略有改善,但其并不能降低控制不佳的重症哮喘患者的哮喘年恶化率。

一项为期 40 周的随机双盲试验(TROPOS)评估了曲罗芦单抗在需要维持糖皮质激素加 ICS/LABA 治疗的控制不佳重症哮喘患者中能否降低口服糖皮质激素剂量。140 例患者被随机分入曲罗芦单抗（300 mg 皮下注射,每 2 周)治疗组或安慰剂组,主要终点是在维持哮喘控制的基础上第 40 周糖皮质激素平均剂量与基线的百分比变化。次要终点包括糖皮质激素维持剂量≤5 mg 的患者比例、糖皮质激素维持剂量减少 50% 以上和哮喘年恶化率的患者比例。第 40 周使用曲罗芦单抗和安慰剂的患者每日平均口服糖皮质激素剂量较基线减少的百分比差异无统计学意义,所有次要终点差异均无统计学意义。曲罗芦单抗治疗组和安慰剂组的不良事件和严重不良事件报告相似。

三项 2 期临床试验和三项 3 期临床试验均已表明与安慰剂组相比,曲罗芦单抗治疗并没有降低控制不佳的重症哮喘患者的哮喘年恶化率且 ACQ-6 评分并无明显改善。这些阴性结果与来瑞组单抗的两项 3 期试验结果相一致。这些阴性结果令人惊讶,与 IL-13 在哮喘实验模型中和哮喘患者体内具有广泛的促炎和促纤维化活性的结论不同。对于这些阴性结果有几种可能的解释。①IL-13 可能不是重症哮喘发病复杂网络的主要细胞因子,这意味着单独阻断它是无效的。②如临床试验所示,生物标志物(如骨膜蛋白、DPP-4、外周血嗜酸性粒细胞计数)用于识别抗 IL-13 治疗的应答不是最优的。③在实验模型和临床研究中阻断 IL-13 似乎对减少组织或血液中嗜酸性粒细胞无影响,而嗜酸性粒细胞是与哮喘恶化密切相关的病理生理特征。④给药途径(如皮下注射)和抗 IL-13 单克隆抗体微粒的大小不理想,如有报道称雾化吸入抗 IL-13 单克隆抗体抗原结合片段对哮喘猕猴模型有一定疗效。⑤一些阴性结果可能是由于纳入了低 Th2 型哮喘患者而导致的。

有趣的是,最初尝试开发细胞因子疗法来抑制 IL-4 的研究也失败了,而转向抑制联合受体的尝试研究。相比之下,研究发现 dupilumab 通过结合 IL-4Rα 阻断 IL-4 和 IL-13 信号,可减少哮喘发作次数,改善哮喘患者呼吸道症状。通过模型研究,已经证明 IL-13 和 IL-

33 通路的联合阻断比单独抑制任一通路更能抑制 Th2 型炎症。同样，共同阻断 IL-13 和 IL-25 可使卵清蛋白诱导的哮喘小鼠模型气道高反应性减弱，抑制肺内嗜酸性粒细胞浸润和黏液增生。

综上，抗 IL-13 治疗（如曲罗芦单抗治疗）对重症哮喘患者的益处目前仍未得到证实。虽然这可能是因为正确的生物标志物或患者表型尚未确定，但更有可能的是重症哮喘的病理生理学中有尚不可知的因素，使其在没有 IL-13 的情况下持续存在，还需进一步研究以期将来找到更可靠的 IL-13 阻断药物的临床指征。

（卢献灵）

参 考 文 献

［1］　Marone G，Granata F，Pucino V，et al. The intriguing role of interleukin 13 in the pathophysiology of asthma[J]. Frontiers in pharmacology，2019，10：1387.

［2］　Fichtner-Feigl S，Strober W，Kawakami K，et al. IL-13 signaling through the IL-13alpha2 receptor is involved in induction of TGF-beta1 production and fibrosis[J]. Nat Med，2006，12(1)：99-106.

［3］　Fujisawa T，Joshi B，Nakajima A，et al. A novel role of interleukin-13 receptor alpha2 in pancreatic cancer invasion and metastasis[J]. Cancer Res，2009，69(22)：8678-8685.

［4］　He C H，Lee C G，Dela Cruz C S，et al. Chitinase 3-like 1 regulates cellular and tissue responses via IL-13 receptor alpha2[J]. Cell Rep，2013，4(4)：830-841.

［5］　Singh D，Kane B，Molfino N A，et al. A phase 1 study evaluating the pharmacokinetics，safety and tolerability of repeat dosing with a human IL-13 antibody(CAT-354) in subjects with asthma[J]. BMC Pulm Med，2010，10：3.

［6］　Piper E，Brightling C，Niven R，et al. A phase Ⅱ placebo-controlled study of tralokinumab in moderate-to-severe asthma[J]. Eur Respir J，2013，41(2)：330-338.

［7］　Brightling C E，Chanez P，Leigh R，et al. Efficacy and safety of tralokinumab in patients with severe uncontrolled asthma：a randomised，double-blind，placebo-controlled，phase 2b trial[J]. Lancet Respir Med，2015，3(9)：692-701.

［8］　Russell R J，Chachi L，FitzGerald J M，et al. Effect of tralokinumab，an interleukin-13 neutralising monoclonal antibody，on eosinophilic airway inflammation in uncontrolled moderate-to-severe asthma（MESOS）：a multicentre，double-blind，randomised，placebo-controlled phase 2 trial[J]. Lancet Respir Med，2018，6(7)：499-510.

［9］　Panettieri R A Jr，Sjöbring U，Péterffy A，et al. Tralokinumab for severe，uncontrolled asthma（STRATOS 1 and STRATOS 2）：two randomised，double-blind，placebo-controlled，phase 3 clinical trials[J]. Lancet Respir Med，2018，6(7)：511-525.

［10］　Zhang Y，Cheng J，Li Y，et al. The safety and efficacy of anti-IL-13 treatment with tralokinumab(CAT-354) in moderate to severe asthma：a systematic review and meta-analysis[J]. J Allergy Clin Immunol Pract，2019，7(8)：2661-2671.

［11］　Busse W W，Brusselle G G，Korn S，et al. Tralokinumab did not demonstrate oral corticosteroid-sparing effects in severe asthma [J]. Eur Respir J，2019，53

(2):1800948.

[12] Hanania N A,Noonan M,Corren J,et al. Lebrikizumab in moderate-to-severe asthma:pooled data from two randomised placebo-controlled studies[J]. Thorax, 2015,70(8):748-756.

[13] Chu H W,Halliday J L,Martin R J,et al. Collagen deposition in large airways may not differentiate severe asthma from milder forms of the disease[J]. Am J Respir Crit Care Med,1998,158(6):1936-1944.

[14] Laporte J C,Moore P E,Baraldo S,et al. Direct effects of interleukin-13 on signaling pathways for physiological responses in cultured human airway smooth muscle cells [J]. Am J Respir Crit Care Med,2001,164(1):141-148.

[15] Komai M,Tanaka H,Masuda T,et al. Role of Th2 responses in the development of allergen-induced airway remodelling in a murine model of allergic asthma[J]. Br J Pharmacol,2003,138(5):912-920.

[16] Kanoh S,Tanabe T,Rubin B K. IL-13-induced MUC5AC production and goblet cell differentiation is steroid resistant in human airway cells[J]. Clin Exp Allergy,2011, 41(12):1747-1756.

[17] Huang S K,Xiao H Q,Kleine-Tebbe J,et al. IL-13 expression at the sites of allergen challenge in patients with asthma[J]. J Immunol,1995,155(5):2688-2694.

[18] Kroegel C,Julius P,Matthys H,et al. Endobronchial secretion of interleukin-13 following local allergen challenge in atopic asthma:relationship to interleukin-4 and eosinophil counts[J]. Eur Respir J,1996,9(5):899-904.

[19] Boniface S,Koscher V,Mamessier E,et al. Assessment of T lymphocyte cytokine production in induced sputum from asthmatics:a flow cytometry study[J]. Clin Exp Allergy,2003,33(9):1238-1243.

[20] Truyen E,Coteur L,Dilissen E,et al. Evaluation of airway inflammation by quantitative Th1/Th2 cytokine mRNA measurement in sputum of asthma patients [J]. Thorax,2006,61(3):202-208.

[21] Saha S K,Berry M A,Parker D,et al. Increased sputum and bronchial biopsy IL-13 expression in severe asthma[J]. J Allergy Clin Immunol,2008,121(3):685-691.

[22] Jia Y,Fang X,Zhu X,et al. IL-13[+] type 2 innate lymphoid cells correlate with asthma control status and treatment response[J]. Am J Respir Cell Mol Biol,2016,55(5): 675-683.

[23] Walter D M,McIntire J J,Berry G,et al. Critical role for IL-13 in the development of allergen-induced airway hyperreactivity[J]. J Immunol,2001,167(8):4668-4675.

[24] Lightwood D,Tservistas M,Zehentleitner M,et al. Efficacy of an inhaled IL-13 antibody fragment in a model of chronic asthma[J]. Am J Respir Crit Care Med, 2018,198(5):610-619.

[25] Hart T K,Blackburn M N,Brigham-Burke M,et al. Preclinical efficacy and safety of pascolizumab(SB 240683):a humanized anti-interleukin-4 antibody with therapeutic potential in asthma[J]. Clin Exp Immunol,2002,130(1):93-100.

［26］　Steinke J W. Anti-interleukin-4 therapy［J］. Immunol Allergy Clin North Am,2004,24(4):599-614.

［27］　Wenzel S E. Asthma phenotypes:the evolution from clinical to molecular approaches［J］. Nat Med,2012,18(5):716-725.

［28］　Burmeister Getz E, Fisher D M, Fuller R. Human pharmacokinetics/pharmacodynamics of an interleukin-4 and interleukin-13 dual antagonist in asthma［J］. J Clin Pharmacol,2009,49(9):1025-1036.

［29］　Castro M,Corren J,Pavord I D,et al. Dupilumab efficacy and safety in moderate-to-severe uncontrolled asthma［J］. N Engl J Med,2018,378(26):2486-2496.

［30］　Rabe K F, Nair P, Brusselle G, et al. Efficacy and safety of dupilumab in glucocorticoid-dependent severe asthma［J］. N Engl J Med, 2018, 378(26):2475-2485.

［31］　Ramirez-Carrozzi V,Sambandam A,Zhou M,et al. Combined blockade of the IL-13 and IL-33 pathways leads to a greater inhibition of type 2 inflammation over inhibition of either pathway alone［J］. J Allergy Clin Immunol,2017,139(2):705-708.

［32］　Zhang F Q,Han X P,Zhang F,et al. Therapeutic efficacy of a co-blockade of IL-13 and IL-25 on airway inflammation and remodeling in a mouse model of asthma［J］. Int Immunopharmacol,2017,46:133-140.

［33］　Gungl A,Biasin V,Wilhelm J,et al. Fra2 overexpression in mice leads to non-allergic asthma development in an IL-13 dependent manner［J］. Front Immunol,2018,9:2018.

第十节　以 IL-33 为治疗靶点的药物——etokimab (ANB020)和 REGN3500

　　IL-33 是 2005 年新发现的 IL-1 家族成员。IL-33 分布广泛,通过人类及小鼠 cDNA 检测发现:在组织水平上,IL-33 在肺、胃、皮肤、脊髓、脑组织中呈高表达;在细胞水平上,IL-33 主要表达于基质细胞中,包括成纤维细胞、平滑肌细胞、上皮细胞及内皮细胞。序列及结构分析证实人类 IL-33 基因位于 9 号染色体,其具有 IL-1 家族共同分子结构,该结构域位于蛋白分子碳末端,由 12 股 β 链组成三叶草形折叠结构桶。通过该结构,IL-1 家族成员可以与经典细胞因子受体如丝裂原活化蛋白激酶(mitogen-activated protein kinase,MAPK)及核因子 κB(nuclear factor kappa-B,NF-κB)结合并激活相应信号通路。除经典的 IL-1 结构外,IL-33 在分子的氨基端存在螺旋-转角-螺旋结构,该结构能与核内异质染色体结合进行核内定位,通过促进核小体之间的相互作用发挥转录抑制功能。IL-33 主要通过以上两个结构域实现其生物活性。

　　IL-33 具有双重生物学功能:一方面促进 Th2 型免疫应答的发生,发挥着重要的促炎作用;另一方面促进核小体之间的相互作用从而抑制转录,发挥抗炎作用。在 Th2 型炎症性疾病中,IL-33 通过与由跨膜型 ST2 受体(ST2L)和 IL-1 受体辅助蛋白(IL-1RAcP)组成的 IL-33 受体复合物结合,募集信号分子如髓样分化因子 88(myeloid differentiation factor 88,

MyD88)、IL-1 受体相关激酶 1(IL-1 receptor associated kinase 1,IRAK1)、IL-1 受体相关激酶 4(IRAK4)及 TNF 受体相关因子 6(TNF receptor associated factor 6,TRAF6),促进 NF-κB 磷酸化并激活 MAPKs,如 p38、JNK、ERK1/2,从而使 IL-4、IL-5、IL-13 分泌增加,促进 Th2 型免疫应答的发生。

哮喘是一种以 Th2 型免疫应答为主的炎症性疾病,T 细胞、嗜酸性粒细胞和肥大细胞等多种细胞在其发病机制中发挥重要作用。2005 年 Schmitz 等给小鼠模型静脉注射 IL-33 后,发现其外周血嗜酸性粒细胞计数增加,血清 IgE 水平上调,肺内 Th2 型免疫相关细胞因子 IL-4、IL-5、IL-13 表达增高,杯状细胞增生肥大,黏液分泌增加,由此引发学界对 IL-33 参与哮喘发病机制的猜测。我国学者发现哮喘患者血清 IL-33 水平明显高于健康人群。加拿大学者通过对肺组织及肺泡灌洗液标本的进一步检测发现,哮喘患者肺组织和肺泡灌洗液中 IL-33 表达较健康对照者增高,并与疾病严重程度呈正相关。哮喘小鼠模型经腹腔注射抗 IL-33 抗体后,其外周血嗜酸性粒细胞、淋巴细胞计数减少及 IgE 水平明显下调,肺内嗜酸性粒细胞性炎症反应及黏液高分泌得到明显改善。综上,目前公认的哮喘发病机制为气道的一些改变如抗原导致气道高反应性、炎症、组织重塑以及气道上皮细胞层的破坏引起 IL-33 释放,进而促进嗜酸性粒细胞和肥大细胞产生大量促炎细胞因子激活 Th2 型免疫反应,最终导致哮喘(图 2-8)。

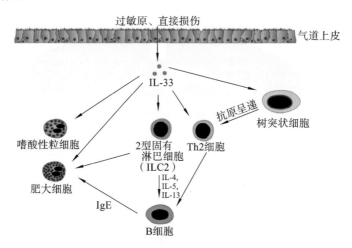

图 2-8　IL-33 激发 Th2 型免疫反应参与哮喘发病过程

得益于近年来发展迅速的全基因组测序及全基因组关联分析技术,越来越多的研究提示 IL-33 可能是哮喘患者的有效治疗靶点。Vladimir 等发现编码 IL-33 受体复合物的基因白介素 1 受体样 1(interleukin 1 receptor-like 1,IL1RL1)存在多种突变类型,突变人群的 IL-33 下游细胞因子及 Th2 型免疫反应明显下调,并且哮喘患病风险较野生型降低。Dirk 等发现在欧洲人群中存在 IL-33 罕见第七外显子突变(rs146597587-C),该罕见突变可以降低 IL-33 信使 RNA(mRNA)的表达,并对哮喘发病有保护作用。鉴于 IL-33 在哮喘发病机制中的重要作用,以及下调 IL-33 带来的潜在保护作用,各大药厂开始研发抗 IL-33 单克隆抗体。目前已进行到 2 期临床研究的两种抗 IL-33 单克隆抗体药物分别是由 Anaptys Bio 公司研发的 etokimab(ANB020)和赛诺菲与再生元公司共同研发的 REGN3500(SAR440340)。

Etokimab(ANB020)是 Anaptys Bio 公司通过其专利 SHM-XEL 抗体平台研发的抗 IL-

33 的单克隆抗体,其潜在适应证包含特应性皮炎、鼻炎、哮喘等多种与 IL-33 相关的炎症性疾病。在其 1 期临床试验中发现无论是每日单次给药、10～750 mg/次,还是每日 4 次给药、40～300 mg/次(静脉或皮下注射),参与试验的健康志愿者均耐受良好,未发现毒副作用,由此继续开展 2 期临床试验。

已经完成了 etokimab 在重症嗜酸性粒细胞型哮喘患者中的 2a 期临床试验。该 2a 期临床试验共招募 25 例重症哮喘患者,患者入组标准:①根据 2016 GINA 诊断为重症哮喘;②支气管扩张剂使用前 FEV$_1$ 小于预计值的 80%(FEV$_1$% pred);③血嗜酸性粒细胞计数≥300 个/μL;④过去一年内超过一次的哮喘急性发作需要使用急救药物;⑤至少在筛选前 3 个月仍需使用 ICS/LABA 维持治疗。试验组患者 12 例,接受试验第一天单次 etokimab 静脉注射及每天 ICS/LABA 维持治疗;对照组患者 13 例,接受试验第一天单次安慰剂静脉注射及每天 ICS/LABA 维持治疗。该临床研究共持续 4 个月,其临床终点是 FEV$_1$% pred、ACQ-5 评分及血嗜酸性粒细胞计数的变化。研究结果显示使用 etokimab 后患者无论是肺功能(FEV$_1$% pred)、ACQ-5 评分还是血嗜酸性粒细胞计数均较对照组改善,在试验第 64 天治疗效果达到峰值。试验 64 天后对照组有 2 例患者发生哮喘急性发作,试验组有 1 例发生哮喘急性发作。所有患者均未发现与 etokimab 直接相关的不良事件,但试验组有 2 例患者发生中度脓毒性咽喉炎。目前该公司计划开展 2b 期临床试验,以观察多次皮下注射 etokimab 在嗜酸性粒细胞型哮喘中的疗效及安全性。

REGN3500 是赛诺菲和再生元公司联合开发的一种全人源化抗 IL-33 单克隆抗体,采用再生元专有的 VelocEnmunity 技术开发。其潜在适应证包括特应性皮炎、慢性阻塞性肺疾病、哮喘等炎症性疾病。其 1 期临床试验证实健康人群中不存在药物剂量相关毒性,故于 2017 年在 ICS/LABA 控制欠佳的中重度哮喘患者中开展 2 期临床试验。

2019 年 6 月该 2a 期临床试验达到其主要和次要终点,但详细数据未公布。该试验共招募 279 例 ICS/LABA 控制欠佳的中重度哮喘患者,患者入组标准:①根据 2017 GINA 诊断为哮喘;②患者目前使用高剂量 ICS(氟替卡松≥250 mg,2 次/天)联合最少 3 个月的 LABA 吸入;③支气管扩张剂使用前 40%<FEV$_1$% pred≤85%;④筛选前一年内至少 1 次支气管扩张试验或激发试验阳性;⑤过去一年内至少 1 次全身性激素使用史或哮喘急性发作需入院使用急救药物。所有入组患者随机分为四组:REGN3500 + 安慰剂、REGN3500 + Dupixent、Dupixent + 安慰剂、安慰剂。REGN3500 的给药方式为每 2 周 1 次皮下注射,共使用 12 周。联合使用的 Dupixent(dupilumab)是 IL-4/IL-13 通路抑制剂,已获美国 FDA 批准,其适应证为 12 岁及以上的中重度特应性皮炎(AD)和中重度哮喘患者。

最终结果显示与安慰剂相比,REGN3500 单药疗法在改善哮喘控制方面表现出显著疗效。此外,该研究还达到了一个关键的次要终点,REGN3500 单药疗法较安慰剂显著改善了肺功能(FEV$_1$)。所有患者中血嗜酸性粒细胞计数≥300 个/μL 的患者获益最大。值得注意的是,在所有研究终点,接受 REGN3500 单药治疗的患者表现均劣于接受 Dupixent 单药治疗的患者,并且 REGN3500 与 Dupixent 联合治疗也没有显示出较 Dupixent 单药治疗更佳。安全性方面,REGN3500 单药组、Dupixent 单药组、REGN3500 与 Dupixent 联合治疗组及安慰剂组不良事件发生率分别为 61.6%、66.2%、56.8%、64.9%,差异无统计学意义。严重不良事件和导致停药的不良事件发生率均较低。

IL-33 在 Th2 型炎症中的关键作用使其单克隆抗体在哮喘治疗中具有广阔的应用前

景,现有的两种抗 IL-33 单克隆抗体在临床试验中无论是哮喘症状控制还是肺功能改善均得到了可喜的疗效。但现有的临床研究提示其对嗜酸性粒细胞增多的哮喘患者疗效好,且 IL-33 的靶细胞之一即为嗜酸性粒细胞,提示抗 IL-33 单克隆抗体的靶向人群可能为嗜酸性粒细胞型哮喘。抗 IL-33 单克隆抗体疗效劣于 IL-4/IL-13 通路抑制剂,推测原因如下:①IL-33 具有双重功能,能抑制核小体转录;②IL-4/IL-13 为 IL-33 下游通路,直接作用于效应细胞,可能其抑制剂效用更直接。在未来抗 IL-33 单克隆抗体的研究中可能要更细分其靶向人群,使其在个体化治疗中占据一席之地。

(陈　燕)

参 考 文 献

[1] Schmitz J, Owyang A, Oldham E, et al. IL-33, an interleukin-1-like cytokine that signals via the IL-1 receptor-related protein ST2 and induces T helper type 2-associated cytokines[J]. Immunity,2005,23(5):479-490.

[2] Miller A M, Liew F Y. The IL-33/ST2 pathway—a new therapeutic target in cardiovascular disease[J]. Pharmacol Ther,2011,131(2):179-186.

[3] Moussion C, Ortega N, Girard J P. The IL-1-like cytokine IL-33 is constitutively expressed in the nucleus of endothelial cells and epithelial cells *in vivo*: a novel 'alarmin'? [J]. PLoS One,2008,3(10):e3331.

[4] Lingel A, Weiss T M, Niebuhr M, et al. Structure of IL-33 and its interaction with the ST2 and IL-1RAcP receptors—insight into heterotrimeric IL-1 signaling complexes [J]. Structure,2009,17(10):1398-1410.

[5] Roussel L, Erard M, Cayrol C, et al. Molecular mimicry between IL-33 and KSHV for attachment to chromatin through the H2A-H2B acidic pocket[J]. EMBO Rep,2008,9 (10):1006-1012.

[6] Carriere V, Roussel L, Ortega N, et al. IL-33, the IL-1-like cytokine ligand for ST2 receptor, is a chromatin-associated nuclear factor *in vivo*[J]. Proc Natl Acad Sci U S A,2007,104(1):282-287.

[7] Chackerian A A, Oldham E R, Murphy E E, et al. IL-1 receptor accessory protein and ST2 comprise the IL-33 receptor complex[J]. J Immunol,2007,179(4):2551-2555.

[8] Hardman C, Ogg G. Interleukin-33, friend and foe in type-2 immune responses[J]. Curr Opin Immunol,2016,42:16-24.

[9] Tibbitt C A, Stark J M, Martens L, et al. Single-cell RNA sequencing of the T helper cell response to house dust mites defines a distinct gene expression signature in airway Th2 cells[J]. Immunity,2019,51(1):169-184.

[10] Pan Z Z, Li L, Guo Y, et al. [Roles of CD4[+] CD25[+] Foxp3[+] regulatory T cells and IL-33 in the pathogenesis of asthma in children][J]. Zhongguo Dang Dai Er Ke Za Zhi,2014,16(12):1211-1214.

[11] Préfontaine D, Lajoie-Kadoch S, Foley S, et al. Increased expression of IL-33 in severe asthma:evidence of expression by airway smooth muscle cells[J]. J Immunol,

2009,183(8):5094-5103.

[12] Liu X,Li M,Wu Y,et al. Anti-IL-33 antibody treatment inhibits airway inflammation in a murine model of allergic asthma[J]. Biochem Biophys Res Commun,2009,386(1):181-185.

[13] Grotenboer N S,Ketelaar M E,Koppelman G H,et al. Decoding asthma:translating genetic variation in IL33 and IL1RL1 into disease pathophysiology[J]. J Allergy Clin Immunol,2013,131(3):856-865.

[14] Ramirez-Carrozzi V,Dressen A,Lupardus P,et al. Functional analysis of protective IL1RL1 variants associated with asthma risk[J]. J Allergy Clin Immunol,2015,135(4):1080-1083.

[15] Smith D,Helgason H,Sulem P,et al. A rare IL33 loss-of-function mutation reduces blood eosinophil counts and protects from asthma[J]. PLoS Genet,2017,13(3):e1006659.

[16] Londei M,Kenney B,Los G,et al. A phase 1 study of ANB020,an anti-IL-33 monoclonal antibody in healthy volunteers[J]. J Allergy Clin Immunol,2017,76(6):AB20.

[17] ClinicalTrials. gov. Evaluation of SAR440340 and as combination therapy with dupilumab in moderate-to-severe asthma patients[EB/OL]. (2019-09-13). https://clinicaltrials. gov/ct2/show/results/NCT03387852.

第十一节 以 CRTH2 为治疗靶点的药物 ——fevipiprant

一、Fevipiprant 的背景

哮喘是一类异质性疾病,其不同表型在发病机制、病因和治疗方法的临床反应上表现各异。哮喘的病理学特征为多种炎症细胞特别是肥大细胞、嗜酸性粒细胞和淋巴细胞等在气道的浸润和聚集,并释放各种化学介质,前列腺素 D2(prostaglandin D2,PGD2)是其中之一。PGD2 往往在过敏原的刺激下产生,过量的 PGD2 释放是哮喘发作的重要标志,它与哮喘的慢性炎症反应密切相关,通过与其受体 DP2,又称 Th2 细胞趋化因子受体同源分子(chemoattractant receptor homologous molecule expressed on Th2 cells,CRTH2)结合,引起支气管收缩,导致哮喘的发作(图2-9)。

众所周知,糖皮质激素、长效或短效 β2 受体激动剂、长效毒蕈碱受体拮抗剂、白三烯受体拮抗药、茶碱类等是目前常用的控制和改善哮喘病情的药物,然而这些传统药物在治疗重症哮喘时有明显的局限性。在哮喘的发生和发展过程中,前列腺素 D2 及 CRTH2 发挥着重要作用,因此近年来针对哮喘靶向治疗研究的目光投向了 CRTH2。

CRTH2 是在嗜酸性粒细胞、嗜碱性粒细胞、CD4+ Th2 细胞、巨噬细胞和中性粒细胞上表达的一种 G 蛋白偶联受体,其与这些细胞的趋化和激活有关,这是引发过敏性疾病中炎症反应的关键因子。CRTH2 在哮喘的病理机制中发挥着重要作用,它不仅能诱导并放大炎症反应,还在哮喘患者体内异常高表达,CRTH2 有可能成为有效治疗哮喘的新靶点。

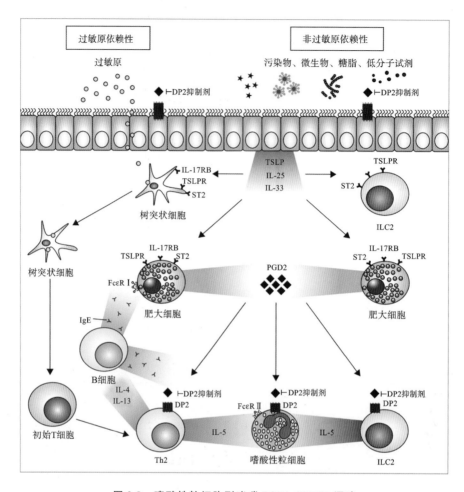

图 2-9　嗜酸性粒细胞型哮喘 PGD2-CRTH2 通路

　　Fevipiprant 是一种高选择性、强效、可逆的 CRTH2 拮抗剂，是哮喘炎症级联反应潜在的重要调节因子，其与 PGD2 结合阻断信号通路，从而减少炎症细胞的激活、嗜酸性粒细胞的迁移和气道重塑，在临床表现为哮喘发作次数减少、哮喘症状减轻。Fevipiprant 是诺华公司正在研究的哮喘靶向治疗药物，目前正在接受 3 期临床试验，有望成为第一个上市的 CRTH2 拮抗剂。

二、Fevipiprant 的基本信息

　　Fevipiprant(也称 QAW039)的化学名为(2-(2-甲基-1-(4-(甲磺酰基)-2-(三氟甲基)苯基)-1H-吡咯并（2，3-b）吡啶-3-基）乙酸)，分子式为 $C_{19}H_{17}F_3N_2O_4S$，其结构式如图 2-10 所示。Fevipiprant 的相对分子质量为 426.409，是一种难溶于水，易溶于甲醇、氯仿和丙酮的白色固体。

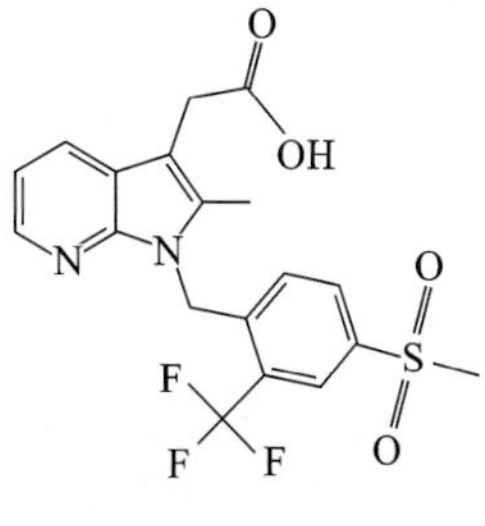

图 2-10　Fevipiprant 的结构式

三、Fevipiprant 的作用机制

　　研究表明，现如今主要通过痰液细胞学将哮喘分为 4 种不同的炎症表型，即嗜酸性粒细胞型、中性粒细胞型、混合粒细胞

型和寡粒细胞型。大部分哮喘患者属于嗜酸性粒细胞型,而这一型哮喘发作主要是通过 Th2 细胞介导的信号通路引发的。高 Th2 型哮喘,即 Th2 型反应过度增强的哮喘,主要表现为体内 IL-4、IL-5、IL-13 及 IgE 水平升高和气道内嗜酸性粒细胞增多,而细胞因子、炎症介质的释放均是 PGD2 与 CRTH2 结合产生的一系列级联反应。PGD2 与 CRTH2 结合作用于细胞内 G 蛋白,抑制 cAMP 的产生,促进 cGMP 合成,导致细胞内 Ca^{2+} 上调,调节 Th2 型细胞因子表达,并可诱导化学趋化作用,使微血管通透性增高,嗜酸性粒细胞浸润,产生炎症效应。PGD2 与 CRTH2 的结合刺激细胞因子的产生和释放,导致 Th2 细胞募集以及嗜酸性粒细胞和嗜碱性粒细胞的募集和脱颗粒。PGD2 与 CRTH2 的相互作用还可以通过 2 型固有淋巴细胞(type 2 innate lymphoid cell,ILC2)的迁移引发 Th2 型炎症。Fevipiprant 通过与 PGD2 结合从而阻断细胞信号通路,进而有效降低气道炎症反应。

四、Fevipiprant 的体内过程

Fevipiprant 在单剂量或多剂量给药后 1～3 h 血浆浓度达到峰值,每日最大给药剂量为 500 mg;其半衰期为 18.6～20.2 h,可于给药第 4 天达到稳定的血药浓度。Fevipiprant 在肝脏经葡萄糖醛酸化代谢成为无活性的产物,肾脏排泄率高达 30%。此外,进食对 fevipiprant 的药代动力学几乎无影响。

五、Fevipiprant 的相关临床研究

迄今为止,fevipiprant 已完成了 1 期和 2 期临床试验的研究,因此其有效性、耐受性和安全性已经得到证实。

2016 年发表在 Lancet 上的一项 2 期临床试验对 fevipiprant 的疗效、安全性及耐受性进行了研究。在这项单中心、随机、双盲、安慰剂对照的 2 期临床试验(NCT01545726)中,共纳入 61 例持续性、中重度、痰嗜酸性粒细胞百分比≥2%、哮喘控制量表(asthma control questionnaire,ACQ)评分≥1.5 分的哮喘患者,在 2 周单盲安慰剂治疗导入期后,患者被随机分配至 fevipiprant 组(225 mg,口服,2 次/天,共 30 例)或安慰剂组(共 31 例),治疗 12 周后通过观察痰嗜酸性粒细胞百分比、ACQ 评分、FEV_1 及气道上皮细胞的形态来评估疗效。结果显示,与基线值相比,fevipiprant 组患者的痰嗜酸性粒细胞百分比从平均 5.4% 降至 1.1%,而安慰剂组患者的痰嗜酸性粒细胞百分比仅从平均 4.6% 降至 3.9%,由此可得出服用 fevipiprant 的患者哮喘控制更佳,哮喘相关生活质量提高,支气管扩张剂使用后的 FEV_1 也有所改善。此外,fevipiprant 组患者在 12 周后气道上皮细胞的完整性较前明显改善。

在另一项多中心、双盲、随机和安慰剂对照的临床 2 期试验(NCT01253603)中,共纳入 170 例轻中度持续性过敏性哮喘患者,停用糖皮质激素和 β2 受体激动剂一段时间后,患者被随机分成两组:fevipiprant 组 85 例(500 mg,口服,1 次/天),安慰剂组 85 例。共持续 28 天,最终有 157 例患者完成试验。结果显示,两组患者的 FEV_1 和 ACQ 评分差异无统计学意义($P>0.05$),但亚组分析表明,在气流受限程度较高(FEV_1 占预计值百分比<70%)的患者中,fevipiprant 组较安慰剂组的 FEV_1 及 ACQ 评分有显著改善,两组患者的平均 FEV_1 差值为 207 mL,ACQ 评分差值为 −0.41($P<0.05$)。由此可以推断哮喘严重程度更高的患者服用 fevipiprant 可能获益更多。

2017 年的一项 2 期临床试验在使用小剂量吸入糖皮质激素无法控制症状的过敏性哮喘患者中,评估了口服 CRTH2 受体拮抗剂 fevipiprant 的剂量相关疗效和安全性。研究者随

机选取了1058例患有过敏性哮喘的成人患者,并将其随机分成4组,这些患者在使用低剂量糖皮质激素的基础上,接受以下不同的治疗:fevipiprant单次给药组(每天1次,剂量范围在1~450 mg)、fevipiprant多次给药组(每天2次,剂量范围在2~150 mg)、孟鲁司特组(每天1次,10 mg)以及安慰剂组,治疗12周后评估fevipiprant的疗效及安全性。结果显示,在治疗12周后,服用fevipiprant的患者FEV_1增加,与安慰剂组的平均差异最大为0.112 L。与使用安慰剂相比,fevipiprant和孟鲁司特均可改善哮喘患者的FEV_1,但在哮喘症状控制方面并无显著差异,因此还需要进一步的研究来评估fevipiprant在控制哮喘症状、改善生活质量和降低哮喘患者病情恶化风险方面的潜力。

以上研究均对fevipiprant的耐受性及安全性进行了评估。研究表明fevipiprant的耐受性良好,不良事件的发生率与安慰剂相似,未见严重的不良事件或死亡。在2期临床试验(NCT01253603)中,哮喘患者服用fevipiprant后,可能出现头痛、嗜睡、呕吐、疲倦和腹泻等不良反应,但这些不良反应均是轻度或中度的,患者的血液学、生物化学及生理学方面并没有发现明显的变化。而另一项2期临床试验(NCT01545726)结果显示哮喘患者在服用fevipiprant 12周后出现的最常见的不良反应是呼吸道感染。因此,服用fevipiprant治疗哮喘是安全可靠的。

六、评价

目前哮喘的治疗是以糖皮质激素为基础的,然而有部分重症哮喘患者即使使用大剂量糖皮质激素来缓解病情,仍不能使哮喘得到良好的控制。与此同时,其还为哮喘患者带来了一些与使用相关的疾病,如糖尿病、骨质疏松、胃/十二指肠溃疡、白内障、肥胖及高血压。这些副作用不仅给患者带来了不利影响,同时也加重了医疗负担。因此,研究新型的哮喘治疗药物势在必行。

Fevipiprant是一种CRTH2拮抗剂,在2期临床试验中,它被证实可以减轻嗜酸性粒细胞型气道炎症,促进气道上皮细胞的修复和减少气道重塑,但仍需大规模和长期的临床试验来明确其安全性和有效性。

研究表明,fevipiprant的目标治疗人群可能是中重度嗜酸性粒细胞型哮喘患者,而对于非嗜酸性粒细胞型哮喘,至今仍未找到合适的作用靶点,在未来的研究中需要进一步细化fevipiprant的目标治疗人群。此外,如何在调节免疫系统的同时不增加呼吸道感染为哮喘患者带来的恶化风险,也是药物研发过程中亟待解决的问题。就目前来说,fevipiprant是一种很有潜力的哮喘靶向治疗药物。

(范晓云)

参 考 文 献

[1] Kupczyk M. Targeting the PGD/CRTH2/DP1 signaling pathway in asthma and allergic disease: current status and future perspectives[J]. Drugs,2017,77(12): 1281-1294.

[2] Brusselle G G,Provoost S. Prostaglandin D2 receptor antagonism:a novel therapeutic option for eosinophilic asthma? [J]. Lancet Respir Med,2016,4(9):676-677.

[3] Mutalithas K,Guillen C,Day C,et al. CRTH2 expression on T cells in asthma[J].

Clin Exp Immunol,2010,161(1):34-40.

[4] Murillo J C,Dimov V. An evaluation of fevipiprant for the treatment of asthma:a promising new therapy? [J]. Expert Opin Pharmacother,2018,19(18):2087-2093.

[5] Luu V T,Goujon J Y,Meisterhans C,et al. Synthesis of a high specific activity methyl sulfone tritium isotopologue of fevipiprant(NVP-QAW039)[J]. J Labelled Comp Radiopharm,2015,58(5):188-195.

[6] Moore W C,Hastie A T,Li X,et al. Sputum neutrophil counts are associated with more severe asthma phenotypes using cluster analysis[J]. J Allergy Clin Immunol, 2014,133(6):1557-1563.

[7] Gervais F G,Cruz R P,Chateauneuf A,et al. Selective modulation of chemokinesis, degranulation,and apoptosis in eosinophils through the PGD2 receptors CRTH2 and DP[J]. J Allergy Clin Immunol,2001,108(6):982-988.

[8] Wojno E D,Monticelli L A,Tran S V,et al. The prostaglandin D_2 receptor CRTH2 regulates accumulation of group 2 innate lymphoid cells in the inflamed lung[J]. Mucosal Immunol,2015,8(6):1313-1323.

[9] Erpenbeck V J,Vets E,Gheyle L,et al. Pharmacokinetics,safety,and tolerability of fevipiprant(QAW039),a novel CRTh2 receptor antagonist:results from 2 randomized,phase 1,placebo-controlled studies in healthy volunteers[J]. Clin Pharmacol Drug Dev,2016,5(4):306-313.

[10] Gonem S,Berair R,Singapuri A,et al. Fevipiprant,a prostaglandin D2 receptor 2 antagonist,in patients with persistent eosinophilic asthma:a single-centre, randomised,double-blind,parallel-group,placebo-controlled trial[J]. Lancet Respir Med,2016,4(9):699-707.

[11] Erpenbeck V J,Popov T A,Miller D,et al. The oral CRTh2 antagonist QAW039 (fevipiprant):a phase Ⅱ study in uncontrolled allergic asthma[J]. Pulm Pharmacol Ther,2016,39:54-63.

[12] Bateman E D,Guerreros A G,Brockhaus F,et al. Fevipiprant,an oral prostaglandin DP_2 receptor (CRTh2) antagonist,in allergic asthma uncontrolled on low-dose inhaled corticosteroids[J]. Eur Respir J,2017,50(2):1700670.

[13] Sweeney J,Patterson C C,Menzies-Gow A,et al. Comorbidity in severe asthma requiring systemic corticosteroid therapy:cross-sectional data from the Optimum Patient Care Research Database and the British Thoracic Difficult Asthma Registry [J]. Thorax,2016,71(4):339-346.

第十二节　以 IL-33/ST2 信号通路为治疗靶点的药物——GSK3772847

哮喘是以气道炎症和气道高反应性为特征表现的慢性气道炎症性疾病。其发病机制复杂,与遗传、过敏原刺激、空气污染、病毒感染等因素有关。通常认为 Th1/Th2 型免疫应答失衡是介导哮喘,特别是过敏性哮喘的关键环节。大量研究已证实 IL-33 与其受体肿瘤抑制素 2(suppression of tumorigenicity 2,ST2;也称白介素 1 受体样 1(IL-1 receptor-like 1, IL1RL1),由 IL-1RL1 基因编码)组成的信号通路(即 IL-33/ST2 信号通路)在介导 Th2 型免疫应答的建立和哮喘的发生和发展中发挥重要作用;IL-33/ST2 信号通路活化引起下游 Th2 型细胞因子如 IL-4、IL-5、IL-13 的大量产生,促使 Th2 型免疫应答在疾病的早期建立。IL-33/ST2 能否作为治疗哮喘的细胞表面靶分子,一直是哮喘临床研究关注的问题。本文就 ST2 的生物学活性、IL-33/ST2 信号通路与哮喘的研究进展、抗 ST2 单克隆抗体治疗哮喘的临床研究进行综述。

一、ST2 的分子结构和生物学特点

ST2 是 IL-1 受体/Toll 样超家族成员之一,该超家族成员胞内都含有 Toll/UL-1R (TIR)结构域。ST2 蛋白是 Th2 的特异性产物,ST2 基因产物有三种不同的克隆类型:可溶性 ST2(sST2)、跨膜受体型 ST2(ST2L)、多变型 ST2(ST2V)。sST2 缺乏 ST2L 所有的跨膜结构域和胞质成分,可分泌到细胞外,成为分泌型 ST2。ST2L 由 3 个细胞外免疫球蛋白结构域、跨膜结构域和 TIR 胞质成分组成。

IL-33 的主要受体是 ST2,联合受体是 IL-1RAcP。IL-33 与 ST2 形成复合物后才能与联合受体 IL-1RAcP 结合。IL-33 与 ST2 结合后,激活下游信号分子如核因子-γB(NF-γB)、IL-1 受体相关激酶(IRAK)、激活蛋白 1(AP-1)、肿瘤坏死因子受体相关因子 6(TRAF6)和 MAPKs,从而促进 Th2 型细胞因子如 IL-4、IL-5、IL-13 等水平的增高,同时 IgG1 和 IgE 也增多,并伴随嗜酸性粒细胞的聚集。2 型固有淋巴细胞(innate lymphoid cell 2,ILC2)表面表达 ST2,被 IL-33 激活后能快速分泌 IL-5、IL-9、IL-13 等 Th2 型细胞因子;ILC2 还能促进 Th2 细胞的分化,进一步激活哮喘的免疫反应(图 2-11)。Kearley 等发现,持续气道高反应

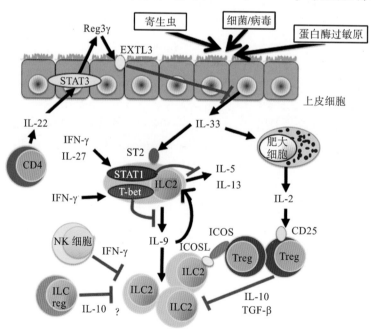

图 2-11　IL-33 通过 ST2 激活 ILC2 进而快速分泌 IL-5、IL-9、IL-13 等 Th2 型细胞因子

注:引自 Takatori H,Makita S,Ito T,et al. Regulatory mechanisms of IL-33-ST2-mediated allergic inflammation [J]. Front Immunol,2018,9:2004。

性与持续存在的 Th2 细胞有关,而与肺嗜酸性粒细胞无关,IL-33/ST2 是重要的通路,用抗体阻断 ST2 可减少 IL-4、IL-13 的分泌,减轻气道高反应性及过敏性炎症。ST2 融合蛋白也能显著抑制哮喘小鼠体内肺黏膜的 Th2 型免疫应答。人 ST2 能否作为治疗哮喘的细胞表面靶分子,一直是哮喘临床研究关注的问题。

二、IL-33/ST2 与哮喘发病机制的相关性研究

1. IL-33/ST2 单核苷酸多态性与哮喘的关系

哮喘是由遗传易感性与环境因素相互作用形成的一种复杂的慢性气道炎症性疾病。因哮喘的遗传机制尚不完全清楚,目前研究哮喘基因多态性主要关注其与哮喘易感性、临床表型和预后及治疗效果的关系。基因组水平的遗传变异研究发现,IL-33、ST2 在哮喘和过敏性疾病中发挥作用。IL-33 可诱导 Th2 型免疫应答,并与其受体 ST2L 在肥大细胞、嗜碱性粒细胞、嗜酸性粒细胞、树突状细胞和 Th2 细胞中结合并激活,从而增强炎症反应。Queiroz 等测定了可能与哮喘和过敏有关的 IL-33 和 ST2 单核苷酸多态性(single nucleotide polymorphisms,SNPs),发现 IL-1RL1 rs1041973 A 等位基因在人过敏性疾病中低表达。Chen 等对 516 例中国汉族过敏性哮喘患者及 552 例汉族正常健康人的基因型和等位基因频率进行比较,发现 IL-33 rs928413 和 IL-1RL1 rs1558641 等位基因与哮喘的发展有关,且 IL-33 rs928413 G 等位基因在哮喘患者中表达频率显著增高,而 IL-1RL1 rs1558641 G 等位基因表达频率则显著降低,这首次验证了 IL-33 和 IL-1RL1 基因与中国汉族人群哮喘的风险相关。IL-33 和 IL-1RL1 是哮喘的易感基因位点,且 IL-33 和 IL-1RL1 构成单一配体受体途径。

2. 动物实验证实 IL-33/ST2 信号通路促进 Th2 型炎症和气道高反应性

为了探讨 IL-33/ST2 信号通路在哮喘小鼠模型中促进过敏原诱导的气道高反应性(AHR)、气道炎症、过敏原特异性 IgE 生成和肥大细胞活性的作用,研究采用 ST2 缺陷型小鼠和对照的 BALB/c 小鼠,通过尘螨(HDM)构建小鼠哮喘模型。实验 44 天评估小鼠中央和外周气道的反应性、支气管肺泡灌洗液中炎症细胞和肥大细胞蛋白酶 1(mMCP-1)的水平、肺组织炎症细胞和炎症因子的表达及血清中 HDM 特异性 IgE 含量的改变。实验结果显示 ST2 缺陷型小鼠由 HDM 刺激诱导的外周气道高反应性显著弱于对照小鼠,而中央气道反应性不受到影响。ST2 缺陷型小鼠由 HDM 刺激诱导的炎症反应也明显减弱,表现为血清 HDM 特异性 IgE 低表达、支气管肺泡灌洗液的嗜酸性粒细胞增多受到抑制、巨噬细胞计数减少、外周气道炎症细胞减少、杯状细胞增生减弱。此外相比于对照的 BALB/c 小鼠,ST2 缺陷型小鼠肺组织匀浆中炎症因子 IL-1β、IL-5、IL-13、IL-33 及 GM-CSF、胸腺基质淋巴生成素、mMCP-1 水平均明显降低。该研究认为 IL-33/ST2 信号通路除了促进 Th2 型炎症外,其在诱导外周气道炎症反应和黏液生成从而导致气道高反应性方面也有作用。应用抗 T1/ST2 抗体阻断 IL-33/ST2 信号通路则能有效中断气道高反应性,减少肺组织 Th2 细胞的浸润,降低黏液分泌和降低 IL-4 的表达,提示 Th2 细胞的 IL-33/ST2 信号通路在哮喘过敏性反应的发展和维持机制中有重要作用。

3. 临床研究证实 IL-33/ST2 信号通路与哮喘急性发作及其严重程度相关

既往在小鼠哮喘模型中分析了 ST2 在 Th2 细胞中的特异性表达及其在控制气道炎症中的重要作用,但在哮喘患者中 ST2 的作用仍不清晰。为了明确血清 ST2 水平与哮喘急性发作的关系,研究纳入 56 例稳定期哮喘患者和 200 例健康受试者进行对照,以分析血清

ST2 水平与哮喘严重程度、肺功能及实验室相关数据之间的关系。研究发现有急性发作的哮喘患者的血清 ST2 水平与无急性发作的哮喘患者及健康对照者相比差异有统计学意义（$P<0.05$）。血清 ST2 水平随哮喘急性发作时的严重程度呈升高趋势。哮喘急性发作患者的血清 ST2 水平与呼气流量峰值呈负相关（$r=-0.634,P=0.004$），与二氧化碳分压呈正相关（$r=0.516,P=0.003$）。

另一项关于儿童的临床研究结论与此类似。研究评估哮喘患儿不同疾病活动度血清 sST2 和 IL-33 的表达，共纳入 37 例哮喘患儿，其中 20 例为中度、17 例为轻度，分别检测其血清和诱导痰中 IL-33 和 sST2 的表达水平，并与 22 例健康受试者进行对照。定量 PCR 分析诱导痰中 IL-33 和 TNF-α mRNA 的表达。研究结果显示，哮喘患儿血清和诱导痰中 sST2 和 IL-33 的表达水平均显著高于健康对照组（$P=0.0001$）。相比轻度哮喘患儿，中度哮喘患儿血清的 sST2 和 IL33 水平升高更显著。血清中的 IL-33 水平与诱导痰中的 IL-33 水平有良好的相关性。

三、抗 ST2 单克隆抗体治疗哮喘的临床研究

1. 1 期临床研究

该研究为一项多中心随机对照 1 期临床研究，旨在评估药物的安全性及耐受性，纳入的患者有健康受试者、哮喘患者和特异性皮炎患者（健康受试者住院 6 天，哮喘和特异性皮炎患者住院 11 天；门诊随访健康受试者 105 天，哮喘和特异性皮炎患者 110 天）。所有患者均随机分配给予活性药物或安慰剂。研究共分为两个部分：第一部分为健康受试者接受不同爬坡剂量的 CNTO 7160 或安慰剂；第二部分为哮喘和特异性皮炎患者接受不同爬坡剂量的 CNTO 7160 或安慰剂。主要研究终点：①受试者使用 CNTO 7160 后 17 周内不良事件的发生率，相关安全性和耐受性数据；②受试者使用 CNTO 7160 后 21 周内不良事件的发生率，相关安全性和耐受性数据。次要研究终点：CNTO 7160 使用 17 周后和 21 周后的最高血药浓度（C_{max}）、血清浓度-时间曲线，给药后血清抗 CNTO 7160 抗体呈阳性的受试者人数，血清 IgE 水平自基线的变化，CCL17 自基线的变化，FEV₁ 自基线的变化等。

2. 2 期临床研究

（1）研究 1：该研究为一项多中心随机双盲平行对照 2 期临床研究，旨在评估抗 ST2 抗体治疗重症哮喘患者的疗效、安全性、耐受性、药代动力学特性。该研究的流程包括筛选期、导入期、治疗期和随访期。治疗阶段，入组患者分别接受 GSK3772847 或安慰剂治疗，每 4 周 1 次皮下注射（对照药物：沙美特罗/氟替卡松 500/50 μg，每天 2 次）。在治疗阶段，背景药物转换为氟替卡松 500 μg 治疗 2 周，然后氟替卡松的剂量每 2 周递减 50% 直至完全停用。研究共进行了 33 周，纳入患者 168 例。主要研究终点为哮喘控制不佳的病例数，定义为出现以下情况之一：哮喘控制问卷 ACQ-5 评分较基线增加 0.5 分，FEV₁ 下降 7.5%，ICS 控制不佳，哮喘急性加重（需要 OCS 或者住院）。次要研究终点：ACQ-5 评分增加 0.5 分的例数，FEV₁ 自基线下降 7.5% 的例数，ICS 控制不佳的例数，因哮喘急性加重急诊就诊或收住院的例数等。

（2）研究 2：该研究为一项多中心双盲平行对照 2 期临床研究，纳入中重度哮喘伴真菌过敏性气道疾病（AFAD）的患者。患者每 4 周接受 3 次剂量为 10 mg/kg 的 GSK 3772847 或安慰剂治疗，并伴随标准的护理。患者将以 1∶1 的比例随机分配，以静脉注射（iv）接受 10 mg/kg GSK3772847 或匹配的安慰剂。患者将在第 0 周（第 1 天）、第 4 周和第 8 周接受

治疗。研究的总持续时间为 28 周,随机分配约 46 例患者。研究目的是评估中重度哮喘合并 AFAD 患者重复使用 GSK 3772847 的疗效和安全性。主要研究终点:①血嗜酸性粒细胞计数自基线的变化;②呼出气一氧化氮(FeNO)水平自基线的变化。次要研究终点:血清中 GSK 3772847 的浓度,血清游离型 ST2 和总 sST2 的水平,给药后血清抗 GSK 3772847 抗体呈阳性结果的患者例数以及抗 GSK 3772847 抗体滴度,哮喘 ACT 评分,生活质量调查问卷(AQLQ)总分变化,肺功能 FEV_1、FVC 自基线的变化,以及药物相关不良反应。

　　上述三项临床研究的结果目前都没有发表,靶向 ST2 的单克隆抗体能否有效控制哮喘未能得知。基于 IL-33/ST2 信号通路在哮喘发病机制中的重要作用和前期动物研究的结论,我们期待上述研究结果的发布,也期待更多的临床试验,以使这一新的哮喘靶向治疗药物早日用于临床。

(周　琼)

参 考 文 献

[1]　Brunner M,Krenn C,Roth G,et al. Increased levels of soluble ST2 protein and IgG1 production in patients with sepsis and trauma[J]. Intensive Care Med,2004,30(7): 1468-1473.

[2]　Lingel A,Weiss T M,Niebuhr M,et al. Structure of IL-33 and its interaction with the ST2 and IL-1RAcP receptors—insight into heterotrimeric IL-1 signaling complexes [J]. Structure,2009,17(10):1398-1410.

[3]　Takatori H,Makita S,Ito T,et al. Regulatory mechanisms of IL-33-ST2-mediated allergic inflammation[J]. Front Immunol,2018,9:2004.

[4]　Kearley J,Buckland K F,Mathie S A,et al. Resolution of allergic inflammation and airway hyperreactivity is dependent upon disruption of the T1/ST2-IL-33 pathway [J]. Am J Respir Crit Care Med,2009,179(9):772-781.

[5]　Hayakawa H,Hayakawa M,Kume A,et al. Soluble ST2 blocks interleukin-33 signaling in allergic airway inflammation [J]. J Biol Chem,2007,282(36): 26369-26380.

[6]　Nadif R,Zerimech F,Bouzigon E,et al. The role of eosinophils and basophils in allergic diseases considering genetic findings[J]. Curr Opin Allergy Clin Immunol, 2013,13(5):507-513.

[7]　Queiroz G A,Costa R S,Alcantara-Neves N M,et al. IL33 and IL1RL1 variants are associated with asthma and atopy in a Brazilian population[J]. Int J Immunogenet, 2017,44(2):51-61.

[8]　Chen J,Zhang J,Hu H,et al. Polymorphisms of RAD50,IL33 and IL1RL1 are associated with atopic asthma in Chinese population[J]. Tissue Antigens,2015,86 (6):443-447.

[9]　Oshikawa K,Kuroiwa K,Tago K,et al. Elevated soluble ST2 protein levels in sera of patients with asthma with an acute exacerbation[J]. Am J Respir Crit Care Med, 2001,164(2):277-281.

［10］　Hamzaoui A，Berraies A，Kaabachi W，et al. Induced sputum levels of IL-33 and soluble ST2 in young asthmatic children［J］. J Asthma，2013，50(8)：803-809.

第十三节　以 IL-31RA 为治疗靶点的药物——尼莫利珠单抗(nemolizumab)

一、IL-31 与 IL-31RA

IL-31 属于 IL-6/gp130 细胞因子家族,该家族还包括 IL-6、IL-11、IL-27、肿瘤抑制素 M (OSM)、白血病抑制因子(LIF)、睫状神经营养因子、促神经生成素(NPN)、心肌营养因子 (CT)-1、类心肌营养素细胞因子(CLC)和由 IL-31 受体 α(IL-31RA)与肿瘤抑制素 M 受体 β (OSMRβ)组成的受体复合物介导的信号通路。CD4$^+$ T 细胞,特别是活化的 Th2 细胞、外周血和皮肤归巢 CD45RO CLA$^+$ T 细胞是 IL-31 的主要细胞来源。IL-31 的其他来源还包括 CD8$^+$ T 细胞、肥大细胞、单核-巨噬细胞、GC B 细胞、未成熟和成熟的树突状细胞、表皮角质形成细胞和真皮成纤维细胞。另外,IL-31 并不是一种典型的 Th2 型细胞因子,而是一种 IL-4 依赖性分子,在过敏性疾病发病过程中可以由不同类型的细胞表达,包括正常的人支气管上皮细胞。

IL-31 受体由 IL-31RA 和 OSMRβ 的异二聚体组成,但 IL-31 首先通过其结合位点 2 结合 IL-31RA 诱导 IL-31 的构象变化,然后通过结合位点 3 结合 OSMRβ。IL-31RA 的 mRNA 可以在气管、骨骼肌、胸腺、外周血淋巴细胞、胎盘、骨髓、甲状腺、睾丸、大脑和皮肤中表达;其蛋白可存在于嗜酸性粒细胞、肥大细胞、树突状细胞、GC B 细胞、角质形成细胞、肺巨噬细胞、人真皮微血管内皮细胞、支气管上皮细胞、结肠上皮下肌成纤维细胞、背根神经节神经元中,以及来自转化细胞的许多细胞系中。在上述细胞类型中,有多种刺激可诱导 IL-31RA 的表达,其中两个主要的触发因子是 IFN-γ 和 TGF-β:前者促进肺巨噬细胞、单核细胞、树突状细胞、角质形成细胞和人微血管内皮细胞中 IL-31RA 的表达;后者可刺激原代支气管上皮细胞中 IL-31RA 的表达。IL-31 与 IL-31R 结合可介导 Janus 激酶(JAK)/ STAT、卵磷脂酰肌醇-3 激酶(PI3K)/AKT(又称蛋白激酶 B 或 PKB)和有丝分裂原激活蛋白激酶(MAPK)途径的细胞内信号转导。IL-31/IL-31RA 在慢性炎症的诱导中起主要作用,可靶向作用于角质形成细胞、上皮细胞、嗜酸性粒细胞、嗜碱性粒细胞和单核细胞,并参与调节组织的各种固有和适应性免疫过程。使用 4-甲基组胺可激活 CD4$^+$ T 细胞表面的 H4 组胺受体,并上调 IL-31 的表达,进一步将 IL-31 与过敏性炎症联系起来。

常用于研究 IL-31/IL-31RA 信号通路的炎症性疾病包括特异性皮炎(atopic dermatitis, AD)和哮喘,两者均为过敏性疾病。特应性皮炎是由皮肤屏障功能障碍和 Th2 型细胞免疫引起的严重慢性湿疹样变和瘙痒性的皮肤损害。特应性皮炎最初与 Th2 细胞的选择性扩张有关,而皮肤损伤与 Th2、Th22 和 Th17 型细胞因子的激活有关。作为 Th2 细胞优先产生的一种细胞因子,IL-31 通过与皮肤感觉神经元内的 IL-31RA 结合,释放 IL-4 和 IL-13 等促炎介质,参与 Th2 细胞介导的皮肤炎症和瘙痒,进而在 AD 皮肤炎症和皮肤屏障破坏中发挥重要作用。哮喘的特征是气道高反应性,通常伴有慢性气道炎症,其次是组织修复和再生。作为一种复杂的疾病,Th1 型和 Th2 型两种炎症途径都参与哮喘的发生。Ip 等发现 IL-31 可通过激活 MAPK 通路诱导人支气管上皮细胞产生细胞因子和趋化因子(EGF、VEGF 和 CCL2),从而参与过敏性气道炎症反应;Edukulla 等利用可溶性虫卵抗原诱导的过敏性哮喘动物模型发现，Ⅱ型 IL-4 受体信号通路缺如有助于抑制 IL-31RA 的表达，提示 Th2 型细胞因子是 IL-31RA 表达的主要触发因子。最近关于 IL-31 和哮喘的研究发现，过敏性哮喘人群血清和支气管肺泡灌洗液中的 IL-31 水平高于正常人群，而且，其水平与疾病的严重程度成正比。

二、尼莫利珠单抗(nemolizumab)

尼莫利珠单抗(nemolizumab)是一种人源化抗 IL-31R 单克隆抗体(改良的 IgG2)，由一家日本制药公司开发研制。作为一种中和抗体，尼莫利珠单抗利用 IgG2 的基本结构(不是 IgG1)降低了恒定区域介导的效应器活性风险，具有结构优势。目前与该抗体研究相关的疾病模型主要集中于 AD 患者。作为治疗 AD 相关性瘙痒的一种新药，尼莫利珠单抗以 IL-31RA 为靶点，通过与 IL-31RA 结合而达到抑制 IL-31 与 IL-31RA 结合的目的，进而阻断 IL-31 的信号通路，从而缓解瘙痒症状。虽然尼莫利珠单抗在哮喘人群中的作用并未见相关研究，但通过了解该抗体在 AD 患者中的应用，相信其可以为我们在哮喘治疗方面提供新的方向。

AD 患者的入睡时间(上床后进入睡眠所需的时间)较长，他们的总睡眠时间因瘙痒而缩短。在关于中重度 AD 成人患者的一项随机、双盲、安慰剂对照的 1/1b 期临床试验中，皮下注射单剂量尼莫利珠单抗可抑制瘙痒，改善患者睡眠障碍和减少糖皮质激素的局部使用量。尼莫利珠单抗的消除半衰期($T_{1/2}$)约为 2 周，T_{max} 为 4～5 天，AD 患者接受尼莫利珠单抗治疗 1 周后，评估瘙痒的视觉模拟量表(visual analogue scale，VAS)评分出现明显下降；伴随瘙痒减轻的同时，AD 患者的睡眠效率在接受治疗 4 周后有明显的改善。此外，作为 AD 的一线治疗方案，外用皮质类固醇会引起皮肤不良反应(如皮肤萎缩)；尼莫利珠单抗的类固醇效应可以使糖皮质激素的局部使用量减少 70%，并且可减少外用糖皮质激素的不良反应。另外，尼莫利珠单抗即使在最高剂量(单剂量 3 mg/kg 和多剂量 2 mg/kg)下也显示出良好的安全性和耐受性，且具有线性药代动力学特征。与尼莫利珠单抗相关的不良事件包括健康受试者中的血磷酸激酶(phosphokinase，CK)水平增高和肝酶(如 AST、ALT)活性增高，不过这些不良事件轻微而短暂，在没有治疗的情况下可自行恢复。虽然这些酶水平的变化与尼莫利珠单抗的应用并没有因果关系，但在某种程度上，可能与运动或其他潜在的肝毒性药物合并治疗有关。此外，该药最常见的不良反应还包括 AD、鼻咽炎加重、头痛和注射部位反应(如毛囊炎)。其中，AD 开始加重发生在尼莫利珠单抗治疗约 1 个月时，但是尼莫利珠单抗治疗后 AD 加重的机制目前仍不清楚，可能与血清中的药物浓度降低伴随其止痒效应的减弱有关。

关于尼莫利珠单抗的 2a 期试验是一项为期 12 周的随机、双盲、多中心、多剂量、安慰剂对照临床试验，旨在通过尼莫利珠单抗单药治疗与安慰剂的对照研究，评估尼莫利珠单抗治疗在局部治疗不能完全控制的中重度 AD 成人患者中的疗效、安全性和不良反应。研究发现，与安慰剂组相比，每 4 周接受 1 次相应剂量尼莫利珠单抗治疗(0.1 mg/kg、0.5 mg/kg 或 2.0 mg/kg)的中重度 AD 患者瘙痒症状明显改善。尼莫利珠单抗治疗相关的不良事件的发生率和类型与安慰剂组相似，如 AD 加重、鼻咽炎、上呼吸道感染、周围性水肿和肌酸激酶水平升高。但在接受尼莫利珠单抗治疗的患者中，AD 加重和周围性水肿的出现更为常见。在上述研究的基础上，还有一项长期应用尼莫利珠单抗治疗(长达 64 周)的 2 期临床试验。在这项试验中，患者可以局部使用温和的糖皮质激素。这项试验发现尼莫利珠单抗治疗在给药 64 周内仍然有效而且总体耐受性良好,而且长期使用尼莫利珠单抗并没有发现新的安全问题。

关于皮下注射尼莫利珠单抗的 2b 期临床试验则重在评估尼莫利珠单抗联合局部应用糖皮质激素的疗效和安全性,以确定药物的最佳治疗剂量和持续时间。先前的 2a 期临床研究对尼莫利珠单抗使用了基于体重的给药方案,本研究评估了以患者为中心的剂量策略,包括快速达到稳态血药浓度的负荷剂量(4 周比 10~12 周)和允许使用方便自动注射器的固定剂量。受试者在第 1 天以 20 mg、60 mg 或 90 mg 的负荷剂量接受给药,随后分别每 4 周给药 10 mg、30 mg 或 90 mg,直到第 20 周(在第 4、8、12、16 和 20 周注射),然后接受随访 12 周至第 32 周。研究发现尼莫利珠单抗在固定剂量与基线负荷剂量联合应用的情况下,疗效优于 2a 期临床研究中应用尼莫利珠单抗治疗 12 周后的结果;其中,每 4 周接受 30 mg 的剂量方案最有效。快速减轻 AD 患者瘙痒症状是 AD 治疗的重要目标。缓解瘙痒有助于打破"瘙痒循环",改善 AD 患者的皮肤状况。2b 期临床试验结果认为使用负荷剂量的尼莫利珠单抗可以快速达到稳定状态,而固定剂量的应用可以改善尼莫利珠单抗对 AD 炎症方面的影响,同时保证前期研究中患者瘙痒症状的快速减轻。关于尼莫利珠单抗的不良反应,临床试验发现与安慰剂组相比,尼莫利珠单抗组患者非皮肤感染的发生率更高,这些感染主要是鼻咽炎、上呼吸道感染和胃肠炎。报道认为哮喘患者应用尼莫利珠单抗后哮喘事件发生率可呈剂量依赖性增高,但大部分是轻微的,并且处于可控可逆状态。其中一些哮喘事件的发生可能是因为尼莫利珠单抗的有效治疗提高了整体健康水平和活动水平,进而诱发哮喘症状;还有一些哮喘加重病例是由呼吸道感染引起的;令人宽慰的是,并没有与尼莫利珠单抗相关的新发哮喘病例。该临床研究关于尼莫利珠单抗安全性的评估结果基本与 Ruzicka 等的报道一致,只是本次研究中尼莫利珠单抗组患者并未发生周围性水肿事件;另外,本次研究中安慰剂组患者 AD 的恶化率相对尼莫利珠单抗组更高。

三、总结

综合以上临床试验研究结果,尼莫利珠单抗因其治疗的有效性、良好的耐受性和可控可逆的不良反应等药品特性,有望成为 AD 治疗的新的药物选择。虽然 IL-31 与哮喘和气道高反应性的发病机制有关,但尼莫利珠单抗和其他针对 IL-31 信号通路的靶向生物制剂目前尚未在 AD 以外的其他疾病中进行相关的临床试验和体内研究。因此,IL-31 在哮喘发病机制中的作用有待进一步研究,而且尼莫利珠单抗是否对除 AD 以外的其他疾病(包括哮喘)有益还有待进一步验证。

(张晓菊)

参 考 文 献

[1] Dillon S R, Sprecher C, Hammond A, et al. Interleukin 31, a cytokine produced by activated T cells, induces dermatitis in mice[J]. Nat Immunol, 2004, 5(7): 752-760.

[2] Cornelissen C, Luscher-Firzlaff J, Baron J M, et al. Signaling by IL-31 and functional consequences[J]. Eur J Cell Biol, 2012, 91(6-7): 552-566.

[3] Sonkoly E, Muller A, Lauerma A I, et al. IL-31: a new link between T cells and pruritus in atopic skin inflammation[J]. J Allergy Clin Immunol, 2006, 117(2):

411-417.

［4］ Bilsborough J，Leung D Y，Maurer M，et al. IL-31 is associated with cutaneous lymphocyte antigen-positive skin homing T cells in patients with atopic dermatitis ［J］. J Allergy Clin Immunol，2006，117（2）：418-425.

［5］ Ishii T，Wang J，Zhang W，et al. Pivotal role of mast cells in pruritogenesis in patients with myeloproliferative disorders［J］. Blood，2009，113（23）：5942-5950.

［6］ Ferretti E，Tripodo C，Pagnan G，et al. The interleukin（IL）-31/IL-31R axis contributes to tumor growth in human follicular lymphoma［J］. Leukemia，2015，29（4）：958-967.

［7］ Ip W K，Wong C K，Li M L，et al. Interleukin-31 induces cytokine and chemokine production from human bronchial epithelial cells through activation of mitogen-activated protein kinase signalling pathways：implications for the allergic response ［J］. Immunology，2007，122（4）：532-541.

［8］ Diveu C，Lak-Hal A H，Froger J，et al. Predominant expression of the long isoform of GP130-like（GPL）receptor is required for interleukin-31 signaling［J］. Eur Cytokine Netw，2004，15（4）：291-302.

［9］ Dreuw A，Radtke S，Pflanz S，et al. Characterization of the signaling capacities of the novel gp130-like cytokine receptor［J］. J Biol Chem，2004，279（34）：36112-36120.

［10］ Ghilardi N，Li J，Hongo J A，et al. A novel type Ⅰ cytokine receptor is expressed on monocytes，signals proliferation，and activates STAT-3 and STAT-5［J］. J Biol Chem，2002，277（19）：16831-16836.

［11］ Jawa R S，Chattopadhyay S，Tracy E，et al. Regulated expression of the IL-31 receptor in bronchial and alveolar epithelial cells，pulmonary fibroblasts，and pulmonary macrophages［J］. J Interferon Cytokine Res，2008，28（4）：207-219.

［12］ Feld M，Shpacovitch V M，Fastrich M，et al. Interferon-gamma induces upregulation and activation of the interleukin-31 receptor in human dermal microvascular endothelial cells［J］. Exp Dermatol，2010，19（10）：921-923.

［13］ Horejs-Hoeck J，Schwarz H，Lamprecht S，et al. Dendritic cells activated by IFN-γ/STAT1 express IL-31 receptor and release proinflammatory mediators upon IL-31 treatment［J］. J Immunol，2012，188（11）：5319-5326.

［14］ Hermanns H M. Oncostatin M and interleukin-31：cytokines，receptors，signal transduction and physiology［J］. Cytokine Growth Factor Rev，2015，26（5）：545-558.

［15］ Deleanu D，Nedelea I. Biological therapies for atopic dermatitis：an update［J］. Exp Ther Med，2019，17（2）：1061-1067.

［16］ Gutzmer R，Mommert S，Gschwandtner M，et al. The histamine H4 receptor is functionally expressed on T_H2 cells［J］. J Allergy Clin Immunol，2009，123（3）：619-625.

［17］ Rabenhorst A，Hartmann K. Interleukin-31：a novel diagnostic marker of allergic diseases［J］. Curr Allergy Asthma Rep，2014，14（4）：423.

［18］ Nomura T，Kabashima K，Miyachi Y. The panoply of alphabetaT cells in the skin

[J]. J Dermatol Sci,2014,76(1):3-9.

[19] Neis M M,Peters B,Dreuw A,et al. Enhanced expression levels of IL-31 correlate with IL-4 and IL-13 in atopic and allergic contact dermatitis[J]. J Allergy Clin Immunol,2006,118(4):930-937.

[20] Cevikbas F,Wang X,Akiyama T,et al. A sensory neuron-expressed IL-31 receptor mediates T helper cell-dependent itch:involvement of TRPV1 and TRPA1[J]. J Allergy Clin Immunol,2014,133(2):448-460.

[21] Feld M,Garcia R,Buddenkotte J,et al. The pruritus- and Th2-associated cytokine IL-31 promotes growth of sensory nerves[J]. J Allergy Clin Immunol,2016,138(2):500-508.

[22] Huth S,Schmitt L,Marquardt Y,et al. Effects of a ceramide-containing water-in-oil ointment on skin barrier function and allergen penetration in an IL-31 treated 3D model of the disrupted skin barrier[J]. Exp Dermatol,2018,27(9):1009-1014.

[23] Dhami S,Nurmatov U,Agache I,et al. Allergen immunotherapy for allergic asthma:protocol for a systematic review[J]. Clin Transl Allergy,2015,6:5.

[24] Edukulla R,Singh B,Jegga A G,et al. Th2 cytokines augment IL-31/IL-31RA interactions via STAT6-dependent IL-31RA expression[J]. J Biol Chem,2015,290(21):13510-13520.

[25] Lai T,Wu D,Li W,et al. Interleukin-31 expression and relation to disease severity in human asthma[J]. Sci Rep,2016,6:22835.

[26] Nemoto O,Furue M,Nakagawa H,et al. The first trial of CIM331,a humanized antihuman interleukin-31 receptor A antibody,in healthy volunteers and patients with atopic dermatitis to evaluate safety,tolerability and pharmacokinetics of a single dose in a randomized,double-blind,placebo-controlled study[J]. Br J Dermatol,2016,174(2):296-304.

[27] Nakashima C,Otsuka A,Kabashima K. Interleukin-31 and interleukin-31 receptor:new therapeutic targets for atopic dermatitis[J]. Exp Dermatol,2018,27(4):327-331.

[28] Eichenfield L F,Tom W L,Berger T G,et al. Guidelines of care for the management of atopic dermatitis:section 2. Management and treatment of atopic dermatitis with topical therapies[J]. J Am Acad Dermatol,2014,71(1):116-132.

[29] Saito T,Iida S,Terao K,et al. Dosage optimization of nemolizumab using population pharmacokinetic and pharmacokinetic-pharmacodynamic modeling and simulation [J]. J Clin Pharmacol,2017,57(12):1564-1572.

[30] Ruzicka T,Hanifin J M,Furue M,et al. Anti-interleukin-31 receptor A antibody for atopic dermatitis[J]. N Engl J Med,2017,376(9):826-835.

[31] Kabashima K,Furue M,Hanifin J M,et al. Nemolizumab in patients with moderate-to-severe atopic dermatitis:randomized,phase Ⅱ,long-term extension study[J]. J Allergy Clin Immunol,2018,142(4):1121-1130.

[32] Silverberg J I,Pinter A,Pulka G,et al. Phase 2B randomized study of nemolizumab

in adults with moderate-to-severe atopic dermatitis and severe pruritus[J]. J Allergy Clin Immunol,2020,145(1):173-182.

第十四节　以转录因子 GATA-3 为治疗靶点的药物

GATA-3 是在 Th2 细胞分化过程中起重要作用的转录因子。如图 2-12 所示,气道树突状细胞向 Th0 细胞提呈过敏原,同时 ILC2 在上皮细胞来源的细胞因子(如 TSLP、IL-25 和 IL-33)的影响下发育并被激活。在这种环境下,Th0 细胞分化为 Th2 细胞。作为 Th2 细胞和 ILC2 分化和活化的主要转录因子,GATA-3 对于 IL-4、IL-5、IL-9 和 IL-13 等 Th2 型细胞因子的产生是必要和充分的。通过释放这些细胞因子,Th2 细胞驱动多种效应机制,如 B 细胞产生 IgE,并随后与肥大细胞结合。肥大细胞通过识别过敏原将 IgE 受体交联后,立即释放多种预先形成的介质,导致平滑肌收缩,随后导致气道狭窄和血管渗漏,这就是早期哮喘反应的表现。此外,Th2 型细胞因子导致炎症细胞(尤其是嗜酸性粒细胞和淋巴细胞)的募

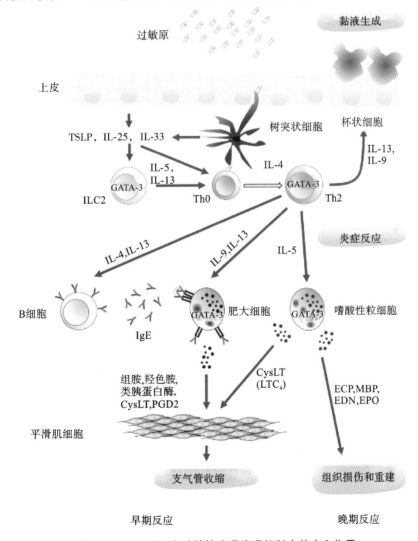

图 2-12　GATA-3 在过敏性哮喘病理机制中的中心作用

集和激活,从而导致局部过敏性炎症(主要代表为迟发相哮喘反应)和杯状细胞增生的发展。总之,这些机制可能最终导致组织损伤和重塑过程。

基于 GATA-3 在过敏性哮喘病理机制中的关键作用,研究者开发出一种称为 SB010 的GATA-3 特异性 DNA 酶,用于消除 GATA-3。SB010 是一种吸入剂,其药物活性分子为hgd40。SB010 的临床前评价包括小鼠和大鼠吸入暴露后的生物学分布和药代动力学分析、在大鼠和犬中进行的毒性反应和安全性评价分析。临床前评价结果显示,吸入、静脉输注hgd40 耐受性均良好。由于吸入给药,SB010 产生全身作用如影响 Th2 细胞和 ILC2 的发育几乎不可能,而且在上述研究中和人体研究中亦未观察到相应征象。hgd40 被气道和肺实质内的大部分细胞吸收,不需要在体内进行辅助转染,其在血液中水平较低,在吸入后 2 h内消失。在健康志愿者和哮喘患者中进行的 1 期临床研究进一步证实了 SB010 良好的安全性和耐受性。一项 2a 期临床研究的新数据也证实了 SB010(hgd40 吸入剂型)吸入的临床疗效。该项随机、双盲、安慰剂对照、多中心临床试验中,轻度哮喘患者接受为期 4 周的每日 1次吸入 10 mg SB010 治疗或安慰剂治疗。与安慰剂组相比,SB010 显著减弱过敏原激发的速发相哮喘反应(immediate asthmatic reaction,IAR)和迟发相哮喘反应(late asthmatic reaction,LAR);SB010 同时可以降低 Th2 型生物标志物的水平,如痰嗜酸性粒细胞计数、痰类胰蛋白酶和血浆 IL-5 水平。进一步分析显示速发相哮喘反应和迟发相哮喘反应的改善在血嗜酸性粒细胞计数和 FeNO 水平升高的患者中更为显著。

与其他药物一样,今后必须进行具有更传统的观察终点(如肺功能或哮喘急性发作)的附加 2 期和 3 期研究,以更好地了解 SB010 治疗哮喘的有效性。

(应颂敏　常　春)

参 考 文 献

[1] Garn H,Renz H. GATA-3-specific DNAzyme—a novel approach for stratified asthma therapy[J]. Eur J Immunol,2017,47(1):22-30.

[2] Fuhst R,Runge F,Buschmann J, et al. Toxicity profile of the GATA-3-specific DNAzyme hgd40 after inhalation exposure[J]. Pulm Pharmacol Ther,2013,26(2):281-289.

[3] Turowska A,Librizzi D,Baumgartl N,et al. Biodistribution of the GATA-3-specific DNAzyme hgd40 after inhalative exposure in mice,rats and dogs[J]. Toxicol Appl Pharmacol,2013,272(2):365-372.

[4] Homburg U,Renz H,Timmer W,et al. Safety and tolerability of a novel inhaled GATA3 mRNA targeting DNAzyme in patients with TH2-driven asthma[J]. J Allergy Clin Immunol,2015,136(3):797-800.

[5] Krug N,Hohlfeld J M,Kirsten A M,et al. Allergen-induced asthmatic responses modified by a GATA3-specific DNAzyme[J]. N Engl J Med,2015,372(21):1987-1995.

[6] Krug N,Hohlfeld J M,Buhl R,et al. Blood eosinophils predict therapeutic effects of a GATA3-specific DNAzyme in asthma patients[J]. J Allergy Clin Immunol,2017,140(2):625-628.

第三章　针对 Th17 型炎症通路的生物靶向治疗

第一节　以 IL-17A 为治疗靶点的药物——司库奴单抗(secukinumab)

一、概述

司库奴单抗(secukinumab)是抗 IL-17A 的人源化 IgG1 型单克隆抗体,目前在中国、美国及欧洲各国等地区被批准作为治疗强直性脊柱炎、银屑病关节炎和中重度斑块状银屑病的免疫调节剂上市。多项 3 期临床试验证明了皮下注射司库奴单抗可显著改善强直性脊柱炎、银屑病关节炎和中重度斑块状银屑病患者的临床症状,提高健康相关的生活质量,并且患者在长达 5 年的长期治疗中仍可持续获益。司库奴单抗最常见的不良反应包括鼻咽炎、上呼吸道症状、恶心和腹泻等,罕见但潜在的严重不良反应包括严重感染、结核病复发、克罗恩病加重和超敏反应。由于 IL-17 信号转导途径在包括哮喘在内的多种炎症性疾病的发生与发展中起重要作用,并且抗 IL-17 药物的相关临床研究也支持其治疗炎症性疾病的潜在作用,因此陆续有相关研究探索司库奴单抗治疗哮喘的价值,目前尚处于研究阶段,仍需要更多证据进一步证明司库奴单抗治疗哮喘的安全性和有效性。

二、药理特性

司库奴单抗是第一个被批准上市的 IL-17A 抑制剂。IL-17A 是 IL-17 家族的成员,是一种参与正常炎症和免疫反应的细胞因子。司库奴单抗与 IL-17A 选择性结合并抑制其与 IL-17 受体的相互作用,从而抑制促炎细胞因子和趋化因子的释放。

司库奴单抗通常通过皮下注射给药,在给药后约 6 天达到最大血药浓度,生物利用度约为 79%。司库奴单抗进入体内后大部分通过胞吞作用在细胞内分解代谢消除,清除率为 0.16 L/d,估计终末半衰期为 25.7 天,一般不以尿液或胆汁的形式排出。肝或肾功能损害不会影响司库奴单抗的代谢。目前尚无证据证明年龄、性别或种族对司库奴单抗的清除有影响。

三、用法与剂量

目前司库奴单抗在中国、美国及欧洲各国等地区被批准作为治疗强直性脊柱炎、银屑病关节炎和中重度斑块状银屑病的免疫调节剂上市。司库奴单抗以皮下注射的方式给药,通常为冻干粉或预装式注射器包装,患者可以在接受皮下注射技术培训后自行使用预装式注射器包装的司库奴单抗。

司库奴单抗的推荐剂量为在第 0、1、2、3 周分别皮下注射 300 mg（中国）或 150 mg（美国和欧洲），接着每 4 周（中国和美国）或每月（欧洲）皮下注射 300 mg。每 300 mg 剂量是以 2 次 150 mg 皮下注射分开给予。每次注射应在与先前不同的注射部位（上臂、腹部或大腿）进行。

司库奴单抗对于妊娠期女性、哺乳期女性和儿童的安全性相关证据不足，因此在以上人群中应当慎用司库奴单抗。老年患者（65 岁及以上）无须调整司库奴单抗的剂量。

四、不良反应

司库奴单抗在美国、欧洲和日本最早被批准使用，作为首个上市的 IL-17 抑制剂，相关临床试验提供了相对大量的可用的安全性数据。到目前为止，司库奴单抗的临床数据显示出高度有利的安全性。在多项司库奴单抗的 2 期和 3 期临床试验中，最常报道的不良反应是鼻咽炎，其次是上呼吸道感染、腹泻、头痛和黏膜皮肤念珠菌感染，此外罕见但潜在的严重不良反应包括严重感染、结核病复发、克罗恩病加重和超敏反应。一项包含 10 项司库奴单抗治疗银屑病的 2 期和 3 期临床试验的 Meta 分析结果显示在长达 52 周的治疗期中，所有司库奴单抗治疗组（包括接受皮下注射 300 mg、150 mg、75 mg 或 25 mg 司库奴单抗，静脉注射 3 mg/kg 或 10 mg/kg 司库奴单抗）的总体不良事件暴露量调整发生率（exposure-adjusted incidence rate，EAIR）与依那西普治疗组相当，并且未观察到对司库奴单抗的剂量依赖性。严重不良事件很少发生，几乎没有导致停药的严重不良事件发生。另外一项包含 794 例受试者的皮下注射司库奴单抗治疗强直性脊柱炎的汇总分析结果也与上述结果大体一致。在该分析中，总体不良事件的年 EAIR 为 146.8%，严重不良事件的年 EAIR 为 6.2%。最常见的不良反应为鼻咽炎（12.3%），头痛（6.0%），腹泻（5.7%）和上呼吸道感染（5.1%）。

在一项纳入 7 项研究共计 2361 例患者的 Meta 分析中，患者对皮下注射司库奴单抗 150 mg 或 300 mg 均表现出良好的耐受性，两种剂量在不良事件发生率（RR 1.00，95% CI 0.96～1.05；$P=0.94$）、严重不良事件发生率（RR 1.04，95% CI 0.75～1.43；$P=0.82$）和导致用药中止的不良事件发生率（RR 0.98，95% CI 0.61～1.57；$P=0.92$）方面都未观察到显著差异。

司库奴单抗可能会增加感染的风险。在一项包含 4 项 2 期临床试验和 6 项 3 期临床试验的 Meta 分析中发现，司库奴单抗 300 mg 组、司库奴单抗 150 mg 组和依那西普组中前 12 周需要抗菌治疗的感染的发生率分别为 11.1%、9.0% 和 9.9%，均高于安慰剂组（7.4%）（表 3-1）。在治疗的前 12 周，总体感染率呈类似的趋势。在 52 周的治疗期内，司库奴单抗 300 mg 组、司库奴单抗 150 mg 组和依那西普组受试者发生感染的年 EAIR 分别为 91.06%、85.29% 和 93.68%。其中严重感染很少见，三组之间 EAIR 差异没有临床意义。

司库奴单抗治疗组（300 mg 和 150 mg）患者念珠菌感染的总体发生率较低，并显示出剂量依赖性，但发生率均高于依那西普组或安慰剂组。司库奴单抗治疗组患者的所有念珠菌感染均为轻度或中度黏膜皮肤感染，对标准口服治疗或局部治疗反应良好，并未导致司库奴单抗的停用。

值得注意的是，尽管目前并无临床试验报道使用司库奴单抗导致结核病易感性增高或结核病复发，但说明书仍然建议在应用司库奴单抗前对患者进行结核评估，并且不应对活动性结核病患者给予司库奴单抗治疗。

有报道称接受司库奴单抗治疗的患者出现炎症性肠病(inflammatory bowel disease, IBD)新发或恶化,且包括一些严重的病例。一项关于司库奴单抗治疗银屑病患者的 Meta 分析中,司库奴单抗治疗与 IBD 的发生或加重似乎并无相关性:在 52 周治疗期内,接受任意剂量(150 mg 或 300 mg)的司库奴单抗治疗和接受依那西普治疗的患者 IBD 的年 EAIR 分别为 0.33% 和 0.34%,两者之间并无显著差异。而另一项随机、双盲、安慰剂对照的 2a 期临床试验,对 59 例中重度克罗恩病患者进行了 2×10 mg/kg 司库奴单抗静脉注射治疗(在第 1 天和第 22 天),在第 6 周未达到其主要终点目标,因此该研究被提前终止。综上,应密切监测接受司库奴单抗治疗的患者的 IBD 体征和症状,对于包括克罗恩病和溃疡性结肠炎在内的 IBD 患者应慎用司库奴单抗。

五、相关研究

IL-17 是由 Th17 细胞释放的促炎细胞因子。在 IL-6 和转化生长因子(transforming growth factor,TGF)-β 的作用下,CD4$^+$ T 细胞分化为 Th17 细胞并诱导 IL-23 受体(IL-23R)和 IL-17 的表达。除 T 细胞外,肥大细胞和中性粒细胞也分泌 IL-17。IL-17 包括 IL-17A 至 IL-17F 等一组细胞因子,其中 IL-17A 是关键效应细胞因子,并且表现出对 IL-17 受体(IL-17R)更高的亲和力。IL-17A 与 IL-17R 结合的信号通路涉及趋化因子(CCL20、CXCL1 和 CXCL8)的分泌,这些趋化因子在激活固有免疫系统时会增强炎症反应。早在 2005 年即有研究者提出 IL-17A 是中性粒细胞持续动员的炎症性肺疾病的相关药理学靶标。

使用生物制剂的基本观念是在早期阻断疾病的进程,使其更具针对性并减少治疗的副作用。司库奴单抗是特异性 IL-17A 抑制剂,阻断 IL-17A 与 IL-17R 的结合以及细胞因子的表达,以使炎症过程正常化。

尽管某些哮喘表型在很大程度上受 Th2 细胞介导的反应驱动,但 IL-17A 在其他一些哮喘表型中的作用正在显现。有研究显示在患有活动性哮喘的患者中,肺组织、支气管肺泡灌洗液、痰液和外周血中的 IL-17A 和 IL-17F 水平升高,哮喘患者的痰液中 IL-17A mRNA 水平升高。IL-17A 的水平升高与中性粒细胞型气道炎症和哮喘的严重程度呈正相关,这可能与 IL-17A 水平升高直接导致气道平滑肌收缩增加有关。另一项关于小鼠体内 Th17 细胞介导抗类固醇的气道高反应性的研究,更进一步支持 IL-17A 和 IL-17F 在增强气道平滑肌收缩中的作用。

Lajoie 等的研究证明,在屋尘螨诱发的哮喘小鼠模型中抑制 IL-17A 可减弱气道炎症和气道高反应性。而另一项由 Schnyder-Candrian 等进行的研究显示,IL-17RA(IL-17R 的常见受体亚基)的丧失在卵清蛋白诱导的哮喘小鼠模型中导致肺部炎症减轻。这些临床前模型表明,IL-17A 在诱导炎症介质中起关键作用,该介质介导了肺部环境对环境抗原的加重反应,从而影响哮喘的气道发病机制。因此,从理论上讲抑制 IL-17A 可能是有益的。以上动物实验为 IL-17A 抑制剂治疗哮喘提供了一定证据。

在以上证据的基础上,Anne 等在临床研究中对司库奴单抗治疗哮喘的可能性进行了探索。研究者使用开放标签的参考臂进行了单中心、双盲、安慰剂对照、平行组的 2 期临床试验,研究了司库奴单抗在健康志愿者臭氧暴露后 24 h 和 48 h 减轻中性粒细胞型气道炎症的能力。健康志愿者中的臭氧暴露会引起急性中性粒细胞型气道炎症,可将其用作药理学模型以初步评估司库奴单抗减轻气道炎症的能力。臭氧攻击后 24～48 h 内痰中性粒细胞计数增加的受试者被随机分配到司库奴单抗(10 mg/kg)组、安慰剂组或开放标签的单剂量口服糖皮质激素(50 mg)组。令人失望的是,各治疗组之间的痰中性粒细胞计数与基线相比差异无统计学意义。在任何时间点评估,任何一组中的中性粒细胞百分比均无变化,司库奴单抗对臭氧诱导的气道中性粒细胞增多没有显示任何治疗作用。出现这种阴性结果的可能原因:①暴露于臭氧后可能需要更高剂量的司库奴单抗才能完全中和局部 IL-17A 的产生,但是该研究中使用的剂量是基于临床前模型以及在其他炎症性疾病(如牛皮癣和类风湿关节炎)中使用的剂量;②仅有对 IL-17A 的抑制作用还不足以抑制人体内臭氧诱导的气道中性粒细胞增多,基于此解释或许可以针对司库奴单抗作为哮喘的辅助用药开展进一步的临床研究。相似研究的结果不一致说明还有更多的工作有待开展,以厘清其有效性。

综上,司库奴单抗在治疗哮喘方面具有潜在作用,但需要更多的剂量探索等前期研究以证明其在哮喘患者人群的有效性、安全性。

(侯　刚)

参 考 文 献

[1]　Kuwabara T,Ishikawa F,Kondo M,et al. The role of IL-17 and related cytokines in inflammatory autoimmune diseases[J]. Mediators Inflamm,2017,2017:3908061.

[2]　van de Kerkhof P C,Griffiths C E,Reich K,et al. Secukinumab long-term safety experience:a pooled analysis of 10 phase Ⅱ and Ⅲ clinical studies in patients with moderate to severe plaque psoriasis[J]. J Am Acad Dermatol,2016,75(1):83-98.

[3]　Zhang L,Yang H,Chen Q,et al. Adverse drug events observed with 150 mg versus 300 mg secukinumab for the treatment of moderate to severe plaque psoriasis:a systematic review and meta-analysis[J]. Medicine(Baltimore),2019,98(2):e14042.

[4]　Blauvelt A. Safety of secukinumab in the treatment of psoriasis[J]. Expert Opin Drug Saf,2016,15(10):1413-1420.

[5]　Blair H A. Secukinumab:a review in ankylosing spondylitis[J]. Drugs,2019,79(4):433-443.

[6]　Hueber W,Sands B E,Lewitzky S,et al;Secukinumab in Crohn's Disease Study Group. Secukinumab,a human anti-IL-17A monoclonal antibody,for moderate to severe Crohn's disease:unexpected results of a randomised,double-blind placebo-controlled trial[J]. Gut,2012,61(12):1693-1700.

[7]　Frieder J,Kivelevitch D,Menter A. Secukinumab:a review of the anti-IL-17A biologic for the treatment of psoriasis[J]. Ther Adv Chronic Dis,2018,9(1):5-21.

[8]　Linden A,Laan M,Anderson G P. Neutrophils,interleukin-17A and lung disease[J]. Eur Respir J,2005,25(1):159-172.

[9]　Barczyk A,Pierzchala W,Sozanska E. Interleukin-17 in sputum correlates with airway hyperresponsiveness to methacholine[J]. Respir Med,2003,97(6):726-733.

[10]　Molet S,Hamid Q,Davoine F,et al. IL-17 is increased in asthmatic airways and induces human bronchial fibroblasts to produce cytokines[J]. J Allergy Clin Immunol,2001,108(3):430-438.

［11］ Al-Ramli W，Prefontaine D，Chouiali F，et al. Th17-associated cytokines (IL-17A and IL-17F) in severe asthma[J]. J Allergy Clin Immunol，2009，123(5)：1185-1187.

［12］ Bullens D M，Truyen E，Coteur L，et al. IL-17 mRNA in sputum of asthmatic patients：linking T cell driven inflammation and granulocytic influx？［J］. Respir Res，2006，7：135.

［13］ Sergejeva S，Ivanov S，Lotvall J，et al. Interleukin-17 as a recruitment and survival factor for airway macrophages in allergic airway inflammation[J]. Am J Respir Cell Mol Biol，2005，33(3)：248-253.

［14］ Chakir J，Shannon J，Molet S，et al. Airway remodeling-associated mediators in moderate to severe asthma：effect of steroids on TGF-beta，IL-11，IL-17，and type Ⅰ and type Ⅲ collagen expression［J］. J Allergy Clin Immunol，2003，111（6）：1293-1298.

［15］ Al-Alwan L A，Chang Y，Baglole C J，et al. Autocrine-regulated airway smooth muscle cell migration is dependent on IL-17-induced growth-related oncogenes[J]. J Allergy Clin Immunol，2012，130(4)：977-985.

［16］ Kudo M，Melton A C，Chen C，et al. IL-17A produced by alphabeta T cells drives airway hyper-responsiveness in mice and enhances mouse and human airway smooth muscle contraction[J]. Nat Med，2012，18(4)：547-554.

［17］ McKinley L，Alcorn J F，Peterson A，et al. TH17 cells mediate steroid-resistant airway inflammation and airway hyperresponsiveness in mice[J]. J Immunol，2008，181(6)：4089-4097.

［18］ Lajoie S，Lewkowich I P，Suzuki Y，et al. Complement-mediated regulation of the IL-17A axis is a central genetic determinant of the severity of experimental allergic asthma[J]. Nat Immunol，2010，11(10)：928-935.

［19］ Schnyder-Candrian S，Togbe D，Couillin I，et al. Interleukin-17 is a negative regulator of established allergic asthma[J]. J Exp Med，2006，203(12)：2715-2725.

［20］ Kirsten A，Watz H，Pedersen F，et al. The anti-IL-17A antibody secukinumab does not attenuate ozone-induced airway neutrophilia in healthy volunteers[J]. Eur Respir J，2013，41(1)：239-241.

［21］ Hueber W，Patel D D，Dryja T，et al. Effects of AIN457，a fully human antibody to interleukin-17A，on psoriasis，rheumatoid arthritis，and uveitis[J]. Sci Transl Med，2010，2(52)：52ra72.

第二节　以 IL-17A 受体为治疗靶点的药物 ——布罗达单抗(brodalumab)

IL-17 与哮喘的发生和持续存在紧密相关，而阻断 IL-17 受体信号转导的细胞因子靶向策略极有可能对哮喘治疗有益。现上市的抗 IL-17 的单克隆抗体有布罗达单抗（brodalumab）、司库奴单抗（secukinumab）和依奇珠单抗（ixekizumab）。

布罗达单抗为人源化 IgG2 型单克隆抗体，可与人 IL-17A 受体选择性结合，阻断其与细胞因子 IL-17A、IL-17F、IL-17C、IL-17A/F 异质二聚体和 IL-25(IL-25)的相互作用,抑制 IL-17A、IL-17F 和 IL-25 的活性。布罗达单抗是继司库奴单抗和依奇珠单抗后被美国 FDA 批准的第三个针对 IL-17 通路的单克隆抗体。此药最先于 2016 年 7 月 4 日在日本获批用于治疗寻常型银屑病、银屑病关节炎、脓疱型银屑病和银屑病红皮病。而后于 2017 年 2 月 15 日美国 FDA 批准了布罗达单抗用于治疗对其他系统性治疗不响应的成年中重度斑块型银屑病。在开展的布罗达单抗治疗银屑病的临床试验中,可观察到有患者出现自杀意识和自杀行为,甚至有患者自杀身亡,其间有自杀经历或者抑郁症的患者服用布罗达单抗后出现自杀意识和自杀行为的发生率相对更高,但使用布罗达单抗与出现自杀意识和自杀行为风险增高的相关性尚不清楚。布罗达单抗常见的不良反应为关节痛、头痛、疲倦、腹泻、喉咙痛、恶心、肌肉痛、注射部位反应、流感、白细胞减少、真菌感染(癣)等,相对较轻且可控。临床试验发现由于布罗达单抗作用于机体免疫系统,服药患者出现感染、过敏反应或者自身免疫性疾病的风险可能会增高。临床上布罗达单抗禁用于克罗恩病和活动性结核病患者,且患者使用该药时避免接种活性疫苗。

2013 年 Busse 等报道了一项布罗达单抗治疗哮喘的 2a 期临床试验。此项临床试验按随机、双盲、安慰剂的原则将 302 例 18~65 岁、中重度哮喘患者分为布罗达单抗(140 mg、210 mg 或 280 mg)治疗组和安慰剂治疗组,评估布罗达单抗在常规吸入糖皮质激素控制不充分的中重度哮喘患者中的有效性和安全性。临床试验结果显示,布罗达单抗治疗哮喘无明显疗效,但在可逆性气道高反应性亚组(支气管扩张剂使用后 FEV_1 改善>20%)发现小幅度的 ACQ 评分改善。本临床试验中,在剂量方面,140 mg 组未观察到治疗反应;在可逆性气道高反应性亚组中,呈现最大治疗反应的是 210 mg 布罗达单抗治疗,而不是 280 mg。由于哮喘是一种异质性疾病,不同的临床表型可对特定的生物治疗有反应。研究者分析,这种可逆性气道高反应性亚组可能代表一种独特的临床表型,可能可以作为疾病严重程度和控制不足的潜在标记,但目前还需要进一步研究布罗达单抗在这个严重哮喘亚群中的作用。此项 2a 期临床试验的结果显示,在控制不充分的中重度哮喘患者中,没有证据表明布罗达单抗有明确的治疗作用,对 IL-17A 受体的阻断可能对哮喘患者没有治疗作用,可逆性气道高反应性亚群分析的结果具有不确定的意义,需要在这个哮喘亚群中进一步研究,其后一项针对可逆性气道高反应性亚组的 2b 期临床试验依然未显示任何疗效,其间原因值得探讨。在此试验中,常见的不良反应为哮喘恶化、注射部位红斑、上呼吸道感染、红斑、鼻咽炎、口腔念珠菌病、鼻窦炎,导致研究终止的最常见不良反应是哮喘恶化。因此,抗 IL-17A 受体单克隆抗体治疗具有积极意义,但应筛选合适哮喘表型、哮喘严重程度等的患者人群,以确定抗 IL-17A 受体单克隆抗体在特定临床获益患者群体中的应用。

当前,随着现代分子生物学的迅猛发展及对哮喘复杂病理生理机制的深入探索,已有诸多研究证实细胞因子在哮喘的免疫系统和炎症反应中发挥着重要作用,众多研究亦表明抗细胞因子抗体与抗细胞因子受体抗体在哮喘综合治疗中发挥越来越重要的作用。因此,继续研究 IL-17 与哮喘的关系,深入探索调控 IL-17 在防治哮喘方面的作用具有良好的应用前景。

(陈湘琦)

参 考 文 献

［1］ Busse W W，Holgate S，Kerwin E，et al. Randomized，double-blind，placebo-controlled study of brodalumab，a human anti-IL-17 receptor monoclonal antibody，in moderate to severe asthma［J］. Am J Respir Crit Care Med，2013，188(11)：1294-1302.

［2］ Roman M，Chiu M W. Spotlight on brodalumab in the treatment of moderate-to-severe plaque psoriasis：design，development，and potential place in therapy［J］. Drug Des Devel Ther，2017，11：2065-2075.

［3］ Holgate S T. Trials and tribulations in identifying new biologic treatments for asthma ［J］. Trends Immunol，2012，33(5)：238-246.

［4］ Chung K F. Targeting the interleukin pathway in the treatment of asthma［J］. Lancet，2015，386(9998)：1086-1096.

第三节　以 IL-12/IL-23 为治疗靶点的药物
——乌司奴单抗(ustekinumab)

一、概述

乌司奴单抗(ustekinumab)是强生公司研发的一种高亲和力、全人源化单克隆抗体，其靶点为 IL-12/IL-23 的 p40 亚基。该药于 2008 年在加拿大上市，随后于 2009 年在美国上市，用于中重度斑块型银屑病成人患者的治疗，并取得了不错的效果。由于 IL-12 和 IL-23 具有相同的 p40 亚基，故乌司奴单抗可通过抑制 IL-12 和 IL-23 与细胞表面受体 IL-12Rβ1 的相互作用，阻断 IL-12 和 IL-23 介导的信号级联通路，以干预 Th1 型和 Th17 型免疫途径在多种免疫相关性疾病中的作用，从而有望成为许多自身免疫性和炎症性疾病临床治疗的新型生物制剂。Th17 型相关反应在慢性哮喘的晚期驱动炎症反应，乌司奴单抗也可以阻断这些反应。用乌司奴单抗阻断潜在的细胞因子介导的炎症反应也可以治疗其他慢性炎症性疾病。

二、药物特点及作用机制

乌司奴单抗是一种特异性结合 IL-12 和 IL-23 中 p40 亚基的人源化 IgG1κ 型单克隆抗体。乌司奴单抗通过阻止 p40 亚基与免疫细胞表面表达的 IL-12Rβ1 的结合，抑制人 IL-12 和 IL-23 的生物活性。IL-12 和 IL-23 是活化抗原提呈细胞(如巨噬细胞和树突状细胞)分泌的异二聚体细胞因子，均参与免疫功能(图 3-1)。IL-12 刺激自然杀伤(NK)细胞，促使 CD4$^+$ T 细胞向 Th1 表型分化；IL-23 诱导 Th17 型相关免疫反应。许多免疫介导的疾病均与 IL-12 和 IL-23 的异常调节有关，如银屑病、银屑病关节炎、克罗恩病和溃疡性结肠炎。因此，乌司奴单抗可用于多种免疫介导相关疾病的治疗。然而，乌司奴单抗不能和已经与 IL-12Rβ1 结合的 IL-12 或 IL-23 结合，所以乌司奴单抗不太可能有助于抑制由 IL-12 和/或 IL-23 受体介导的细胞毒作用。

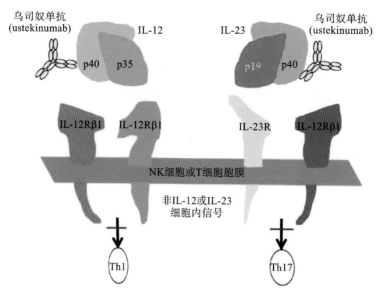

图 3-1　乌司奴单抗抑制人 IL-12 和 IL-23 的生物活性以干预 Th1 和 Th17 型免疫途径的作用机制

注：引自 Deepak P，Loftus E V Jr. Ustekinumab in treatment of Crohn's disease：design，development，and potential place in therapy[J]. Drug Des Devel Ther，2016，10：3685-3698。

三、相关的临床研究

(一)乌司奴单抗在疾病中的应用

通过结合 IL-12 和 IL-23 共有的 p40 亚基，乌司奴单抗可能通过阻断 Th1 和 Th17 型细胞因子途径来发挥其临床作用，而这些途径是银屑病、银屑病关节炎、克罗恩病和溃疡性结肠炎等疾病病理机制的核心。

1. 银屑病

1）用药剂量

（1）成人：对于体重<100 kg 的患者，初始推荐剂量为皮下注射 45 mg，4 周后再注射 45 mg，之后每 12 周注射一次。对于体重≥100 kg 的患者，初始推荐剂量为皮下注射 90 mg，4 周后再注射 90 mg，此后每 12 周注射一次；在这些患者中，45 mg 的剂量也被证明是有效的；然而，90 mg 的效果更好。对于治疗 28 周后症状无改善的患者，应考虑停止治疗。

（2）儿童及青少年：对于体重<60 kg 的患者，初始推荐剂量为皮下注射 0.75 mg/kg，4 周后再注射 0.75 mg/kg，之后每 12 周注射一次。对于体重为 60～100 kg 的患者，初始推荐剂量为皮下注射 45 mg，4 周后再注射 45 mg，之后每 12 周注射一次。对于体重>100 kg 的患者，初始推荐剂量为皮下注射 90 mg，4 周后再注射 90 mg，此后每 12 周注射一次。

注：乌司奴单抗对 12 岁以下银屑病患者或 18 岁以下银屑病关节炎患者的安全性和有效性尚未确定。

2）治疗效果

（1）斑块型银屑病：乌司奴单抗对斑块型银屑病患者的治疗效果显著。研究表明，乌司奴单抗治疗 12 周后，45 mg 治疗组达到 PASI 75/90/100（PASI 评分较基线分别降低 75%、90%、100%）的患者比例分别为 67.1%、41.6% 和 12.5%，而 90 mg 治疗组分别为 66.4%、36.7% 和 10.9%，两组结果均优于对照组（给予相应剂量安慰剂组）。治疗 40 周后，维持治疗组患者的皮肤病生活质量指数(DLQI)优于退出治疗组。一项在美国的患有斑块型银屑病的青少年中开展的研究也显示,乌司奴单抗治疗 12 周后,治疗组达到医生整体评估(PGA)0/1,银屑病皮损面积和严重程度指数改善 75%(PASI 75)及严重程度指数改善 90%(PASI 90)的患者比例均明显高于对照组,且安全性与成人试验相似。

(2) 银屑病关节炎(PsA):以治疗 24 周后美国风湿病学会(ACR)标准中疾病改善 20%(ACR20)的患者比例为主要终点,与安慰剂组(22.8%)相比,乌司奴单抗治疗组患者症状明显改善(45 mg 组 42.2%,90 mg 组 49.5%)。次要终点如健康评估问卷-残疾指数(HAQ-DI)、PASI 75、ACR 标准中疾病改善 50%(ACR50)和 ACR 标准中疾病改善 70%(ACR70)的患者比例,在乌司奴单抗治疗 24 周后也有显著改善。此外,两项 3 期研究表明,乌司奴单抗可有效改善大多数 PsA 患者的临床症状,且治疗组不良事件的发生率与安慰剂组相比差异无统计学意义。乌司奴单抗治疗的疗效最早出现在治疗后 4～8 周,并在 24～28 周稳定。目前,乌司奴单抗被认为是治疗未接受过 TNF 治疗的 PsA 患者的有效药物,它在未接受过生物学治疗的 PsA 患者中可达到最佳结果。

(3) 甲银屑病:乌司奴单抗可以有效缓解银屑病患者甲损害和皮肤损害症状,同时减轻其他组织受累症状。一项长达 52 周的 3 期研究发现,乌司奴单抗治疗组患者的甲银屑病严重指数(NAPSI)改善率明显高于安慰剂治疗组;在安慰剂治疗改为乌司奴单抗治疗后,其改善率与治疗组相符合。在乌司奴单抗治疗 52 周后,持续治疗患者的 NAPSI 平均改善率分别为 68.6%(45 mg 组)、68.5%(90 mg 组),比停药组高 10%～15%。总体来看,乌司奴单抗对银屑病甲损害有明显并持久的改善作用。另外,研究表明其他生物制剂(阿达木单抗、英夫利昔单抗和依那西普)与乌司奴单抗在降低 NAPSI 评分方面表现出同样的效果。但是,2014 年美国国家银屑病基金医学委员会发布了一份共识,推荐使用的顺序依次为阿达木单抗、依那西普、乌司奴单抗、英夫利昔单抗。

2. 炎症性肠病

1) 用药剂量

大多数克罗恩病患者接受单次静脉注射乌司奴单抗(130 mg 或基于体重范围的剂量,约为 6 mg/kg),近一半的患者随后接受皮下注射乌司奴单抗维持治疗(每 8 周或每 12 周 90 mg)。对于那些在静脉注射诱导剂量后 16 周或转至 8 周维持剂量后 16 周仍无疗效的患者,应考虑停止治疗。

2) 治疗效果

(1) 克罗恩病:在患有中重度活动性克罗恩病的患者中,接受静脉注射乌司奴单抗的患者的反应率明显高于接受安慰剂的患者。每 12 周或每 8 周皮下注射乌司奴单抗可有效维持中重度克罗恩病患者的缓解反应。另一项研究也表明,接受 6 mg/kg 乌司奴单抗治疗的患者临床症状缓解比例比接受安慰剂的患者更高(39.7% 比 23.5%)。在接受乌司奴单抗治疗的患者的临床维持期,与接受安慰剂维持治疗的患者相比,接受乌司奴单抗治疗的患者在治疗 22 周后达到临床缓解的患者比例更高(41.7% 比 27.4%),并且乌司奴单抗治疗组中患者体内 CDAI 和 CRP 水平的持续降低更为普遍。

(2) 溃疡性结肠炎:乌司奴单抗在诱导治疗和维持中重度溃疡性结肠炎患者临床症状缓解方面比安慰剂更有效。经乌司奴单抗静脉注射治疗 8 周后,溃疡性结肠炎患者中临床症状缓解的患者比例显著高于接受安慰剂的患者(15.6% 比 5.3%)。在对乌司奴单抗的诱导治疗有反应并接受第二次随机分配的患者中,每 12 周或每 8 周皮下注射 90 mg 乌司奴单抗的患者中第 44 周时临床症状缓解的患者比例较安慰剂组更高（38.4%、43.8% 比 24.0%），此外，乌司奴单抗治疗组严重不良事件的发生率与安慰剂组相似。

3. 其他

近年来，乌司奴单抗被发现可能对其他免疫相关疾病也有一定的治疗作用，如系统性红斑狼疮、化脓性汗腺炎、巨细胞动脉炎、慢性哮喘和关节炎等。但其对这些疾病的治疗效果还需要进一步的临床试验证实。

（二）注意事项

（1）感染：乌司奴单抗可能有增高感染风险和激活潜伏感染的潜力。在临床研究中，严重的细菌、真菌和病毒感染已被发现出现在接受乌司奴单抗治疗的患者中。对有慢性感染或复发感染病史的患者，在考虑使用乌司奴单抗时应谨慎。如果出现感染的症状或存在即将感染的迹象，应指导患者寻求医疗建议。如果患者出现严重感染，应密切监测患者，在感染消退前不应使用乌司奴单抗。

（2）恶性肿瘤：免疫抑制剂如乌司奴单抗有可能增高恶性肿瘤的发病风险。在临床研究中部分接受乌司奴单抗治疗的患者出现皮肤和非皮肤恶性肿瘤。因此，在考虑对这些有恶性肿瘤病史的患者使用乌司奴单抗时应谨慎。对长期使用乌司奴单抗的患者，应加强常见肿瘤相关标志物的筛查。

（3）过敏反应：已有报道有患者使用乌司奴单抗后出现过敏性肺泡炎、嗜酸性粒细胞性肺炎和非感染性组织性肺炎等过敏反应，停药后情况有所改善。如果已排除感染，且过敏诊断已得到确认，则应立即停用乌司奴单抗。若过敏症状严重，还需要使用皮质类固醇进行抗过敏处理。

（4）严重的皮肤病：银屑病患者使用乌司奴单抗治疗后可能出现剥脱性皮炎。斑块型银屑病可发展为红皮病型银屑病，是其自然病程的一部分，其临床症状可能与剥脱性皮炎难以区分。应用乌司奴单抗治疗银屑病患者时，医生应加强监测，警惕红皮病型银屑病或剥脱性皮炎的出现。如果患者出现这些症状，应采取适当的治疗措施。如果怀疑有药物反应，应该停用乌司奴单抗。

（5）老年人：在临床研究中，乌司奴单抗对 65 岁及以上的患者与经批准的具有适应证的年轻患者在疗效或安全性方面没有总体差异，目前的研究不足以确定 65 岁及以上的患者的反应与年轻患者是否有所不同。由于老年人群中感染的发生率较高，乌司奴单抗用于治疗老年患者时应谨慎使用。

四、总结

乌司奴单抗是一种特异性结合 IL-12 和 IL-23 中共有的 p40 亚基的人源化 IgG1κ 型单克隆抗体。目前，它已经被证实对多种免疫相关疾病有显著的治疗效果，但是还未发现乌司奴单抗用于治疗哮喘的报道。然而，曾有报道，一名慢性牛皮癣伴有感染和慢性哮喘的女性，在皮下注射乌司奴单抗治疗 4 个月后，她的牛皮癣完全消退、运动能力明显增强，并且不再需要哮喘维持药物，提示乌司奴单抗可能是治疗哮喘的一个新的靶向药物。

哮喘患者体内的 IL-12 水平明显升高，并且 Th17 细胞参与哮喘的发生与发展。而在小鼠体内已经证实，哮喘会使 IL-23 水平升高。乌司奴单抗通过阻断 IL-12 和 IL-23 干预 Th1 和 Th17 型免疫途径，从而减轻疾病的炎症反应。基于上述病例和 Th17 细胞在慢性哮喘中的作用，乌司奴单抗有望成为治疗哮喘的潜在药物。当然，此理论还需要大量、深入的研究去验证。

（邢西迁）

参 考 文 献

［1］ 郭静,尹志强.优特克单抗(IL-12/IL-23 拮抗剂)治疗银屑病的临床研究进展［J］.皮肤科学通报,2018,35(1):62-67.

［2］ Amarnani A,Rosenthal K S,Mercado J M,et al. Concurrent treatment of chronic psoriasis and asthma with ustekinumab［J］. J Dermatolog Treat,2014,25(1):63-66.

［3］ Deepak P,Loftus E V Jr. Ustekinumab in treatment of Crohn's disease:design,development,and potential place in therapy［J］. Drug Des Devel Ther,2016,10:3685-3698.

［4］ Dobbin-Sears I,Roberts J,O'Rielly D D,et al. Ustekinumab in psoriatic arthritis and related phenotypes［J］. Ther Adv Chronic Dis,2018,9(10):191-198.

［5］ Kim B R,Yang S,Choi C W,et al. Comparison of NAPSI and N-NAIL for evaluation of fingernail psoriasis in patients with moderate-to-severe plaque psoriasis treated using ustekinumab［J］. J Dermatolog Treat,2019,30(2):123-128.

［6］ Byun S Y,Kim B R,Choi J W,et al. Severe nail fold psoriasis extending from nail psoriasis resolved with ustekinumab:suggestion of a cytokine overflow theory in the nail unit［J］. Ann Dermatol,2016,28(1):94-97.

［7］ Rich P,Bourcier M,Sofen H,et al. Ustekinumab improves nail disease in patients with moderate-to-severe psoriasis:results from PHOENIX 1［J］. Br J Dermatol,2014,170(2):398-407.

［8］ Bardazzi F,Lambertini M,Chessa M A,et al. Nail involvement as a negative prognostic factor in biological therapy for psoriasis:a retrospective study［J］. J Eur Acad Dermatol Venereol,2017,31(5):843-846.

［9］ Crowley J J,Weinberg J M,Wu J J,et al. Treatment of nail psoriasis:best practice recommendations from the Medical Board of the National Psoriasis Foundation［J］. JAMA Dermatol,2015,151(1):87-94.

［10］ Feagan B G,Sandborn W J,Gasink C,et al. Ustekinumab as induction and maintenance therapy for Crohn's disease［J］. N Engl J Med,2016,375(20):1946-1960.

［11］ Kotze P G,Ma C,Almutairdi A,et al. Clinical utility of ustekinumab in Crohn's disease［J］.J Inflamm Res,2018,11:35-47.

［12］ Randolph A G,Lange C,Silverman E K,et al. The IL12B gene is associated with asthma［J］. Am J Hum Genet,2004,75(4):709-715.

［13］ Chen T,Liang W,Gao L,et al. Association of single nucleotide polymorphisms in interleukin 12 (IL-12A and -B) with asthma in a Chinese population［J］. Hum Immunol,2011,72(7):603-606.

［14］ Al-Ramli W,Prefontaine D,Chouiali F,et al. T$_H$17-associated cytokines(IL-17A and

IL-17F) in severe asthma[J]. J Allergy Clin Immunol,2009,123(5):1185-1187.

[15]   Li Y,Sun M,Cheng H,et al. Silencing IL-23 expression by a small hairpin RNA protects against asthma in mice[J]. Exp Mol Med,2011,43(4):197-204.

第四节   以 IL-23 为治疗靶点的药物
——guselkumab(Tremfya™)

一、细胞因子 IL-23 与哮喘的关系

大多数哮喘患者的慢性气道炎症的特征是嗜酸性粒细胞过度浸润,气道内黏液分泌过多,气道反应性过强,最终导致气道重塑。

IL-23 是一种自然产生的调节性细胞因子,参与正常的炎症和免疫反应,当其与细胞表面受体结合时,是致病 T 细胞群和固有免疫细胞亚群分化、增殖和存活的关键驱动因素。IL-23 主要由树突状细胞(DC)、巨噬细胞、B 细胞、内皮细胞等表达分泌。IL-23 由 IL-23 特定 p19(IL-23α 链)亚基和 IL-12 的 p40 亚基组成,其中 p40 亚基也存在于 IL-12 的结构中,是一个共享的子单元白介素。IL-23 受体(IL-23R)在 T 细胞(尤其是 Th17 细胞)、自然杀伤细胞、单核细胞和树突状细胞中表达。这个异二聚体细胞因子的受体是由两个部分即 IL-12Rβ1(IL-23 和 IL-12 共享)和 IL-23 的特定受体 IL-23Rα 组成的。

活化的巨噬细胞和外周血树突状细胞产生大量的 IL-23。IL-23 最被熟知的功能是扩大 Th17 细胞的分化或维持 IL-17 的生成。IL-23 作用于树突状细胞,建立一个正向反馈调节促进 Th2 细胞分化的活性;因此,IL-23 不仅能分化 Th17 细胞,还有助于 Th2 细胞的分化。Th1 及 Th2 细胞间存在动态平衡,Th2 细胞的免疫反应旺盛,则 Th1 细胞的活性及功能会受到抑制而大幅降低,反之亦然。而对于抵抗外界各种微生物的刺激,Th1 细胞占有重要地位。Th2 细胞过多会促进分泌 IL-4、IL-13 等而刺激 B 细胞产生 IgE,引发一系列的过敏反应。Th1 细胞的活性受到抑制也增加了感染的风险,双重因素导致哮喘的发生。因此,IL-23 通路为抑制哮喘的发生提供了药理靶点。

二、Guselkumab(Tremfya™)概述

Guselkumab(Tremfya™)是由强生公司开发的人源化 IgG1λ 型单克隆抗体。Guselkumab 是利用重组 DNA 技术在哺乳动物细胞系中产生的。本品为无菌、无防腐剂、透明、无色至淡黄色溶液,可能含有小的半透明颗粒。每个 1 mL 预充式注射器或一次按压患者控制注射器中含有 guselkumab(100 mg)、L-组氨酸(0.6 mg)、L-组氨酸盐酸盐-水化合物(1.5 mg)、聚山梨酯 80(0.5 mg)、蔗糖(79 mg)和 pH 5.8 注射用水。

Guselkumab 与 IL-23 具有高度的亲和力和特异性,它选择性地与 IL-23 的 p19 亚基结合,阻止其与细胞表面受体的相互作用,进而阻断 IL-23 介导的信号通路的激活和抑制促炎细胞因子和趋化因子向下游的释放。抑制肺中 IL-23 的表达不仅能抑制抗原诱导的 IL-17A 的产生,还能抑制气道中 Th2 型细胞因子和嗜酸性粒细胞的产生。

IL-23 是一种主要的炎症细胞因子,是一种非常重要的病理诱导因子,尤其在自身免疫性疾病和银屑病中。Guselkumab 最早应用于中重度银屑病的治疗,它在哮喘中的作用和对适应性免疫反应的影响逐渐被人关注。有实验研究证实,抗 IL-23 抗体处理的小鼠肺组织

中 IL-23 水平显著降低,同时经抗 IL-23 p19 抗体治疗后,小鼠 BALF 中包括嗜酸性粒细胞在内的炎症细胞的数量显著减少,气道高反应性明显减弱。与此同时,在抗 IL-23 抗体处理的小鼠致敏期间,CD4$^+$ T 细胞和 2 型固有淋巴细胞(type 2 innate lymphoid cell,ILC2)的细胞数量减少。

三、Guselkumab 的临床研究

Guselkumab 是一种人源化 IgG1λ 型单克隆抗体,能够抑制 IL-23 的 p19 亚基,从而抑制炎症反应。IL-23 是一种参与 Th17 细胞分化和维持的细胞因子,通过 T 细胞亚群促进生成炎症细胞因子 IL-17、IL-22 和肿瘤坏死因子(tumor necrosis factor,TNF)。2017 年,guselkumab 首次获得 FDA 批准用于系统疗法(注射或口服治疗)或光治疗(紫外线治疗)疗效不佳的中重度斑块型银屑病治疗。2017 年 11 月,guselkumab 再次获得 EMA 批准,适应证与美国相同。目前有四项关于 guselkumab 的多中心随机双盲临床试验,分别为 VOYAGE 1(NCT02207231)、VOYAGE 2(NCT02207244)、NAVIGATE(NCT02203032) 和 ORION(NCT02905331)。其中 VOYAGE 1 和 VOYAGE 2 试验评估了 guselkumab 相对于安慰剂和阿达木单抗(adalimumab)的疗效和安全性,与美国 FDA 许可的阿达木单抗相比,使用 guselkumab 的受试者症状缓解的比例更高,在第 24 周时患者银屑病症状和体征日记(psoriasis symptoms and signs diary,PSSD)评分为 0(无症状)。结果显示,guselkumab 治疗 16 周后,研究者总体评分(investigator's global assessment,IGA)达标率远高于安慰剂组,另外,guselkumab 治疗组分别有 73% 和 64% 的患者实现银屑病面积和严重程度指数(psoriasis area and severity index,PASI)90% 缓解(PASI 90),而阿达木单抗治疗组分别为 41% 和 42%。NAVIGATE 试验则评估了 guselkumab 相对于乌司奴单抗的疗效和安全性,患者在第 0、4 周接受乌司奴单抗治疗,16 周后响应不足的患者分别再次给予 guselkumab 或乌司奴单抗治疗,结果显示 guselkumab 与乌司奴单抗治疗患者第 28 周时的 IGA 评分达标率分别为 31% 和 14%,第 32 周时则分别为 17.3% 和 36.3%,研究说明 guselkumab 在既往接受乌司奴单抗治疗应答不足的患者中仍具有显著的疗效。ORION 研究也评估了 guselkumab 通过一次按压(One-Press)患者控制注射器给药治疗中重度斑块型银屑病患者的疗效和安全性。该研究中,与安慰剂组相比,guselkumab 组中更高比例的患者在第 16 周获得了 0 或 1 的 IGA 评分或 PASI 90(分别为 81% 和 76%;终点均为 0);与安慰剂组相比,guselkumab 组在第 16 周达到 PASI 100 的患者比例更高(50% 比 0)。

目前 guselkumab 在哮喘治疗方面还没有大型临床试验结果,需要进一步的试验证实。在安全性方面,从 guselkumab 应用于银屑病治疗研究中得出的数据显示其安全性较好。

四、Guselkumab 的用法与用量

Guselkumab 的产品有预充式注射器(图 3-2)和一次按压患者控制注射器(图 3-3)两种器形,也是 FDA 批准的首个提供一次按压患者控制注射器的产品。Guselkumab 通过皮下注射的方式使用,由医务专业人员管理,也可由患者在接受适当的皮下注射技术培训后自行注射。每一个预充式注射器或一次按压患者控制注射器仅供单次使用。指导患者注射足量(1 mL),内含 100 mg 的 guselkumab。Guselkumab 无菌、不含防腐剂,在 2~8 ℃环境下避光储存,请勿冻结或摇晃。注射前,从冰箱里取出已经预装好药品的预充式注射器或者一次按压患者控制注射器,让 guselkumab 达到室温(放置 30 min),此前不要取下针帽。在给药

前目视检查屈光颗粒和颜色。因本品不含防腐剂,当 guselkumab 残留在预充式注射器或一次按压患者控制注射器中未使用时也应丢弃,告知患者和护理人员不要重复使用针头或注射器。

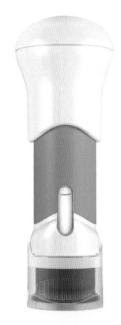 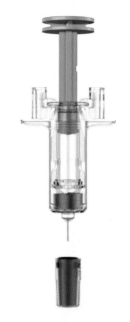

图 3-2　预充式注射器　　　　图 3-3　一次按压患者控制注射器

1. 使用流程

(1) 将注射器置于纸盒中,置于室温下至少 30 min,检查保质期。

(2) 选择注射部位:推荐选择大腿前部,也可选择下腹部肚脐周围 2 cm 的地方;当他人注射时,也可选择上臂后部。不要在皮肤有压痛、淤斑、红肿、硬、厚的地方注射。

(3) 清洁注射部位:用肥皂和温水洗手。用酒精棉签擦拭注射部位,并让它干燥。

(4) 检查液体:将注射器从纸盒中拿出来。观察注射液体,其应是透明的,略带黄色,可能包含微小的白色或透明颗粒,有时也可看到一个或多个气泡。如果液体混浊或变色,或有大颗粒,请勿使用。

(5) 拆卸针套:取下针套后 5 min 内注射。不要把针套放回去,因为这可能会损坏针或造成针梗损伤。

(6) 注射过程因注射器不同操作略有不同。

①预充式注射器:拇指、食指和中指定位,注射器与皮肤成 45°角放置。注意要注射到皮下,而不是肌肉中。

②一次按压患者控制注射器:打开针套后,将注射器直接放在皮肤上(与注射部位成 90°角)。下推手柄,药物随着推动进行注射。在注射过程中,不要提起注射器。当听到"咔哒"一声时,注射即完。垂直抬起注射器,看到黄色带时,表示针罩已锁定。

(7) 使用后立即将注射器放入利器处理容器中。不要将注射器丢弃在家庭垃圾中,同时不要回收使用过的利器处理容器。

(8) 检查注射部位:注射部位可能有少量血液或液体,用棉球或纱布垫按压出血点周围皮肤,直到出血停止。不要摩擦注射部位。

2. 推荐剂量

推荐剂量为 100 mg,在第 1 周和第 4 周经皮下注射,然后每 8 周 100 mg,治疗 16 周后无反应的患者应考虑停止治疗。

五、Guselkumab 的不良反应

(1) 感染:Guselkumab 会降低免疫系统抗感染的能力,从而增加感染风险。在临床试验中,经过 16 周的治疗,guselkumab 组中 23% 的受试者发生感染,而安慰剂组 21% 的受试者发生感染。对于临床上有重要活动性感染的患者,在感染消退或得到充分治疗前,不应使用 guselkumab 进行治疗。在开始使用 guselkumab 治疗前,应该检查患者是否患有结核病。如果有结核病或有活动性结核病病史,要先治疗结核病后再开始使用 guselkumab。密切关注患者在使用 guselkumab 治疗期间和治疗之后的结核病症状和体征。

(2) 过敏反应:如果患者出现下列任何情况,请停止使用 guselkumab:乏力、呼吸困难或喉咙发紧、胸闷、皮疹、荨麻疹。

(3) Guselkumab 还可能引起上呼吸道感染、头痛、注射部位反应、关节痛、腹泻、肠胃炎、皮肤真菌感染、单纯疱疹感染等常见不良反应(≥1%)。

(4) 有研究发现 guselkumab 组患者肝酶升高的发生率(2.6%)高于安慰剂组(1.9%),但并未因此而停止治疗。

一直以来,重症哮喘和难治性哮喘的治疗和管理都具有挑战性,个体间具有很大的异质性,因此结合生物标志物和抗体药物的个性化治疗势在必行。抗体药物的出现在一定程度上解决了药物指南对重症哮喘控制不佳的窘境。目前批准用于治疗哮喘的抗体种类主要有抗 IgE 单克隆抗体、抗 IL-5 单克隆抗体和抗 IL-5R 单克隆抗体等。抗 IgE 单克隆抗体和抗 IL-5 单克隆抗体已经被 GINA 列入指南,作为重症哮喘患者的附加疗法,抗体药物的市场必将进一步扩大。目前抗 IL-23 单克隆抗体的研究逐步走上正轨,guselkumab 也逐渐从银屑病的治疗向克罗恩病、哮喘等疾病的治疗扩展。由于其直接针对哮喘发病的免疫机制,必将给很多重症哮喘患者带来希望。

(刘　晶)

参 考 文 献

[1] Alyasin S,Amin R,Fazel A,et al. IL-23 gene and protein expression in childhood asthma[J]. Iran J Immunol,2017,14(1):73-80.

[2] Markham A. Guselkumab:first global approval[J]. Drugs,2017,77(13):1487-1492.

[3] Al-Salama Z T,Scott L J. Guselkumab:a review in moderate to severe plaque psoriasis[J]. Am J Clin Dermatol,2018,19(6):907-918.

[4] Sato M,Aoki-Saito H,Fukuda H,et al. Resolvin E3 attenuates allergic airway inflammation via the interleukin-23-interleukin-17A pathway[J]. FASEB J,2019,33(11):12750-12759.

[5] Hanzel J,D'Haens G R. Anti-interleukin-23 agents for the treatment of ulcerative colitis[J]. Expert Opin Biol Ther,2019,27:1-8.

[6] Lee H S,Park D E,Lee J W,et al. Critical role of interleukin-23 in development of

asthma promoted by cigarette smoke[J]. J Mol Med(Berl),2019,97(7):937-949.

[7] Blauvelt A,Papp K A,Griffiths C E,et al. Efficacy and safety of guselkumab,an anti-interleukin-23 monoclonal antibody,compared with adalimumab for the continuous treatment of patients with moderate to severe psoriasis:results from the phase Ⅲ,double-blinded,placebo- and active comparator-controlled VOYAGE 1 trial[J]. J Am Acad Dermatol,2017,76(3):405-417.

[8] Reich K,Armstrong A W,Foley P,et al. Efficacy and safety of guselkumab,an anti-interleukin-23 monoclonal antibody,compared with adalimumab for the treatment of patients with moderate to severe psoriasis with randomized withdrawal and retreatment:results from the phase Ⅲ,double-blind,placebo- and active comparator-controlled VOYAGE 2 trial[J]. J Am Acad Dermatol,2017,76(3):418-431.

[9] Langley R G,Tsai TF,Flavin S,et al. Efficacy and safety of guselkumab in patients with psoriasis who have an inadequate response to ustekinumab:results of the randomized,double-blind,phase Ⅲ NAVIGATE trial[J]. Br J Dermatol,2018,178(1):114-123.

[10] Ferris L K,Ott E,Jiang J,et al. Efficacy and safety of guselkumab,administered with a novel patient-controlled injector (One-Press),for moderate-to-severe psoriasis:results from the phase 3 ORION study[J]. J Dermatolog Treat,2020,31(2):152-159.

[11] Yoo J,Meyers J,Reddel H. Difficult-to-treat and severe asthma in adults:towards a new treatment paradigm[J]. Aust J Gen Pract,2019,48(4):188-192.

第五节　以 IL-23 为治疗靶点的药物——瑞莎珠单抗(risankizumab)

一、概述

瑞莎珠单抗(risankizumab)别名 BI 655066 或 ABBV-066,是艾伯维(AbbVie)公司研发的 IL-23 抑制剂,它通过与 IL-23 的 p19 亚基结合,选择性地阻断 IL-23 信号通路。

IL-23 主要由活化的树突状细胞、巨噬细胞及单核细胞等产生,是 IL-12 异源二聚体细胞因子家族中的新成员,主要由 IL-23 p19 和 IL-12/IL-23 p40 两个亚基组成,其中 IL-12/IL-23 p40 是其与 IL-12 共同含有的亚基。IL-23 p19 与 IL-12/IL-23 p40 两个亚基单独存在时,不具有生物学功能,只有两者相互连接形成同源二聚体,才能发挥生物学功能。IL-23 与多种自身免疫性疾病如银屑病、克罗恩病等有关,也与慢性气道炎症性疾病如哮喘、慢性阻塞性肺疾病相关。

哮喘具有很强的异质性,临床上激素或激素联合长效 β 受体激动剂治疗哮喘虽然取得一定的效果,但是哮喘的发病率仍逐年升高,且重症哮喘的激素治疗效果欠佳,严重威胁患者的生命。部分重症哮喘患者气道内浸润的炎症细胞以中性粒细胞为主,Th17 细胞在其发生和发展中起着重要作用。IL-23 可以促进 Th17 细胞的分化、成熟及增殖,对于记忆性Th17 细胞的产生和活化也起着关键作用。哮喘患者血清中 IL-23 水平升高,并与肺功能改变、激素治疗效果明显相关。动物模型实验发现抗 IL-23 的中和抗体能减少 Th17 细胞和 Tc17 细胞在肺组织中的浸润。IL-23 的阻断还可降低血清中经典的 Th2 型细胞因子 IL-4、IL-5、IL-13 和 IgE 的水平。靶向 IL-23 进而影响 Th17 细胞活化及 IL-17 的产生,有望成为哮喘治疗的新方案。靶向 p19 亚基比靶向 p40 亚基具有理论上的优势,因为可以避免抑制 IL-12 进而影响 Th1/Th2 平衡。

瑞莎珠单抗作为靶向 p19 亚基的 IL-23 抑制剂,在银屑病的临床试验中,与同靶点的其他药物相比表现出治疗优势。在 1 例同时患有哮喘和银屑病的患者中,其哮喘症状因接受同类型单抗药物乌司奴单抗治疗而获得更好的控制,提示瑞莎珠单抗可作为哮喘的治疗药物,但需要临床试验提供更多有效性和安全性的证据。

二、瑞莎珠单抗用于哮喘治疗的临床研究

瑞莎珠单抗用于哮喘治疗的临床研究目前仅有一项(NCT02443298)。研究者于 2015 年至 2018 年在 10 个国家纳入 214 例 18~75 岁的哮喘患者,进行了一项随机、双盲、安慰剂对照、平行分组的多中心 2a 期临床试验。以下对该研究的主要内容及初步结果进行总结介绍。

(一) 研究目的

该临床试验的主要目的:①评估瑞莎珠单抗作为附加疗法治疗重症持续性哮喘患者的安全性、有效性和药代动力学。②根据已知的临床表型评估治疗反应,并探索一个可以预测治疗反应的诊断性分层生物标志物。

(二) 研究方法

1. 纳入排除标准

(1) 纳入标准:①支气管扩张剂使用前 FEV_1 占预计值百分比为 40%~85%。②由专科医生诊断为哮喘至少一年,给予 400 μg 沙丁胺醇后 FEV_1 增加≥12%且绝对值增加≥200 mL。③使用中等剂量吸入激素和至少一种其他哮喘控制药物治疗超过一年。④在过去 12 个月内有两次或两次以上严重哮喘发作的病史。

(2) 排除标准:①患有除哮喘以外的重大疾病。②无法产生足够的痰液或痰液样本质量不足。③在过去的一年中有气管插管的病史。④患有其他呼吸系统疾病。⑤最近 6 个月内有心肌梗死病史或最近一年内因心力衰竭住院。⑥有开胸肺切除术史。⑦在过去的一年中接受过支气管热成形术、放射疗法或其他生物制剂治疗。⑧在过去 6 周内,口服糖皮质激素且每日总剂量大于 20 mg 泼尼松(或同等剂量)。⑨孕妇、哺乳期妇女或有妊娠计划的患者。⑩临床相关的急性感染或慢性感染。

2. 给药方法

患者每 4 周(第 0、4、8、12、16、20 周)接受一次 1 mL 预充式注射器的皮下注射,注射剂量为 90 mg/mL 瑞莎珠单抗或安慰剂。

3. 主要评估指标

在计划的 24 周治疗期内首次出现哮喘恶化的时间。哮喘恶化定义为以下四种情况之一的发生:①至少连续 2 天,晨间呼气流量峰值(PEF)相比基线降低≥30%。②至少连续 2 天每天使用哮喘急救药物相比基线增加≥50%,并增加至少 4 吸。③哮喘控制问卷(ACQ-5)评分较基线增加≥0.75。④严重哮喘发作:开始使用全身性糖皮质激素治疗(泼尼松或同

类药物)超过 3 天或使用全身性糖皮质激素维持治疗的每日总剂量≥20 mg。

4. 次要评估指标

（1）根据替代定义，在计划的 24 周治疗期内首次出现哮喘恶化的时间。哮喘恶化的替代定义为以下四种情况之一的发生：①至少连续 2 天，晨间 PEF 相比基线降低≥30%。②至少连续 2 天每天使用哮喘急救药物相比基线增加≥50%，并增加至少 4 吸。③ACQ-5 评分较基线增加≥0.5。④严重哮喘发作：开始使用全身性糖皮质激素治疗（泼尼松或同类药物）超过 3 天或使用全身性糖皮质激素维持治疗的每日总剂量≥20 mg。

（2）在计划的 24 周治疗期内哮喘恶化的年发生率。哮喘恶化定义为以下四种情况之一的发生：①至少连续 2 天，晨间 PEF 相比基线降低≥30%。②至少连续 2 天每天使用哮喘急救药物相比基线增加≥50%，并增加至少 4 吸。③ACQ-5 评分较基线增加≥0.75。④严重哮喘发作：开始使用全身性糖皮质激素治疗（泼尼松或同类药物）超过 3 天或使用全身性糖皮质激素维持治疗的每日总剂量≥20 mg。

（3）在计划的 24 周治疗期内首次出现严重哮喘发作的时间。

（4）在计划的 24 周治疗期内严重哮喘发作的年发生率。

（5）第 24 周时 FEV_1 相比基线的变化。

（6）第 24 周时支气管扩张剂使用后的 FEV_1 相比基线的变化。

（7）第 24 周时 ACQ-5 评分。ACQ-5 评分范围从 0.0（最佳）到 6.0（最差）。

（三）研究结果

1. 基线

本研究共纳入 214 例哮喘患者，约 80% 为非西班牙裔白人。其中瑞莎珠单抗治疗组 105 例，年龄为（54.1±11.3）岁，晨间 PEF 为（299.34±110.50）L/min，ACQ-5 评分为 2.15±1.15；安慰剂组 109 例，年龄为（52.3±12.5）岁，晨间 PEF 为（309.56±115.34）L/min，ACQ-5 评分为 2.39±1.17。

2. 主要评估指标

在计划的 24 周治疗期内首次出现哮喘恶化的平均时间：瑞莎珠单抗治疗组为 40.00 天（80%CI 30.00～52.00），安慰剂组为 85.50 天（80%CI 63.00～131.00），两组差异有统计学意义（$P=0.0255$，$HR=1.46$（80%CI 1.18～1.81））。瑞莎珠单抗治疗组患者比安慰剂组更早出现哮喘恶化。

3. 次要评估指标

（1）根据替代定义，在计划的 24 周治疗期内首次出现哮喘恶化的平均时间：瑞莎珠单抗治疗组为 20.00 天（80%CI 16.00～25.00），安慰剂组为 37.00 天（80%CI 31.00～45.00），两组差异有统计学意义（$P=0.0131$，$HR=1.47$（80%CI 1.2～1.79））。瑞莎珠单抗治疗组患者比安慰剂组更早出现哮喘恶化。

（2）在计划的 24 周治疗期内哮喘恶化的年发生率：瑞莎珠单抗治疗组为（4.8412±0.577）次/（人·年），安慰剂组为（3.2410±0.401）次/（人·年），两组差异有统计学意义（$P=0.0065$，$RR=1.4937$（80%CI 1.2366～1.8044））。瑞莎珠单抗治疗组哮喘恶化的年发生率相比安慰剂组更高。

（3）在计划的 24 周治疗期内首次出现严重哮喘发作的时间：因发生严重哮喘发作事件的患者较少，未进行整体估算，初步分析瑞莎珠单抗治疗组首次出现严重哮喘发作的时间与安慰剂组相比，差异无统计学意义（$P=0.4619$，$HR=1.18$（80%CI 0.88～1.57））。

（4）在计划的 24 周治疗期内严重哮喘发作的年发生率：瑞莎珠单抗治疗组为（1.5901 ±0.257）次/（人·年），安慰剂组为（1.4051±0.228）次/（人·年），两组差异无统计学意义（$P=0.5550$，RR＝1.1317（80％CI 0.8625～1.4803））。瑞莎珠单抗治疗组严重哮喘发作的年发生率与安慰剂组相比，差异无统计学意义。

（5）第 24 周时 FEV_1 相比基线的变化：瑞莎珠单抗治疗组为（－0.052±0.036）L，安慰剂组为（－0.013±0.035）L，两组平均差值为－0.039，差异无统计学意义（$P=0.4423$，80％CI －0.104～0.026）。

（6）第 24 周时支气管扩张剂使用后的 FEV_1 相比基线的变化：瑞莎珠单抗治疗组为（－0.097±0.032）L，安慰剂组为（－0.030±0.032）L，两组平均差值为－0.068，差异无统计学意义（$P=0.4423$，80％CI －0.126～0.009）。

（7）第 24 周时的 ACQ-5 评分：瑞莎珠单抗治疗组为 1.857±0.099，安慰剂组为 1.708 ±0.099，两组平均差值为 0.149，差异无统计学意义（$P=0.4423$，80％CI 0.000～0.297）。

4. 不良反应

（1）严重不良反应：瑞莎珠单抗治疗组严重不良反应的发生率为 13.33％（14/105），安慰剂组为 19.27％（21/109）。主要严重不良反应是哮喘发作，瑞莎珠单抗治疗组 6 例，安慰剂组 5 例。其他严重不良反应包括哮喘危象 1 例，呼吸困难 2 例，肺炎 3 例，鼻息肉 1 例，过敏反应 1 例，运动障碍 1 例，多发性硬化 1 例，短暂性脑缺血发作 1 例，突发性耳聋 1 例，焦虑 1 例，抑郁 1 例，阑尾炎 1 例，低血糖 1 例，EB 病毒感染 1 例，呼吸道合胞病毒感染 1 例，细菌性关节炎 1 例，慢性鼻窦炎 1 例，尿脓毒症 1 例，局部感染 1 例，横纹肌溶解 1 例。其中尿脓毒症、EB 病毒感染可能与治疗相关。

（2）轻度不良反应：瑞莎珠单抗治疗组轻度不良反应的发生率为 80.00％（84/105），安慰剂组为 73.39％（80/109）。主要轻度不良反应为哮喘症状，瑞莎珠单抗治疗组 65 例（61.90％），安慰剂组 58 例（53.21％）。其他轻度不良反应包括轻度呼吸困难、头痛、支气管炎、鼻咽炎、鼻窦炎、上呼吸道感染等。

三、讨论

哮喘是一种复杂的多基因调控疾病，具有高度异质性。在哮喘的治疗方面，靶向特定的临床表型/内型有望达到更好的治疗效果，因为表型异质性很可能是由潜在的内型差异所驱动的。随着对哮喘的异质性认识的不断加深，治疗反应的异质性与潜在内型的关系也逐渐被揭示。奥马珠单抗是第一种可用于重症过敏性哮喘患者的靶向生物制剂。许多针对哮喘特定临床表型/内型的有潜在治疗前景的生物制剂正在研发或临床试验中，如美泊利单抗、来瑞组单抗和 dupilumab。尽管这些药物用于哮喘治疗的整体疗效并不确切，但在部分哮喘亚型中表现出明显的益处，提示哮喘的靶向治疗需要更加精细化。迄今为止，还没有研发出能够成功治疗中性粒细胞型哮喘的疗法，尽管该表型是重症哮喘的重要部分。

IL-23-Th17 细胞轴在哮喘，尤其在重症哮喘的发生和发展中发挥重要作用。作为靶向 p19 亚基的选择性 IL-23 抑制剂，瑞莎珠单抗用于重症哮喘治疗有着潜在的应用前景。遗憾的是，2a 临床试验中，瑞莎珠单抗并没有表现出治疗优势，甚至有促进哮喘恶化的潜在风险。因此，瑞莎珠单抗用于重症哮喘治疗的临床研究已经终止，其原因可能是瑞莎珠单抗在靶器官中没有充分阻断 IL-23。IL-23 通过调控 Th17 细胞及 IL-17 的表达或其他通路参与哮喘的发生和发展，但目前对于 IL-23 的研究还不够完善，如 IL-23 调控 Th17 细胞分化的具体机制、IL-23 是否可以促进巨噬细胞分泌 IL-17、IL-23 如何调节 Th2 型免疫反应、IL-23 能否直接作用于 Th1 型免疫反应进而调控哮喘，以及 IL-23 在人体内如何作用等，都需要更深入的研究。

(熊维宁)

参 考 文 献

[1] Singh S,Kroe-Barrett R R,Canada K A,et al. Selective targeting of the IL23 pathway:generation and characterization of a novel high-affinity humanized anti-IL23A antibody[J]. MAbs,2015,7(4):778-791.

[2] Mckeage K,Duggan S. Risankizumab:first global approval[J]. Drugs,2019,79(8):893-900.

[3] Paton D M. Risankizumab. rzaa:an interleukin monoclonal antibody antagonist binding to the p19 subunit of human IL-23 cytokine[J]. Drugs Today(Barc),2019,55(10):605-613.

[4] Li Y,Yu X,Ma Y,et al. IL-23 and dendritic cells:what are the roles of their mutual attachment in immune response and immunotherapy? [J]. Cytokine,2019,120:78-84.

[5] Lee H S,Park D E,Lee J W,et al. Critical role of interleukin-23 in development of asthma promoted by cigarette smoke[J]. J Mol Med(Berl),2019,97(7):937-949.

[6] Hanzel J,D'Haens G R. Anti-interleukin-23 agents for the treatment of ulcerative colitis[J]. Expert Opin Biol Ther,2019:1-8.

[7] Crowley J J,Warren R B,Cather J C. Safety of selective IL-23 p19 inhibitors for the treatment of psoriasis[J]. J Eur Acad Dermatol Venereol,2019,33(9):1676-1684.

[8] Alyasin S,Amin R,Fazel A,et al. IL-23 gene and protein expression in childhood asthma[J]. Iran J Immunol,2017,14(1):73-80.

[9] Boulet L P,Reddel H K,Bateman E,et al. The global initiative for asthma(GINA):25 years later[J]. Eur Respir J,2019,54(2):1900598.

[10] Al-Harbi N O,Nadeem A,Ahmad S F,et al. Sulforaphane treatment reverses corticosteroid resistance in a mixed granulocytic mouse model of asthma by upregulation of antioxidants and attenuation of Th17 immune responses in the airways[J]. Eur J Pharmacol,2019,855:276-284.

[11] Wang W,Liu Q B,Jing W. Astragalus membranaceus improves therapeutic efficacy of asthmatic children by regulating the balance of Treg/Th17 cells[J]. Chin J Nat Med,2019,17(4):252-263.

[12] Jing W,Wang W,Liu Q. Passive smoking induces pediatric asthma by affecting the balance of Treg/Th17 cells[J]. Pediatr Res,2019,85(4):469-476.

[13] Domvri K,Porpodis K,Tzimagiorgis G,et al. Th2/Th17 cytokine profile in phenotyped Greek asthmatics and relationship to biomarkers of inflammation[J]. Respir Med,2019,151:102-110.

[14] Ciprandi G,Cuppari C,Salpietro A,et al. Serum IL-23 in asthmatic children[J]. J Biol Regul Homeost Agents,2012,26(1 Suppl):S53-S61.

[15] Ciprandi G,Cuppari C,Salpietro A M,et al. Serum IL-23 strongly and inversely correlates with FEV_1 in asthmatic children[J]. Int Arch Allergy Immunol,2012,159(2):183-186.

[16] Cheng S,Chen H,Wang A,et al. Blockade of IL-23 ameliorates allergic lung inflammation via decreasing the infiltration of Tc17 cells[J]. Arch Med Sci,2016,12(6):1362-1369.

[17] Wakashin H,Hirose K,Maezawa Y,et al. IL-23 and Th17 cells enhance Th2-cell-mediated eosinophilic airway inflammation in mice[J]. Am J Respir Crit Care Med,2008,178(10):1023-1032.

[18] Al-Janabi A,Warren R B. Risankizumab versus adalimumab for moderate-to-severe plaque psoriasis:a critical appraisal[J]. Br J Dermatol,2020.[Online ahead of print]

[19] Gu C,Yang J. Risankizumab for the treatment of psoriasis[J]. Expert Rev Clin Pharmacol,2019,12(9):851-857.

[20] Reich K,Gooderham M,Thaci D,et al. Risankizumab compared with adalimumab in patients with moderate-to-severe plaque psoriasis(IMMvent):a randomised,double-blind,active-comparator-controlled phase 3 trial[J]. Lancet,2019,394(10198):576-586.

[21] Khatri A,Eckert D,Oberoi R,et al. Pharmacokinetics of risankizumab in Asian healthy subjects and patients with moderate to severe plaque psoriasis,generalized pustular psoriasis,and erythrodermic psoriasis[J]. J Clin Pharmacol,2019,59(12):1656-1668.

[22] Amarnani A,Rosenthal K S,Mercado J M,et al. Concurrent treatment of chronic psoriasis and asthma with ustekinumab[J]. J Dermatolog Treat,2014,25(1):63-66.

[23] Hamilton D,Lehman H. Asthma phenotypes as a guide for current and future biologic therapies[J]. Clin Rev Allergy Immunol,2019.[Online ahead of print]

[24] Bagnasco D,Passalacqua G,Caminati M,et al. Evolving phenotypes to endotypes:is precision medicine achievable in asthma? [J]. Expert Rev Respir Med,2020,14(2):163-172.

[25] Schreiber J,Schwab S I,Mailander C. The long-term effectiveness and safety of omalizumab on patient- and physician-reported asthma control:a three-year,real-life observational study[J]. Adv Ther,2020,37(1):353-363.

[26] Lovinsky-Desir S. The use of biologic therapies for the management of pediatric asthma[J]. Pediatr Pulmonol,2020,55(3):803-808.

[27] Giovannini M,Mori F,Barni S,et al. Omalizumab and mepolizumab in the landscape of biological therapy for severe asthma in children:how to choose? [J]. Ital J Pediatr,2019,45(1):151.

[28] Nair P,Prabhavalkar K S. Neutrophilic asthma and potentially related target therapies[J]. Curr Drug Targets,2020,21(4):374-388.

［29］ Chang H S，Lee T H，Jun J A，et al. Neutrophilic inflammation in asthma：mechanisms and therapeutic considerations［J］. Expert Rev Respir Med，2017，11(1)：29-40.

［30］ 金嫣，沈雪艳，沈华浩. IL-23 与哮喘气道炎症关系的研究进展［J］. 细胞与分子免疫学杂志，2014，30(3)：318-320.

［31］ 贺晓珍，黄晓雯，王婷，等. 靶向白细胞介素-23 治疗自身免疫性疾病的研究进展［J］. 国际免疫学杂志，2018，41(6)：670-676.

第四章　抗肿瘤坏死因子生物制剂

第一节　依那西普(etanercept)

依那西普(etanercept)是一种人可溶性肿瘤坏死因子(tumour necrosis factor,TNF)受体融合蛋白,它含有两个与人 IgG1 Fc 片段融合的 p75 TNF 受体,通过与 TNF 单体和 TNF 三聚体结合来清除循环中的 TNF,从而抑制由 TNF-α 介导的炎症反应。相较于其他抗 TNF-α 的单克隆抗体,依那西普与 TNF-α 的结合率更低,形成的复合物不稳定,且不诱导 T 细胞凋亡和细胞周期阻滞,不良反应发生率更低。依那西普于 1998 年在美国上市,目前 FDA 批准的依那西普适应证包括中重度类风湿关节炎、幼年特发性关节炎、强直性脊柱炎、银屑病关节炎和重度银屑病,其在哮喘中的应用尚处于临床研究阶段,并未取得一致性的研究结果。

Rouhani 等于 2005 年最早开展应用依那西普治疗哮喘患者的研究,该研究为随机对照双盲临床试验,招募了 26 例仅吸入 β2 受体激动剂但同时对吸入性过敏原有早期及晚期过敏反应的轻中度过敏性哮喘患者,分别给予患者皮下注射 25 mg 依那西普或安慰剂,每周 2 次,共持续 2 周。1 例无神经系统基础疾病的患者因接受第 3 次依那西普注射后出现了持续 36 h 的一过性左侧偏瘫及轻度一过性中性粒细胞减少而退出研究,该严重不良反应在停药后自行恢复。该研究结果显示接受依那西普治疗的患者肺泡上皮细胞衬液中 TNFR2 的水平显著增高,这与 TNFR-Fc 进入肺部的情况一致,试验组与对照组肺泡上皮细胞衬液中的嗜酸性粒细胞、中性粒细胞、淋巴细胞及巨噬细胞水平均无显著差异,两组患者的 FEV_1 及气道高反应性差异没有统计学意义,18 例 1 个月后接受随访的患者哮喘症状均没有明显的改善。

Howarth 等对 17 例接受大剂量吸入糖皮质激素和口服泼尼松龙后仍有症状的重症哮喘患者进行了依那西普的治疗研究,在这项小样本量的开放性非对照临床研究中,每例患者除了常规使用哮喘控制药物外,接受每周 2 次 25 mg 的依那西普皮下注射,共持续 12 周。17 例患者没有出现严重不良反应事件,其中有 6 例患者出现皮疹(35.3%),10 例患者出现呼吸道感染(58.8%),9 例患者出现哮喘加重(52.9%),4 例患者出现注射部位反应(23.5%),2 例患者出现鹅口疮(11.2%),1 例患者出现关节痛(5.9%),1 名患者出现鼻出血(5.9%),3 例患者出现抗核抗体阳性(17.6%)。接受治疗后,15 例患者症状均明显改善,FEV_1、FVC 及昼夜 PEF 均显著增加,气道高反应性显著降低,其中 14 例患者停止了 β2 受体激动剂吸入。但是,研究也发现,停用依那西普治疗 8 周后,患者的症状评分及肺功能逐渐恢复至治疗前,而且,用药后尽管有显著的临床症状改善,但依那西普并不能降低患者痰液中的嗜酸性粒细胞和中性粒细胞水平。

Berry 等随后开展了一项对 10 例难治性哮喘患者使用依那西普治疗的随机对照双盲交

叉研究,治疗持续 10 周(25 mg 依那西普或生理盐水皮下注射,每周 2 次),中间间隔 4 周的洗脱期。除 1 例患者出现咳嗽并反复分离出流感嗜血杆菌外,其余患者未出现其他不良反应。该研究同样证实了依那西普能够显著改善难治性哮喘患者的症状、肺功能及气道高反应性,但不能改变 FeNO 浓度、痰液细胞总数和分类计数、痰液嗜酸性阳离子蛋白水平、IL-8 和半胱氨酰白三烯浓度。此外,该研究发现依那西普显著减少了外周血单核细胞中的细胞膜结合型 TNF-α,降低了痰液中的组胺浓度。

Morjaria 等对 39 例激素依赖的难治性哮喘患者进行为期 12 周、每周 1 次的 50 mg 依那西普或安慰剂治疗,研究发现,试验中未发生严重不良反应,主要不良反应为注射部位反应和皮疹。这项随机双盲平行对照试验结果显示依那西普没有改善患者的生活质量评分、FEV_1、PEF 和气道高反应性,相较于安慰剂组,依那西普治疗组患者的血清 TNF-α 水平显著升高,CRP 水平下降,血清白蛋白水平升高,痰液中巨噬细胞明显减少;两组患者痰液中 IL-6、IL-1B 水平及嗜酸性粒细胞和中性粒细胞计数差异无统计学意义。

Holgate 等开展的 2 期随机双盲对照试验,招募了 132 例中重度持续性哮喘患者,持续 12 周(分别进行 25 mg 依那西普或生理盐水皮下注射,每周 2 次),结果显示依那西普治疗组与安慰剂组两组之间的疗效和安全性差异均没有统计学意义。治疗 2、4、8 周后的临床症状评分与基线水平相比差异也没有统计学意义。该试验尝试用 FEV_1 可逆性(≤16%,>16% 且 ≤24%,>24%)、是否口服糖皮质激素及 FEV_1 占预计值百分比(≤60%,>60% 且 ≤71.5%,>71.5%)进行亚组分析,均没有得到阳性的统计结果。

关于依那西普的临床研究文献报道并不多,在上述为数不多的研究中,依那西普的主要不良反应为感染。在 Holgate 等的研究中 44.1% 的患者出现了感染,其中 11.8% 为上呼吸道感染、10.3% 为支气管炎、10.3% 为鼻窦炎、7.4% 为胃肠炎、5.9% 为流感综合征、5.9% 为咽喉炎、4.4% 为口腔炎、4.4% 为牙龈炎、1.5% 为阴道炎;在 Howarth 等开展的研究中,感染的发生率也超过 50%。有学者对上述研究中依那西普的阳性结果表示了质疑,因为在研究中均使用问卷调查的方法来评估哮喘控制情况,未记录哮喘急性发作的次数以及治疗急性发作所加用的其他治疗方法,这使得得出的依那西普的阳性疗效存疑。此外,在依那西普上市后的临床观察中,长期应用依那西普的不良反应还包括偶见的致命性严重感染,血小板、白细胞或中性粒细胞减少,贫血,血管炎,充血性心力衰竭加重,甚至恶性肿瘤,而以上研究中对患者的随访最长时间也仅有 4 个月,虽然依那西普的短期安全性有一致的结果,但其长期安全性尚未得到充分评估,这使得使用依那西普治疗的远期风险获益在目前难以得出确切的结论。同时,更多人试图寻找部分研究得出阴性结果的有关原因,与轻中度哮喘患者相比,难治性哮喘患者外周血单核细胞膜结合型 TNF-α、TNF-α 受体 1 和 TNF-α 转化酶表达增高,提示 TNF-α 拮抗剂对难治性哮喘的治疗效果可能更好,而 Holgate 等研究中的患者对乙酰甲胆碱的气道高反应性基线水平低于上述两项阳性研究。Morjaria 等将研究中服用抗抑郁药物的抑郁患者剔除后,依那西普组的哮喘控制和生活质量得出了有统计学意义的结果。此外,部分难治性哮喘患者病情严重不能进行激发试验,导致气道高反应性结果存在偏倚,但是,这些可能的原因均需要大样本量高质量的临床试验来验证。

在依那西普治疗哮喘的机制研究方面,Lin 等发现儿童过敏性哮喘患者的外周血单核细胞中 CD4⁺CD25⁺Foxp3⁺ 调节 T 细胞(nTreg 细胞)功能低下,将依那西普加入细胞培养液后,nTreg 细胞的 TNF-α 受体 TNFR2 表达降低,Foxp3 表达升高,细胞功能恢复正常。Nie 等使用豚鼠模型及细胞实验证实依那西普可以阻断病毒诱导的气道高反应性和 M2 胆碱受体功能障碍。Yilmaz 等发现慢性哮喘小鼠接受依那西普治疗后,肺上皮层和基底膜变薄,杯状细胞和肥大细胞数量减少,而上皮下肌层厚度无显著变化。而与非哮喘小鼠相比,依那西普治疗后的小鼠上皮层厚度和杯状细胞数量无显著差异,上皮下肌层、基底膜厚度和肥大细胞数量仍增加,提示依那西普可以部分逆转哮喘小鼠的气道重塑。Dejager 等使用卵清蛋白和完全弗氏佐剂建立了以中性粒细胞增加为主且对糖皮质激素治疗不敏感的哮喘小鼠模型,对该模型小鼠行依那西普治疗后可以减少杯状细胞化生,降低黏蛋白基因 Muc5b 和 Muc5ac 的表达,恢复哮喘小鼠对糖皮质激素的敏感性,提示依那西普对糖皮质激素不敏感的哮喘患者可能具有更好的疗效。

　　基于以上研究结果,总体而言,依那西普治疗哮喘还有很多问题尚未研究清楚,也未取得一致的研究结论,临床应用尚有很大距离,考虑到哮喘的异质性,未来的研究需要进一步探讨依那西普治疗哮喘的机制,以更好地筛选出适合依那西普治疗的特定哮喘人群。

(梁志欣)

参 考 文 献

[1] Mitoma H,Horiuchi T,Tsukamoto H. Binding activities of infliximab and etanercept to transmembrane tumor necrosis factor-alpha[J]. Gastroenterology,2004,126(3):934-935.

[2] Scallon B,Cai A,Solowski N,et al. Binding and functional comparisons of two types of tumor necrosis factor antagonists[J]. J Pharmacol Exp Ther,2002,301(2):418-426.

[3] Van den Brande J M,Braat H,van den Brink G R,et al. Infliximab but not etanercept induces apoptosis in lamina propria T-lymphocytes from patients with Crohn's disease[J]. Gastroenterology,2003,124(7):1774-1785.

[4] Mitoma H,Horiuchi T,Tsukamoto H,et al. Mechanisms for cytotoxic effects of anti-tumor necrosis factor agents on transmembrane tumor necrosis factor alpha-expressing cells:comparison among infliximab,etanercept,and adalimumab[J]. Arthritis Rheum,2008,58(5):1248-1257.

[5] Rouhani F N,Meitin C A,Kaler M,et al. Effect of tumor necrosis factor antagonism on allergen-mediated asthmatic airway inflammation[J]. Respir Med,2005,99(9):1175-1182.

[6] Howarth P H,Babu K S,Arshad H S,et al. Tumour necrosis factor(TNFalpha)as a novel therapeutic target in symptomatic corticosteroid dependent asthma[J]. Thorax,2005,60(12):1012-1018.

[7] Berry M A,Hargadon B,Shelley M,et al. Evidence of a role of tumor necrosis factor alpha in refractory asthma[J]. N Engl J Med,2006,354(7):697-708.

[8] Morjaria J B,Chauhan A J,Babu K S,et al. The role of a soluble TNFalpha receptor fusion protein(etanercept)in corticosteroid refractory asthma:a double blind,randomised,placebo controlled trial[J]. Thorax,2008,63(7):584-591.

[9] Holgate S T,Noonan M,Chanez P,et al. Efficacy and safety of etanercept in

moderate-to-severe asthma: a randomised, controlled trial[J]. Eur Respir J,2011,37 (6):1352-1359.

[10] Lin Y L, Shieh C C, Wang J Y. The functional insufficiency of human CD4$^+$ CD25 high T-regulatory cells in allergic asthma is subjected to TNF-alpha modulation[J]. Allergy,2008,63(1):67-74.

[11] Nie Z, Jacoby D B, Fryer A D. Etanercept prevents airway hyperresponsiveness by protecting neuronal M2 muscarinic receptors in antigen-challenged guinea pigs[J]. Br J Pharmacol,2009,156(1):201-210.

[12] Yilmaz O, Karaman M, Bagriyanik H A, et al. Comparison of TNF antagonism by etanercept and dexamethasone on airway epithelium and remodeling in an experimental model of asthma[J]. Int Immunopharmacol,2013,17(3):768-773.

[13] Dejager L, Dendoncker K, Eggermont M, et al. Neutralizing TNFalpha restores glucocorticoid sensitivity in a mouse model of neutrophilic airway inflammation[J]. Mucosal Immunol,2015,8(6):1212-1225.

第二节　阿达木单抗(adalimumab)

哮喘是一种常见的慢性气道炎症性疾病。其治疗策略主要是应用吸入糖皮质激素和β2 受体激动剂。但仍有部分患者存在激素抵抗现象,病情控制差,急性发作频繁发生,肺功能逐步恶化,这无疑加重了患者的疾病负担。因此,针对不同类型的哮喘进行靶向治疗尤为重要。近年来,随着研究的不断深入,已发现多种靶向炎症因子的生物制剂。肿瘤坏死因子 α (tumor necrosis factor α,TNF-α)是一种重要的促炎细胞因子,在哮喘的发病中起重要作用。阿达木单抗(adalimumab)是全球首个获批的全人源化抗 TNF-α 单克隆抗体,对可溶性 TNF-α 有很高的亲和力,可阻断 TNF-α 的生物学效应,在一些炎症性疾病的治疗中取得了良好的效果。因此,阿达木单抗有望成为有效治疗哮喘的药物之一。本节就阿达木单抗在哮喘治疗中的作用机制、临床应用及不良反应等进行综述。

一、阿达木单抗概述

阿达木单抗是全球首个获批的全人源化抗 TNF-α 单克隆抗体,由英国剑桥抗体技术公司与美国雅培公司联合研制,于 2002 年首次在美国上市,2010 年在中国获批上市。阿达木单抗是人单克隆 D2E7 重链和轻链经二硫键结合的二聚物,对可溶性 TNF-α 有很高的亲和力,通过阻断 TNF-α 与 p55 和 p75 受体的相互作用而有效阻断 TNF-α 的生物学效应,且其免疫原性低,半衰期长。阿达木单抗也可下调其他促炎细胞因子(如 IL-6、IL-8 及粒细胞-巨噬细胞集落刺激因子等)的表达。研究发现,阿达木单抗通过与 TNF-α 特异性结合,发挥抗炎及免疫调节作用,在自身免疫性疾病及多种炎症性疾病中发挥重要作用。常用于治疗类风湿关节炎(rheumatoid arthritis,RA)、强直性脊柱炎、银屑病等自身免疫性疾病,还可用于治疗克罗恩病、溃疡性结肠炎等炎症性肠病。阿达木单抗分别于 2010 年、2013 年和 2017 年被中国国家食品药品监督管理总局(China Food and Drug Administration,CFDA)获批治疗类风湿关节炎、强直性脊柱炎和中重度斑块型银屑病。2019 年,CFDA 批准百奥泰生物制药股份有限公司研制的阿达木单抗注射液上市。该药是国内首个获批的阿达木单抗生物类似药,适应证为强直性脊柱炎、类风湿关节炎和银屑病等自身免疫性疾病。

二、阿达木单抗治疗哮喘的理论研究证据

持续存在的气道炎症、气道高反应性、黏液高分泌及可逆性气流受限是哮喘的主要病理生理特征。研究发现,重症哮喘患者气道中 TNF-α 水平显著升高,并且来源于哮喘患者肺泡巨噬细胞和外周血单个核细胞的 TNF-α、TNFR 水平也显著升高。由此可见,TNF-α 参与了哮喘炎症的发生和发展。另外,动物实验和临床试验均证明,TNF-α 在哮喘气道高反应性中也发挥重要作用。因此选择性抑制 TNF-α 在哮喘的治疗中可能具有一定的应用前景。

抗 TNF-α 单克隆抗体主要通过抗炎、降低气道高反应性、抑制黏液分泌及免疫调节等途径治疗哮喘。Kim 等研究发现,用抗 TNF-α 单克隆抗体处理屋尘提取物诱发的哮喘小鼠模型,可显著减少小鼠支气管肺泡灌洗液(bronchoalveolar lavage fluid,BALF)中增多的嗜酸性粒细胞、淋巴细胞、巨噬细胞及中性粒细胞等,并且降低其气道高反应性。Busse 等研究发现,抗 TNF-α 单克隆抗体可减少腹膜内致敏并经气管内用卵清蛋白(ovalbumin,OVA)激发的哮喘小鼠模型中的气道黏膜细胞化生。Elsakkar 等研究发现,阿达木单抗可降低 OVA 诱导的气道过敏性炎症小鼠的血清 IgE 水平,降低小鼠 BALF 中分别由 Th1 细胞和 Th2 细胞衍生的炎症细胞因子干扰素 γ(interferon γ,IFN-γ)和 IL-4,抑制小鼠 BALF 及肺组织中炎症细胞的募集,同时改善小鼠气道杯状细胞化生和组织纤维化。进一步研究发现,阿达木单抗可增加小鼠脾脏 CD4$^+$CD25$^+$Foxp3$^+$调节性 T 细胞(Treg 细胞)的数量和活性。Catal 等研究发现,阿达木单抗可显著减少 OVA 诱导的急性哮喘小鼠模型中支气管和细支气管周围的炎症细胞,减轻肺泡壁的炎症和降低肺泡壁的厚度,明显减轻小鼠支气管平滑肌肥大和水肿,从而改善急性哮喘小鼠肺组织的损伤程度。

三、阿达木单抗治疗哮喘的临床应用证据

目前关于阿达木单抗治疗哮喘患者的临床报道罕见。Stoll 等开展的一项前瞻性队列研究,共纳入 933 例 RA 患者,所有患者在基线时和每 12 个月由医生进行评估。另外,参与者每 6 个月完成一次问卷调查,内容包括相关功能状态、合并症、RA 药物使用、非 RA 药物使用以及症状(包括喘息)。最终纳入研究的患者中具有喘息症状者被视为哮喘,在基线时使用 TNF-α 拮抗剂治疗,在 18 个月随访结束后停用 TNF-α 拮抗剂。研究结果显示,该队列中有 123 例(13%)患者表现为喘息症状,其中 19 例患者(15.4%)在研究期间接受 TNF-α 拮抗剂治疗,排除既往接受过生物制剂治疗、间质性肺疾病、肺气肿及资料不全的患者,最终纳入 12 例患者,其中 4 例患者始终接受阿达木单抗治疗,研究结束时喘息症状缓解,提示阿达木单抗对哮喘患者具有潜在的治疗作用。

四、阿达木单抗的不良反应

阿达木单抗最常见的不良反应是感染(如鼻咽炎、上呼吸道感染和鼻窦炎)、注射部位反应(红斑、瘙痒、出血、疼痛或肿胀)、头痛及骨骼肌疼痛等。通常表现轻微,无须停药。也有病例报道阿达木单抗引起结核病、侵袭性真菌感染及其他机会感染、乙型和丙型肝炎复发以及恶性肿瘤(包括白血病、淋巴瘤和肝脾 T 细胞淋巴瘤)。也有少见的其他不良反应如再生障碍性贫血等严重血液系统反应、中枢和外周神经脱髓鞘等神经系统反应和狼疮、坏死性血管炎、皮肌炎、多发性肌炎等自身免疫性反应等的报道。Mǎrgineanu 等研究报道,1 例 RA

患者之前无家族或个人气道或特应性病史,在使用阿达木单抗和氨甲蝶呤治疗 2 周后出现喘息、干咳等哮喘样症状。Alas 等报道了 1 例 36 岁接受阿达木单抗治疗的银屑病患者,患者否认儿童时期哮喘或过敏性鼻炎病史,在治疗 2 个月后出现进行性呼吸困难、胸膜炎性胸痛和咳嗽等症状,诊断为哮喘,使用皮质类固醇治疗后上述症状缓解。也有研究报道,接受阿达木单抗治疗的患者中并没有出现过敏反应。

综上所述,阿达木单抗作为全球首个获批的全人源化抗 TNF-α 单克隆抗体,通过与 TNF-α 特异性结合,从而阻断 TNF-α 的生物学效应,并且可下调其他炎症细胞因子,发挥抗炎及免疫调节作用,在自身免疫性疾病及多种炎症性疾病治疗中发挥重要作用。已有动物实验证实阿达木单抗可抑制哮喘小鼠气道炎症、降低气道高反应性、改善杯状细胞化生和组织纤维化等,从而显示出治疗哮喘的潜在可能。尽管关于抗 TNF-α 单克隆抗体治疗哮喘的基础研究已经取得较大进展,但阿达木单抗治疗哮喘的相关研究仍然较少,因此仍需对其作用机制进行深入研究。现有的临床研究也表明阿达木单抗可有效缓解哮喘症状,但相关研究报道很少,尚缺乏大规模的临床研究,因此需要开展更多的临床研究以探讨阿达木单抗在哮喘患者治疗中的价值。另外,在临床应用过程中发现阿达木单抗可引起红斑、瘙痒、注射部位周围疼痛或肿胀等不良反应,甚至会导致结核病、真菌感染、机会性感染、肿瘤、自身免疫性疾病、血液系统疾病及神经系统疾病等不良反应,并且有报道阿达木单抗会引起呼吸困难、喘息、咳嗽等哮喘样症状。因此,在考虑使用阿达木单抗,尤其是长期应用时,应充分评估其适应证和禁忌证,并密切观察患者的临床表现及相关辅助检查,注意其不良反应的防范。

(包海荣)

参 考 文 献

[1] GINA Executive and Science Committee. Global strategy for asthma management and prevention[EB/OL]. [2019-04-12]. https://ginasthma.org.

[2] GBD 2013 DALYs and HALE Collaborators; Murray C J, Barber R M, Foreman K J, et al. Global, regional, and national disability-adjusted life years (DALYs) for 306 diseases and injuries and healthy life expectancy (HALE) for 188 countries, 1990—2013: quantifying the epidemiological transition[J]. Lancet, 2015, 386 (10009): 2145-2191.

[3] Malaviya R, Laskin J D, Laskin D L. Anti-TNFα therapy in inflammatory lung diseases[J]. Pharmacol Ther, 2017, 180: 90-98.

[4] 张奉春. 类风湿关节炎基础与临床研究进展[M]. 上海: 复旦大学出版社, 2017.

[5] 徐沪济. 阿达木单抗治疗类风湿关节炎的进展[J]. 中华内科杂志, 2010, 49 (7): 634-635.

[6] van der Heijde D, Schiff M H, Sieper J, et al. Adalimumab effectiveness for the treatment of ankylosing spondylitis is maintained for up to 2 years: long-term results from the ATLAS trial[J]. Ann Rheum Dis, 2009, 68 (6): 922-929.

[7] Elewski B E, Okun M M, Papp K, et al. Adalimumab for nail psoriasis: efficacy and safety from the first 26 weeks of a phase 3, randomized, placebo-controlled trial[J]. J

Am Acad Dermatol,2018,78(1):90-99.

[8]　Casanova M J,Chaparro M,García-Sánchez V,et al. Evolution after anti-TNF discontinuation in patients with inflammatory bowel disease:a multicenter long-term follow-up study[J]. Am J Gastroenterol,2017,112(1):120-131.

[9]　Howarth P H,Babu K S,Arshad H S,et al. Tumour necrosis factor(TNFalpha) as a novel therapeutic target in symptomatic corticosteroid dependent asthma[J]. Thorax, 2005,60(12):1012-1018.

[10]　Berry M A,Hargadon B,Shelley M,et al. Evidence of a role of tumor necrosis factor alpha in refractory asthma[J]. N Engl J Med,2006,354(7):697-708.

[11]　Starkhammar M,Kumlien Georén S,Dahlén S E,et al. TNFα-blockade stabilizes local airway hyperresponsiveness during TLR-induced exacerbations in murine model of asthma[J]. Respir Res,2015,16:129.

[12]　Nabe T. Tumor necrosis factor alpha-mediated asthma? [J]. Int Arch Allergy Immunol,2013,160(2):111-113.

[13]　Kim J,McKinley L,Natarajan S,et al. Anti-tumor necrosis factor-alpha antibody treatment reduces pulmonary inflammation and methacholine hyper-responsiveness in a murine asthma model induced by house dust[J]. Clin Exp Allergy,2006,36(1): 122-132.

[14]　Busse P J,Zhang T F,Schofield B,et al. Decrease in airway mucous gene expression caused by treatment with anti-tumor necrosis factor alpha in a murine model of allergic asthma[J]. Ann Allergy Asthma Immunol,2009,103(4):295-303.

[15]　Elsakkar M G,Sharaki O A,Abdallah D M,et al. Adalimumab ameliorates OVA-induced airway inflammation in mice:role of CD4$^+$CD25$^+$FOXP3$^+$ regulatory T-cells [J]. Eur J Pharmacol,2016,786:100-108.

[16]　Catal F,Mete E,Tayman C,et al. A human monoclonal anti-TNF alpha antibody (adalimumab) reduces airway inflammation and ameliorates lung histology in a murine model of acute asthma[J]. Allergol Immunopathol(Madr),2015,43(1): 14-18.

[17]　Stoll M L,Solomon D H,Batra K L,et al. TNFalpha inhibitors may improve asthma symptoms:a case series of 12 patients with rheumatoid arthritis and asthma[J]. J Clin Rheumatol,2009,15(4):198-200.

[18]　Gonzalo-Garijo M A,Rodríguez-Nevado I,Pérez-Calderón R,et al. Severe cutaneous reaction and fever due to adalimumab[J]. Ann Allergy Asthma Immunol,2010,105 (6):490-491.

[19]　Niehues T,Özgür T T. The efficacy and evidence-based use of biologics in children and adolescents[J]. Dtsch Arztebl Int,2019,116(42):703-710.

[20]　Ozdemir C. Monoclonal antibodies in allergy:updated applications and promising trials[J]. Recent Pat Inflamm Allergy Drug Discov,2015,9(1):54-65.

[21]　Mărgineanu I,Crişan R,Mihăescu T. Asthma-like symptoms in a patient with rheumatoid arthritis and adalimumab treatment[J]. Pneumologia,2015,64(4):

28-30.

[22]　Alas R，Williams M T，Yamin G，et al. Chronic cough and an atypical pattern of peripheral pulmonary opacities：a case report secondary to suspected drug onset[J]. J Asthma，2018，55(1)：106-110.

[23]　Puxeddu I，Giori L，Rocchi V，et al. Hypersensitivity reactions during treatment with infliximab，etanercept，and adalimumab[J]. Ann Allergy Asthma Immunol，2012，108(2)：123-124.

第三节　英夫利昔单抗(infliximab)

哮喘是一种慢性非特异性气道炎症性疾病，随着吸入糖皮质激素的逐步推广，对哮喘的控制效果越来越好，但仍有部分重症(难治性)哮喘患者存在激素抵抗。作为新型生物制剂，TNF-α 抑制剂被尝试应用于治疗重症(难治性)哮喘，目前商品化的单克隆抗体有英夫利昔单抗(infliximab，IFX)、依那西普(etanercept)、阿达木单抗(adalimumab)等。研究发现英夫利昔单抗可以降低气道高反应性和复发率，但未发现其对哮喘患者痰液和肺组织中炎症细胞及细胞因子有明显降低作用。一些研究还发现，英夫利昔单抗可导致部分患者出现过敏反应、感染、恶性肿瘤、神经系统疾病等不良反应。

一、英夫利昔单抗的基本结构

英夫利昔单抗是 1998 年经美国 FDA 批准的生物治疗药物。其机制包括拮抗 TNF-α 活性，对免疫细胞的直接细胞毒性和诱导 T 细胞凋亡。英夫利昔单抗是纯化的重组 DNA 衍生的嵌合人-小鼠 IgG 单克隆抗体，并且含有鼠重链(H)和轻链(L)可变区，连接到人基因组重链和轻链恒定区。Homann 等发现英夫利昔单抗的免疫原性表位有六个，四个位于英夫利昔单抗的可变区(IFX 1~4)，两个位于恒定区(IFX 5 和 IFX 6)。表位 IFX 1 和 IFX 2 位于英夫利昔单抗重链的可变区，表位 IFX 5 位于重链的恒定区，而 IFX 4 位于轻链的可变区。英夫利昔单抗通过抑制可溶性 TNF-α 与 TNF-α 受体的结合，中和可溶性、与膜结合的 TNF-α，引起可溶性 TNF-α-受体复合物的潜在解离来发挥作用，从而抑制 TNF-α 的活性。研究表明抗 TNF-α 疗法对类风湿关节炎、强直性脊柱炎、克罗恩病和银屑病有效。

二、英夫利昔单抗的治疗背景

大多数哮喘患者通过规律应用吸入糖皮质激素和吸入 β2 受体激动剂，症状能得到有效的控制。但是，5%～10%的哮喘患者对吸入糖皮质激素反应差，常规疗法不能起效。这些重症(难治性)哮喘患者虽然不多，但消耗了大量医疗保健资源，是未来需重点关注的人群，代表了未来的临床需求。TNF-α 由各种有害刺激激发，在哮喘的发病过程中，其通过刺激多种促炎细胞因子而产生。TNF-α 的生物学功能有调节细胞的生长分化和增殖、促进上皮细胞黏液分泌增多，其在细胞凋亡的过程中也具有重要作用。研究发现，重症哮喘患者的支气管肺泡灌洗液和支气管活检中 TNF-α 的表达较轻度哮喘患者明显升高，因此，TNF-α 抑制剂可用于激素抵抗型重症哮喘患者的替代治疗。TNF-α 的受体分为 TNF-R1 和 TNF-R2，其中 TNF-R1 是 TNF-α 诱导的大多数促炎作用的主要结合受体，因此 TNF-R1 与 TNF-R2 的比例决定了在 TNF-α 刺激下细胞反应的最终结果，TNF-α 抑制剂的治疗也因此而出现疗效差异。

三、英夫利昔单抗的临床疗效

在小鼠模型实验中发现,相较于单纯卵清蛋白(ovalbumin,OVA)致敏激发的哮喘小鼠,经过英夫利昔单抗治疗的哮喘小鼠支气管肺泡灌洗液中粒细胞-巨噬细胞集落刺激因子(GM-CSF)、TNF-α、IL-6、巨噬细胞炎症蛋白(MIP)与肺组织中 IL-4、GM-CSF、TNF-α、IL-6和 MIP-2 的表达水平均明显降低。英夫利昔单抗可以抑制小鼠气道黏膜上皮细胞化生进而减轻气道高反应性,也可以抑制 OVA 引起的 TNF-α 生成增多,拮抗支气管平滑肌受体表型的变化,从而抑制哮喘个体气道平滑肌过度反应。在由病毒及细菌感染诱发的过敏性哮喘中,英夫利昔单抗在减轻气道高反应性方面表现出良好的效果,但在改善肺功能和生活质量方面的临床疗效较差。研究还发现,英夫利昔单抗能够逆转肺炎衣原体感染诱发的外周血单个核细胞对糖皮质激素的耐药反应。

Erin 等在针对 38 例中度哮喘患者进行的双盲、安慰剂对照研究中发现,英夫利昔单抗降低了患者痰液上清中 TNF-α 和其他细胞因子的水平,但嗜酸性粒细胞计数变化不明显;该研究还发现,英夫利昔单抗治疗减少了哮喘恶化的次数,降低了哮喘症状评分,使患者PEF 昼夜变异率明显降低。在儿童和青少年哮喘的应用中,由于尚无完善的大型临床试验和观察,对英夫利昔单抗的疗效、安全性和实用性难以进行可靠的评估,但在常规免疫调节药物无效的情况下,可以考虑选择。由于在轻中度哮喘患者中疗效尚不明显,同时因为哮喘的异质性特点,尚未确定哪些表型能够受益于英夫利昔单抗的治疗效应。

英夫利昔单抗疗效不佳的原因可能与抗药抗体(anti-drug antibodies,ADA)存在有关,运用寡肽微阵列技术发现大量接受单克隆抗体治疗的患者会诱导出 ADA,ADA 结合英夫利昔单抗的可变区(IFX1,IFX2,IFX4),直接与 TNF-α 竞争结合位点,但这些位点在其他抗TNF-α 抗体中不存在,因此 ADA 的这种竞争性抑制作用在药物之间不存在交叉性,这也有利于在 TNF-α 抑制剂治疗期间安全有效地转换为另一种抗体治疗,目前尚不能确定 ADA的产生与英夫利昔单抗的不良反应有关。

四、英夫利昔单抗的不良反应

生物疗法在慢性疾病中的安全性经常会受到质疑,因此,在准备接受抗 TNF-α 抗体治疗的患者中,也应考虑潜在的风险。

超敏反应近年来被频繁报道,在一项对 671 例患有不同类型自身免疫性疾病的患者进行抗 TNF-α 的药物治疗过程中,有 60.8% 的过敏反应来自英夫利昔单抗治疗组,其中较严重的过敏反应有 91.3% 来自英夫利昔单抗治疗组。英夫利昔单抗相较于阿达木单抗有更强的免疫原性,也更容易产生抗 TNF-α 抗体的 IgG,这是许多治疗失败的原因。

英夫利昔单抗治疗后结核病的发病率升高也成为受关注的不良反应,通常表现为肺外结核病。鉴于英夫利昔单抗可能增加结核病活动的风险,建议在使用 TNF-α 抑制剂治疗前进行结核病筛查。西班牙、法国和美国的不同组织已经提出一些筛查和治疗的共识性文件,在使用抗 TNF-α 药物治疗前,进行潜伏性结核病筛查,并进行病史询问、体格检查和纯化的蛋白衍生物(PPD)皮肤试验。在出现活动性结核分枝杆菌感染的情况下,应立即停用TNF-α 抑制剂。目前,在结核病治疗完成后是否继续抗 TNF-α 治疗仍存在争议。

在治疗慢性阻塞性肺疾病中,患者使用英夫利昔单抗治疗 6 个月的报道显示无明显效果,记录的 157 例患者中有 9 例患恶性肿瘤,而 77 例安慰剂治疗的受试者中有 1 例患恶性肿瘤,此外还发现英夫利昔单抗治疗增加了肺炎的发病风险。目前报道的英夫利昔单抗与依那西普的不良反应,包括感染(败血症、肉芽肿性疾病(包括结核病)、机会性感染等)、恶性肿瘤(淋巴瘤、乳腺癌、肺癌等)、神经系统疾病(脱髓鞘疾病)、非过敏性反应(心肌缺血、心律不齐、呼吸困难等)、血细胞减少(再生障碍性贫血、全血细胞减少症等)、肾小球肾炎、自身免疫性疾病(狼疮样综合征、SLE)等。

关于在妊娠期使用 TNF-α 抑制剂的安全性在人类研究中缺乏相应资料,目前在动物实验中尚未发现不良的妊娠结局。一项分析未发现暴露于 TNF-α 抑制剂中的患者流产和畸形儿的发生率增高,但发现在 TNF-α 抑制剂治疗组中出现早产和低体重儿。英国风湿病生物学学会登记中没有发现英夫利昔单抗对胎儿或母亲的毒性增加,因此至今可获得的数据表明,TNF-α 抑制剂在妊娠初期可能是安全的,但需要样本量更大的前瞻性研究进一步证实。

抗 TNF-α 疗法仍处于哮喘和 COPD 临床开发的早期阶段,对少量患者的初步研究表明,抗 TNF-α 治疗后,哮喘患者的肺功能、气道高反应性、生活质量都有改善。在疾病不同严重程度的各个阶段测试英夫利昔单抗的疗效发现,英夫利昔单抗对轻中度哮喘患者疗效不明显。对重症哮喘,依那西普或英夫利昔单抗可改善气道症状和肺功能,并可以在短期内减少发作次数和减轻气道炎症的程度,但其长期应用对某些结局的影响仍然缺乏充分的临床研究证据。抗 TNF-α 治疗费用昂贵,对于重症(难控性)哮喘,还需要在不同哮喘表型(例如持续吸烟引发的哮喘或职业性哮喘)中进一步验证抗 TNF-α 疗法的疗效,以便明确最适合应用抗 TNF-α 治疗的哮喘人群。目前英夫利昔单抗给药以静脉输注为主,若能开发出英夫利昔单抗的吸入制剂,也许更有利于其在轻中度哮喘患者中的临床研究和应用。此外,开发具有较低免疫原性的新型 TNF-α 抑制剂也有必要。目前就英夫利昔单抗用于哮喘的治疗,其疗效与风险均需要大量的临床实践进行验证。

(冯俊涛)

参 考 文 献

[1] Toussirot E,Wendling D. The use of TNF-α blocking agents in rheumatoid arthritis: an update[J]. Expert Opin Pharmacother,2007,8(13):2089-2107.

[2] Homann A, Röckendorf N, Kromminga A, et al. B cell epitopes on infliximab identified by oligopeptide microarray with unprocessed patient sera[J]. J Transl Med, 2015,13:339.

[3] Liang S,Dai J,Hou S,et al. Structural basis for treating tumor necrosis factor alpha (TNFalpha)-associated diseases with the therapeutic antibody infliximab[J]. J Biol Chem,2013,288(19):13799-13807.

[4] Vilcek J, Feldmann M. Historical review: cytokines as therapeutics and targets of therapeutics[J]. Trends Pharmacol Sci,2004,25(4):201-209.

[5] Antoniu S A, Mihaltan F, Ulmeanu R. Anti-TNF-α therapies in chronic obstructive pulmonary diseases[J]. Expert Opin Investig Drugs,2008,17(8):1203-1211.

[6] Chanez P,Wenzel S E,Anderson G P, et al. Severe asthma in adults: what are the

important questions? ［J］. J Allergy Clin Immunol,2007,119(6):1337-1348.

［7］　Moore W C,Peters S P. Severe asthma:an overview［J］. J Allergy Clin Immunol, 2006,117(3):487-494.

［8］　Levine S J,Larivée P,Logun C,et al. Tumor necrosis factor-α induces mucin hypersecretion and MUC-2 gene expression by human airway epithelial cells［J］. Am J Respir Cell Mol Biol,1995,12(2):196-204.

［9］　Aggarwal B B. Signalling pathways of the TNF superfamily:a double-edged sword ［J］. Nat Rev Immunol,2003,3(9):745-756.

［10］　Russo C,Polosa R. TNF-α as a promising therapeutic target in chronic asthma:a lesson from rheumatoid arthritis［J］. Clin Sci(Lond),2005,109(2):135-142.

［11］　Howarth P H,Babu K S,Arshad H S,et al. Tumour necrosis factor(TNFalpha) as a novel therapeutic target in symptomatic corticosteroid dependent asthma ［J］. Thorax,2005,60(12):1012-1018.

［12］　Deveci F,Muz M H,Ilhan N,et al. Evaluation of the anti-inflammatory effect of infliximab in a mouse model of acute asthma［J］. Respirology,2008,13(4):488-497.

［13］　Busse P J,Zhang T F,Schofield B,et al. Decrease in airway mucous gene expression caused by treatment with anti-tumor necrosis factor α in a murine model of allergic asthma［J］. Ann Allergy Asthma Immunol,2009,103(4):295-303.

［14］　Cai Y,Cao Y X,Lu S M,et al. Infliximab alleviates inflammation and *ex vivo* airway hyperreactivity in asthmatic E3 rats［J］. Int Immunol,2011,23(7):443-451.

［15］　Starkhammar M,Kumlien Georén S,Dahlén S E,et al. TNFα-blockade stabilizes local airway hyperresponsiveness during TLR-induced exacerbations in murine model of asthma［J］. Respir Res,2015,16:129.

［16］　Morjaria J B,Chauhan A J,Babu K S,et al. The role of a soluble TNFalpha receptor fusion protein (etanercept) in corticosteroid refractory asthma:a double blind, randomised,placebo controlled trial［J］. Thorax,2008,63(7):584-591.

［17］　Menzella F,Lusuardi M,Galeone C,et al. Tailored therapy for severe asthma［J］. Multidiscip Respir Med,2015,10(1):1.

［18］　Erin E M,Leaker B R,Nicholson G C,et al. The effects of a monoclonal antibody directed against tumor necrosis factor-alpha in asthma［J］. Am J Respir Crit Care Med,2006,174(7):753-762.

［19］　Niehues T,Özgür T T. The efficacy and evidence-based use of biologics in children and adolescents［J］. Dtsch Arztebl Int,2019,116(42):703-710.

［20］　Puxeddu I,Giori L,Rocchi V,et al. Hypersensitivity reactions during treatment with infliximab,etanercept,and adalimumab［J］. Ann Allergy Asthma Immunol,2012,108 (2):123-124.

［21］　Heffler E,Berry M,Pavord I D. Tumor necrosis factor-α:a promising therapeutic target for asthma［J］. BioDrugs,2007,21:345-349.

［22］　Keane J. TNF-blocking agents and tuberculosis:new drugs illuminate an old topic ［J］. Rheumatology(Oxford),2005,44(6):714-720.

[23] Gómez-Reino J J,Carmona L,Valverde V R,et al. Treatment of rheumatoid arthritis with tumor necrosis factor inhibitors may predispose to significant increase in tuberculosis risk:a multicenter active-surveillance report[J]. Arthritis Rheum,2003,48(8):2122-2127.

[24] Carmona L, Gómez-Reino J J, Rodríguez-Valverde V, et al. Effectiveness of recommendations to prevent reactivation of latent tuberculosis infection in patients treated with tumor necrosis factor antagonists[J]. Arthritis Rheum,2005,52(6):1766-1772.

[25] Rennard S I,Fogarty C,Kelsen S,et al. The safety and efficacy of infliximab in moderate to severe chronic obstructive pulmonary disease[J]. Am J Respir Crit Care Med,2007,175(9):926-934.

[26] Lin J,Ziring D,Desai S,et al. TNFα blockade in human diseases. An overview of efficacy and safety[J]. Clin Immunol,2008,126(1):13-30.

[27] Nanda S, Bathon J M. Etanercept: a clinical review of current and emerging indications[J]. Expert Opin Pharmacother,2004,5(5):1175-1186.

[28] Hyrich K L,Symmons D P,Watson K D. Pregnancy outcome in women who were exposed to anti-tumor necrosis factor agents:results from a national population register[J]. Arthritis Rheum,2006,54(8):2701-2702.

[29] Brightling C, Berry M, Amrani Y. Targeting TNF-alpha: a novel therapeutic approach for asthma[J]. J Allergy Clin Immunol,2008,121(1):5-10.

[30] Edwards C J,Polosa R. Study of infliximab treatment in asthma[J]. Am J Respir Crit Care Med,2007,175(2):196.

第五章　以 IL-6 为治疗靶点的药物
——托珠单抗(tocilizumab)

托珠单抗(tocilizumab)是人源化抗人白介素 6 受体(IL-6R)单克隆抗体,可以特异性结合可溶性 IL-6R(sIL-6R)以及膜表面 IL-6R(mIL-6R),从而抑制 IL-6 信号转导,抑制促炎细胞因子以及趋化因子的释放。目前,托珠单抗在临床上一般用于治疗对抗风湿药物(DMARDs)应答不足的中重度活动性类风湿关节炎,以及常规治疗难以起效的全身型幼年特发性关节炎(sJIA),其安全性及有效性已经得到了大量随机对照试验确认。研究者普遍认为,IL-6 及 IL-6 信号活化是类风湿关节炎、炎症性肠病、系统性红斑狼疮等自身免疫性疾病的重要致病因子和潜在治疗靶点。近年来研究表明,IL-6 也可能是哮喘和肺功能损伤的致病因子,因此 IL-6R 拮抗剂能否治疗哮喘也成为哮喘研究领域的热点问题。本章将从 IL-6 及 IL-6R 在哮喘疾病中可能的机制,以及目前已获得的关于托珠单抗治疗哮喘的循证医学证据等进行综述。

一、IL-6 及其信号转导

IL-6 来源广泛,多种细胞如单核-巨噬细胞、血管内皮细胞、成纤维细胞、角质形成细胞、T 细胞(主要是 Th2 细胞)和 B 细胞等均可分泌 IL-6,此外骨髓瘤细胞株、宫颈癌细胞株等也有分泌 IL-6 的能力。IL-6 具有多效活性,目前研究认为其生物效用主要包括以下几种:①促进 B 细胞增殖、分化和分泌抗体;②联合 IL-1 和 IL-23 诱导 CD4$^+$ Th0 细胞向 Th17 细胞分化;③促进肝合成急性期蛋白;④作为内源性致热原,参与炎症反应;⑤对神经和造血系统具有广泛效应;⑥抗肿瘤效应,并增强 NK 细胞及 CTL 细胞杀瘤活性。IL-6 生物学活性的发挥依赖于其与 IL-6 受体的结合。IL-6 受体主要分为 sIL-6R 和 mIL-6R,后者在一些免疫细胞、气道上皮细胞、肝细胞等上表达。这两种受体系统均包括直接与 IL-6 结合的特异性配体结合链(CD126)和非特异性信号转导链 gp130(CD130)。gp130 无配体结合能力,但参与组成 IL-6 高亲和力结合位点,且是很多细胞因子信号转导的公用链。IL-6 与 mIL-6R 结合后,诱导下游 gp130 蛋白同源二聚化,进一步活化下游的 JAK/STAT 和 Ras/MAPK 信号通路,促使转录因子如 STAT3 核内转位,调控 IL-6 效应基因的表达,这一过程称为经典信号转导。对于表面不表达 IL-6R 的细胞,IL-6 可以与 sIL-6R 结合形成 IL-6/sIL-6R 复合物,该复合物可以结合细胞表面的 gp130,并诱导 gp130 蛋白同源二聚化,后续的信号通路与 mIL-6R 的信号通路基本一致。IL-6 通过 sIL-6R 进行信号转导的方式称为跨细胞信号转导。由于 sIL-6R 可以随着体液循环到全身各处,而 gp130 分布广泛,几乎所有细胞都表达,因此跨细胞信号转导有助于 IL-6 将局部的应激信号传至全身各处(图 5-1)。

最初,IL-6 像 IL-1β、TNF-α 等一样,被单纯认为是一种反映炎症剧烈程度的指标,但随着认识的深入,目前认为 IL-6 可能不仅仅是一种炎症反应的结果,还有可能是某些自身免疫性疾病的致病因子及可能的治疗靶点,如类风湿关节炎。目前靶向抑制 IL-6 信号通路已

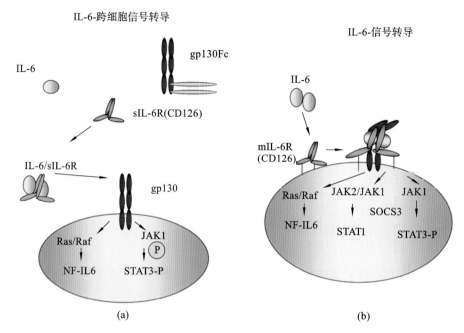

图 5-1 IL-6 的信号转导

(a)IL-6 的跨细胞信号转导：表面缺乏 IL-6R 的细胞可以通过可溶性 sIL-6R 进行信号转导，IL-6/sIL-6R 复合物可以直接作用于细胞膜表面表达 gp130 的细胞，该过程可以被 gp130Fc 阻断。(b)细胞膜表面表达 IL-6R 的细胞(主要为肝细胞、造血细胞等)，可以直接与 IL-6 结合，形成活化的 IL-6/mIL-6R 复合物，促使 gp130 蛋白同源二聚化，进一步激活 JAK/STAT 和 Ras/Raf 信号通路

注：引自 Scott L J. Tocilizumab：a review in rheumatoid arthritis[J]. Drugs,2017,77:1865-1879。

经成为类风湿关节炎治疗的有效手段。进一步研究发现，IL-6 也可能与哮喘的发病密切相关。

二、IL-6 在哮喘中的作用及机制

既往针对哮喘的致病因子研究多集中于 IL-4、IL-5、IL-13 以及 IL-17。IL-6 一直被认为是炎症反应的结果而非起因。在哮喘患者体内，血清 IL-6 水平明显升高。同时，哮喘患者的支气管肺泡灌洗液中，IL-6 和 sIL-6R 的水平也明显升高，且水平的高低与哮喘的严重程度密切相关。急性发作期患者支气管肺泡灌洗液及痰液中，IL-6 的水平也较稳定期患者和正常对照人群升高。即使是气道炎症反应不重的轻度过敏性哮喘患者，痰液中的 IL-6 水平也较健康对照人群明显升高，而 IL-1β、TNF-α 的水平并没有类似的变化。由此，研究者们开始关注哮喘患者体内 IL-6 的来源。最初，根据已往的认知推测，IL-6 水平的升高可能是气道炎症细胞(如巨噬细胞、中性粒细胞)浸润的结果。但是后续研究提示，IL-6 水平的上升可能不仅仅是炎症细胞分泌的结果。动物实验证明，小鼠暴露于过敏原后，在炎症细胞局部聚积之前，上皮细胞已经开始表达 IL-6。在哮喘患者的气道上皮内，IL-6 处于一种持续高表达状态。无论是临床试验还是动物实验，均表明 IL-6 的水平与肺功能的异常和气道损伤具有明显相关性。因此，IL-6 可能是哮喘发生和肺功能损伤的致病因子，是潜在的哮喘的治疗靶点。

哮喘的发生通常有两个阶段(也称为时相)：机体初次接触过敏原，抗原提呈细胞摄取抗原后激活 T 细胞，并诱导 T 细胞向 Th2 细胞极化，进而分泌大量的 IL-4、IL-5、IL-13，IL-4

激活 B 细胞发生抗体类别转换,合成 IgE,该过程称为致敏。IL-5 招募嗜酸性粒细胞和嗜碱性粒细胞到达组织局部,IL-13 可以促进气道上皮细胞增生和黏液分泌;当过敏原再次进入体内时与 IgE 交联,并与肥大细胞、嗜碱性粒细胞上的高亲和力的 IgE 受体结合,诱导细胞合成并快速释放多种活性介质,导致平滑肌收缩、黏液分泌增加、血管通透性增高、炎症细胞浸润、气道反应性增加。炎症细胞在炎症因子的作用下又分泌更多的炎症因子,使气道病变加重,炎症细胞浸润增加。典型的哮喘以 Th2 细胞和嗜酸性粒细胞的高度活化和高水平IgE 为特征,又称为过敏性哮喘。然而,一部分哮喘并不依赖 Th2 细胞,而是由 Th17 细胞和中性粒细胞介导的,称为非过敏性哮喘。这两种类型的哮喘虽然发病机制、病理指标和治疗上存在着显著差异,但同时也有很多类似之处。在人群中也会有 Th2、Th17 混合型哮喘,在合并感染时或者一些肥胖患者中,这种混合型哮喘尤为常见。IL-6 在 T 细胞分化中发挥着重要的作用,一方面,IL-6 可以抑制 T 细胞向 Th1 细胞极化,促进 Th2 细胞极化;另一方面,IL-6 联合 TGF-β 又可以促进 Th17 细胞分化,抑制 Treg 细胞的功能。因此 IL-6 可能在两种类型的哮喘中均发挥着致病作用(图 5-2)。目前研究认为,IL-6 与不同类型的受体结合会引发不同的生物学效应,这可能与不同的细胞本身具有不同的生物学效应有关。例如,气道平滑肌细胞没有 mIL-6R,IL-6 只能通过跨细胞信号转导的方式,增加嗜酸性粒细胞趋化因子和血管内皮生长因子(VEGF)的释放,在气道重塑过程中发挥促进作用。Judith 等也证实了 IL-6 仅通过其经典途径作用于部分细胞(中性粒细胞和单核细胞)而对感染李斯特菌的

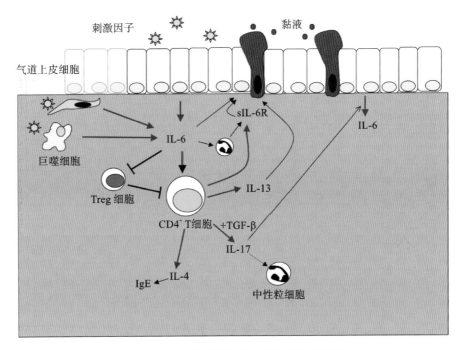

图 5-2 IL-6 在哮喘发作中的可能作用机制

注:肺组织内多种细胞成分均可以分泌 IL-6,如上皮细胞、肺实质成纤维细胞、巨噬细胞及其他炎症细胞。刺激因子(过敏原、呼吸道病毒、运动、粉尘、有毒颗粒等)作用于细胞后,导致细胞应激或损伤,从而促进 IL-6 的产生。IL-6 可以作用于 CD4+ T 细胞,分泌 IL-4、IL-13、IL-17 等,进一步刺激 IgE 合成、黏液分泌以及趋化中性粒细胞聚集。引自 Rincon M,Irvin C G. Role of IL-6 in asthma and other inflammatory pulmonary diseases[J]. Int J Biol Sci,2012,8(9):1281-1290。

人群发挥保护作用。IL-6 与 mIL-6R 结合(经典信号转导),还有促使黏液分泌、抑制树突状细胞的成熟等功能。而上皮细胞的损伤后修复,则更依赖跨细胞信号转导。因此,在哮喘的发生和发展过程中,IL-6 发挥作用的机制非常复杂,尚有许多问题需进一步研究。

三、IL-6 信号转导阻断在哮喘治疗中的作用

OVA 诱导的哮喘小鼠模型是最经典的研究哮喘的动物模型。在 OVA 诱导的哮喘小鼠模型中,经鼻滴入 IL-6R 阻断剂后,发现局部 Treg 细胞增多,效应性 $CD4^+$ T 细胞浸润减少,且肺组织 Th2 型细胞因子的含量与嗜酸性粒细胞的浸润程度明显降低,气道高反应性明显下降。研究发现在曲霉菌诱发的哮喘模型中,IL-6 缺乏可以有效抑制气道黏液的分泌和降低 IL-13 的水平。有趣的是,对于同样用 OVA 诱导的哮喘小鼠模型,在 IL-6 缺陷小鼠(相当于完全阻断 IL-6 信号转导)中,Th2 型细胞因子(IL-4、IL-5、IL-13)水平、肺部嗜酸性粒细胞浸润程度以及气道对乙酰胆碱的反应均明显增高;而在过表达 IL-6 的模型中,Th2 型细胞因子水平、局部嗜酸性粒细胞的浸润程度均明显降低。该结果说明 IL-6 信号转导阻断在哮喘中的效应与阻断的方式相关。另外一项关于阻断 IL-6 信号转导系统与哮喘治疗的研究则关注了阻断作用在不同免疫类型哮喘中的差别,提示阻断 IL-6 信号转导系统可能对嗜酸性粒细胞与中性粒细胞混合型哮喘有更好的治疗作用。

四、托珠单抗在哮喘治疗中的研究进展

托珠单抗作为拮抗 IL-6 受体的人源化单克隆抗体,是理想的研究哮喘治疗的实验药物,但是目前仅有一项临床研究公布了结果,且结果并不理想。

该项随机对照试验研究于 2019 年发表在 *Clinical & Translational Immunology* 杂志上。研究共纳入 11 例既往明确诊断为哮喘,但不需要常规使用激素治疗的轻度患者,在经过平稳度过基线期并接受了各种基线检查之后,患者被随机分为两组,试验组 6 例,给予单次静脉注射(8 mg/kg)托珠单抗;对照组 5 例,给予应用安慰剂。给药 6~15 天后,进行气道激发试验,并再次进行肺功能检查及血液检查(包括嗜酸性粒细胞计数、中性粒细胞计数、IL-6 和 IL-6R 水平等)。研究发现单次静脉应用(8 mg/kg)托珠单抗并不能明显减轻哮喘患者由于过敏原诱发的支气管痉挛。分析可能的原因有以下几个方面:①托珠单抗为非特异性 IL-6R 阻断剂,对 sIL-6R 和 mIL-6R 无选择性,其会同时抑制 IL-6 经典信号转导与跨细胞信号转导。而阻断 mIL-6R 信号转导可能会加重哮喘,因为 mIL-6R 信号转导可以抑制 DC 介导的 T 细胞活化。特异性 sIL-6R 信号阻断剂 olamkicept 在哮喘小鼠模型中可以有效地抑制哮喘的发生。②外周单次静脉给予 8 mg/kg 的药物后,尽管可以有效降低血清中 sIL-6R 的浓度,但肺内是否能够达到有效阻断 IL-6 的跨细胞信号转导的血药浓度并不明确。③入组哮喘的免疫类型偏倚可能会对结果产生较大的影响。哮喘是一种异质性疾病,不同哮喘患者发病的免疫学机制并不完全相同,如前所述,嗜酸性粒细胞和中性粒细胞混合型哮喘患者可能会在 IL-6 阻断过程中获益更大。此研究入组患者共 11 例,试验组仅有 6 例,患者的免疫类型如果存在异质性,对评价托珠单抗的治疗效果可能产生较大影响。因此,托珠单抗对哮喘的治疗作用需要更进一步的验证。

总之,IL-6 可能是哮喘的潜在致病因子及可能的治疗靶点。随着托珠单抗在治疗类风湿关节炎中取得成功,必将有越来越多的研究聚焦于托珠单抗在哮喘中的治疗。尽管初步临床试验效果并不理想,IL-6/IL-6R 的信号转导阻断仍然是哮喘生物治疗的潜在靶点,对哮

喘的分型和患者病理指标的筛查可能会提高 IL-6 信号转导阻断治疗哮喘的有效性。

(李　丹)

参 考 文 献

[1] Scott L J. Tocilizumab：a review in rheumatoid arthritis[J]. Drugs，2017，77(17)：1865-1879.

[2] Pablos J L，Navarro F，Blanco F J，et al. Efficacy of tocilizumab monotherapy after response to combined tocilizumab and methotrexate in patients with rheumatoid arthritis：the randomised JUST-ACT study[J]. Clin Exp Rheumatol，2019，37(3)：437-444.

[3] Ogata A，Tanaka Y，Ishii T，et al. Long-term safety and efficacy of weekly subcutaneous tocilizumab monotherapy in patients with rheumatoid arthritis who had an inadequate response to subcutaneous tocilizumab every other week：results from the open-label extension of the SHINOBI study[J]. Mod Rheumatol，2019，29(5)：767-774.

[4] Bazzichi L，Nacci F，Sinigaglia L，et al. Subcutaneous tocilizumab alone or with a csDMARD in rheumatoid arthritis patients：subanalysis of Italian data from a multicenter phase Ⅲb/Ⅳ trial[J]. Clin Rheumatol，2019，38(3)：841-849.

[5] Rincon M，Irvin C G. Role of IL-6 in asthma and other inflammatory pulmonary diseases[J]. Int J Biol Sci，2012，8(9)：1281-1290.

[6] Bode J G，Albrecht U，Haussinger D，et al. Hepatic acute phase proteins—regulation by IL-6- and IL-1-type cytokines involving STAT3 and its crosstalk with NF-κB-dependent signaling[J]. Eur J Cell Biol，2012，91(6-7)：496-505.

[7] Peters M C，McGrath K W，Hawkins G A，et al. Plasma interleukin-6 concentrations，metabolic dysfunction，and asthma severity：a cross-sectional analysis of two cohorts[J]. Lancet Respir Med，2016，4(7)：574-584.

[8] Yokoyama A，Kohno N，Fujino S，et al. Circulating interleukin-6 levels in patients with bronchial asthma[J]. Am J Respir Crit Care Med，1995，151(5)：1354-1358.

[9] Tillie-Leblond I，Pugin J，Marquette C H，et al. Balance between proinflammatory cytokines and their inhibitors in bronchial lavage from patients with status asthmaticus[J]. Am J Respir Crit Care Med，1999，159(2)：487-494.

[10] Virchow J C Jr，Kroegel C，Walker C，et al. Inflammatory determinants of asthma severity：mediator and cellular changes in bronchoalveolar lavage fluid of patients with severe asthma[J]. J Allergy Clin Immunol，1996，98(5 Pt 2)：S27-S33.

[11] Neveu W A，Bernardo E，Allard J L，et al. Fungal allergen β-glucans trigger p38 mitogen-activated protein kinase-mediated IL-6 translation in lung epithelial cells[J]. Am J Respir Cell Mol Biol，2011，45(6)：1133-1141.

[12] Stadnyk A W. Cytokine production by epithelial cells[J]. FASEB J，1994，8(13)：1041-1047.

［13］　Dixon A E,Shade D M,Cohen R I,et al. Effect of obesity on clinical presentation and response to treatment in asthma［J］. J Asthma,2006,43(7):553-558.

［14］　Sivapalan P,Diamant Z,Ulrik C S. Obesity and asthma:current knowledge and future needs［J］. Curr Opin Pulm Med,2015,21(1):80-85.

［15］　Lambrecht B N,Hammad H. The immunology of asthma［J］. Nat Immunol,2015,16(1):45-56.

［16］　Diehl S,Anguita J,Hoffmeyer A,et al. Inhibition of Th1 differentiation by IL-6 is mediated by SOCS1［J］. Immunity,2000,13(6):805-815.

［17］　Ullah M A,Revez J A,Loh Z,et al. Allergen-induced IL-6 trans-signaling activates gammadelta T cells to promote type 2 and type 17 airway inflammation［J］. J Allergy Clin Immunol,2015,136(4):1065-1073.

［18］　Nish S A,Schenten D,Wunderlich F T,et al. T cell-intrinsic role of IL-6 signaling in primary and memory responses［J］. ELife,2014,3:e01949.

［19］　Ammit A J,Moir L M,Oliver B G,et al. Effect of IL-6 trans-signaling on the pro-remodeling phenotype of airway smooth muscle［J］. Am J Physiol Lung Cell Mol Physiol,2007,292(1):L199-L206.

［20］　Hoge J,Yan I,Jänner N,et al. IL-6 controls the innate immune response against Listeria monocytogenes via classical IL-6 signaling［J］. J Immunol,2013,190(2):703-711.

［21］　Neveu W A,Allard J B,Dienz O,et al. IL-6 is required for airway mucus production induced by inhaled fungal allergens［J］. J Immunol,2009,183(3):1732-1738.

［22］　Liang S,Ristich V,Arase H,et al. Modulation of dendritic cell differentiation by HLA-G and ILT4 requires the IL-6—STAT3 signaling pathway［J］. Proc Natl Acad Sci U S A,2008,105(24):8357-8362.

［23］　Aden K,Breuer A,Rehman A,et al. Classic IL-6R signalling is dispensable for intestinal epithelial proliferation and repair［J］. Oncogenesis,2016,5(11):e270.

［24］　Doganci A,Eigenbrod T,Krug N,et al. The IL-6R alpha chain controls lung CD4$^+$ CD25$^+$ Treg development and function during allergic airway inflammation *in vivo* ［J］. J Clin Invest,2005,115(2):313-325.

［25］　Finotto S,Eigenbrod T,Karwot R,et al. Local blockade of IL-6R signaling induces lung CD4$^+$ T cell apoptosis in a murine model of asthma via regulatory T cells［J］. Int Immunol,2007,19(6):685-693.

［26］　Allard J B,Rinaldi L,Wargo M J,et al. Th2 allergic immune response to inhaled fungal antigens is modulated by TLR-4-independent bacterial products［J］. Eur J Immunol,2009,39(3):776-788.

［27］　Wang J,Homer R J,Chen Q,et al. Endogenous and exogenous IL-6 inhibit aeroallergen-induced Th2 inflammation［J］. J Immunol,2000,165(7):4051-4061.

［28］　Chu D K,Al-Garawi A,Llop-Guevara A,et al. Therapeutic potential of anti-IL-6 therapies for granulocytic airway inflammation in asthma［J］. Allergy Asthma Clin Immunol,2015,11(1):14.

[29] Revez J A,Bain L M,Watson R M,et al. Effects of interleukin-6 receptor blockade on allergen-induced airway responses in mild asthmatics [J]. Clin Transl Immunology,2019,8(6):e1044.

[30] Park S J,Nakagawa T,Kitamura H,et al. IL-6 regulates *in vivo* dendritic cell differentiation through STAT3 activation[J]. J Immunol,2004,173(6):3844-3854.

[31] Jostock T,Müllberg J,Ozbek S,et al. Soluble gp130 is the natural inhibitor of soluble interleukin-6 receptor transsignaling responses[J]. Eur J Biochem,2001,268 (1):160-167.

第六章 以 TSLP 为治疗靶点的药物
——tezepelumab

胸腺基质淋巴细胞生成素(thymic stromal lymphopoietin,TSLP)是一种具有多效性的细胞因子,在多种免疫反应中发挥作用。20 世纪 90 年代,TSLP 最初从鼠胸腺基质细胞系中分离而来,具有淋巴细胞生长因子的特点,随后通过生物信息技术鉴定出人 TSLP。人 TSLP 的编码基因位于 5 号染色体(5q22.1)。TSLP 主要由肺部和肠道上皮细胞、皮肤角质形成细胞和树突状细胞(dendritic cell,DC)产生,也可由气道平滑肌细胞、肥大细胞、单核细胞、巨噬细胞、粒细胞、成纤维细胞及肿瘤细胞产生。人 TSLP 带有正电荷,其特异性受体(thymic stromal lymphopoietin receptor,TSLPR)带有负电荷,二者可以高亲和力结合,形成 TSLP-TSLPR 二聚体,然后再与 IL-7Rα 以高亲和力结合,形成 TSLPR-TSLP-IL-7Rα 三聚体,从而在同时表达 TSLPR 和 IL-7Rα 两种受体的细胞中通过 JAK/STAT5 通路启动信号转导。通过对人支气管上皮细胞的研究鉴定出了 TSLP 的两种变体,即短链 TSLP(sfTSLP)和长链 TSLP(lfTSLP),二者的 C 端有一段共同序列。其中,sfTSLP 在正常组织中组成性表达,但其生理功能大部分仍未知;相反,lfTSLP 通常是在某些刺激因素诱发后产生,参与炎症反应和病理过程。

近年来,TSLP 在机体屏障部位(如气道、皮肤、消化道)炎症反应中的调控作用得到了广泛研究,已发现多种 TSLP 的靶细胞,包括多种免疫细胞和非免疫细胞,尤其是在 Th2 型细胞因子和 Th2 型炎症应答方面发挥了重要作用。参与不同表型/内型哮喘病理过程的各种刺激因素都可以诱导不同靶细胞表达 TSLP,如过敏原,细胞因子(TNF-α,IL-1β),气道的病毒、细菌和真菌产物,烟草提取物,类胰蛋白酶等。TSLP 作为上游细胞因子,可激活 TSLPR⁺DC,从而诱导 CD4⁺ T 细胞向 Th2 细胞分化,产生 IL-4、IL-5 和 IL-13。由气道上皮细胞产生的 TSLP 可以导致杯状细胞增生和黏液分泌。TSLP 可靶向作用于 2 型固有淋巴细胞(type 2 innate lymphoid cell,ILC2)并驱动 Th2 细胞的发展。TSLP 还能提供人 B 细胞增殖和滤泡性辅助 T(Tfh)细胞分化的重要信号。人单核细胞虽然不表达 TSLPR 和 IL-7Rα,但在脂多糖(lipopolysaccharide,LPS)刺激下可以诱导一定比例的单核细胞表达 TSLPR 复合物。TSLP 可以通过 TSLPR 和 IL-7Rα 激活人嗜酸性粒细胞。有动物实验表明 TSLP 可以促使外周血嗜碱性粒细胞增多,并且 TSLPR⁺嗜碱性粒细胞在 Th2 型免疫应答中发挥作用。另有研究报道人体约 10% 的嗜碱性粒细胞表达 TSLPR,TSLP 可以增高嗜碱性粒细胞释放的组胺水平,但也有研究显示人嗜碱性粒细胞不表达 IL-7Rα,也不会对 TSLP 产生应答,因此 TSLP 对人嗜碱性粒细胞的作用仍有争议。CD34⁺肥大细胞祖细胞和人气道肥大细胞可同时表达 TSLPR 和 IL-7Rα,不管是单独存在还是与 IL-1β 或 TNF-α 同时存在,TSLP 并不会诱导肥大细胞脱颗粒,而是诱导各种细胞因子、趋化因子的释放,有研究显示 TSLP 和 IL-33 可以协同促进人脐带血来源的肥大细胞和外周血肥大细胞产生前列腺素 D2(PGD2)。总之,多项研究结果表明 TSLP 可作用于多种免疫细胞,从而参与不同表型/内型哮喘的病理机制。

TSLP 与哮喘关系密切,有一些研究证实了哮喘中 TSLP 与气道高反应性、IgE 水平、嗜酸性粒细胞增多的关系,TSLP 基因多态性可以使气道上皮产生的 TSLP 水平升高,进而促使 Th2 型免疫应答。动物实验显示,TSLPR 缺陷型小鼠可以抵御抗原诱发的炎症发生,而过度表达 TSLP 的小鼠则呈现出具有哮喘特点的气道炎症;通过鼻内给予 TSLP 和抗原会导致气道炎症的发生;在尘螨诱导的哮喘小鼠模型中,抗 TSLP 制剂可以抑制气道炎症。在临床试验研究中,多项结果显示哮喘患者的支气管肺泡灌洗液、肺部、诱导痰、呼出气冷凝物和血浆中的 TSLP 水平升高;过敏性哮喘患者经支气管过敏原激发试验后,体内上皮细胞、肺成纤维细胞和免疫细胞的 TSLP 表达升高;重症哮喘患者的气道中 TSLP mRNA 水平升高,并与疾病严重度有相关性;气道 TSLP 的表达增高可作为重症(难治性)哮喘的生物标志物。需要说明的是,上述研究中没有对 TSLP 的两种变体(sfTSLP 和 lfTSLP)进行区分鉴定。另外,也有部分研究显示 TSLP 与过敏性鼻炎和慢性鼻窦炎具有临床相关性,而这两种上呼吸道慢性炎症性疾病也是重症哮喘的危险因素。

Tezepelumab 是首个完全人源化的抗 TSLP 单克隆抗体,由人 IgG2 构成,其重链可变区(V_H)可以与 TSLP 以高亲和力结合,阻断效应细胞上 TSLPR-TSLP-IL-7Rα 三聚体的形成,进而阻止下游一系列免疫反应的发生和发展。如体外实验中,tezepelumab 可以抑制人 DC 的成熟,抑制 TSLP 诱导产生趋化因子(如 Th2 型趋化因子 CCL17)。

TSLP 是参与哮喘病理过程的多效性上游细胞因子,而 tezepelumab 作为抗 TSLP 的特异性靶向生物制剂,近年来其主要研究领域为哮喘治疗方面,目前已有两项重要的临床研究结果发表在《新英格兰医学杂志》(NEJM)。

第一项随机双盲安慰剂对照研究(1 期临床试验)纳入 31 例轻度过敏性哮喘成人患者,随机分为 tezepelumab 治疗组(16 例)和安慰剂组(15 例),分别接受 tezepelumab(700 mg,静脉注射,每月 1 次,共 3 次)和安慰剂治疗,受试者在第 42、84 天进行过敏原激发试验并评估 FEV_1 最大下降率,激发试验 0~2 h 后发作哮喘为速发相哮喘反应(early asthmatic response,EAR),3~7 h 后发作哮喘为迟发相哮喘反应(late asthmatic response,LAR),其他检测指标还包括 FeNO 水平、血和痰嗜酸性粒细胞计数和气道高反应性,主要终点是出现 LAR。结果显示,tezepelumab 可以减弱 EAR 和 LAR 中过敏原诱发的支气管收缩;tezepelumab 治疗组患者的血和痰嗜酸性粒细胞计数、FeNO 水平也显著下降。

第二项随机双盲安慰剂对照研究(PATHWAY 研究,2 期临床试验)评估了不同剂量的 tezepelumab 对中重度未控制哮喘(中高剂量 ICS 联合 LABA 无法达到哮喘控制)成人患者的作用。试验纳入 584 例中重度未控制哮喘成人患者,并进行随机化分组,145 例进入 tezepelumab 低剂量组(70 mg,皮下注射,每 4 周 1 次),145 例进入 tezepelumab 中剂量组(210 mg,皮下注射,每 4 周 1 次),146 例进入 tezepelumab 高剂量组(280 mg,皮下注射,每 2 周 1 次),148 例进入安慰剂组,疗程为 52 周,主要终点是第 52 周时的哮喘年急性发作率。结果显示,三个 tezepelumab 治疗组(低、中、高剂量)的哮喘年急性发作率分别降低了 61%、71%、66%,而且与基线血嗜酸性粒细胞计数和 Th2 型炎症状态(如 IgE 水平)无关,在试验开始不久 tezepelumab 就显现出效果并持续整个试验过程;第 52 周时进行肺功能检测,三个 tezepelumab 治疗组的支气管扩张剂使用前 FEV_1 水平均高于安慰剂组;三个 tezepelumab 治疗组的血嗜酸性粒细胞计数、FeNO 水平均很快下降并维持低水平,血清总 IgE 水平也逐渐下降。

通过以上研究可以看出 tezepelumab 对中重度未控制哮喘有效,也有助于进一步理解哮喘的病理生理机制。Tezepelumab 是首个有多重作用的生物制剂,相较于之前仅有单一作用的生物制剂,tezepelumab 可同时作用于多个哮喘炎症标志物(如嗜酸性粒细胞、FeNO、IgE),正因为其作用靶点 TSLP 是上游细胞因子,tezepelumab 可以抑制哮喘的多个炎症通路并产生广泛的阻断效应,所以在不同表型(嗜酸性粒细胞型和非嗜酸性粒细胞型)的哮喘患者中都可以减少急性发作。但是,tezepelumab 无法抑制所有的哮喘急性发作,因为部分因素如某些病原体(病毒、细菌或真菌)、中性粒细胞和单核细胞的激活可能并非由 TSLP 介导。

目前有多项关于 tezepelumab 的研究(3 期临床试验)正在进行中,以评估其在重症哮喘成人和青少年患者中的安全性、耐受性和有效性,如 DIRECTION 研究(NCT03927157,中国部分地区单位为分中心)、CASCADE 研究(NCT03688074)、NAVIGATOR 研究(NCT03347279)、DESTINATION 研究(NCT03706079)等;还有研究评价 tezepelumab 在激素依赖性哮喘成人患者中减少糖皮质激素使用量方面的作用,如 SOURCE 研究(NCT03406078)。还有关于自动注射装置剂型的 tezepelumab 的临床试验,如 PATH-BRIDGE 研究(NCT03989544)和 PATH-HOME 研究(NCT03968978)。除了哮喘,还有关于 tezepelumab 在慢性阻塞性肺疾病急性加重(AECOPD)中作用的 2 期临床试验 COURSE 研究(NCT04039113);关于 tezepelumab 在特应性皮炎中的作用的 2 期临床试验,如 ALLEVIAD 研究(NCT02525094)。

除了 tezepelumab 外,还有其他抗 TSLP 靶向生物制剂在研发中,如吸入制剂 CSJ117 是与 TSLP 特异性结合的抗体片段,目前在进行关于其用于成人轻度过敏性哮喘的 1 期临床试验(NCT03138811);还有研究报道了新型双重特异性抗体制剂抗 TSLP/IL-13 抗体。

综上所述,以 tezepelumab 为代表的抗 TSLP 新型生物制剂在哮喘(尤其是中重度未控制哮喘)的治疗、减少急性发作和控制炎症方面有良好效果,而且可能不仅仅局限于 Th2 型哮喘(嗜酸性粒细胞型哮喘)。由于 TSLP 作为多效性上游细胞因子可作用于多种免疫细胞和非免疫细胞,并参与 Th2 型免疫应答及其他免疫反应,tezepelumab 可在不同表型哮喘中发挥作用。同时,目前仍有许多尚未明晰的问题需要解决,一方面,对于 TSLP 的生物学特性及其不同变体、剪切产物在固有免疫系统、适应性免疫系统和炎症反应中的作用,以及 TSLP-TSLPR 轴对机体影响的机制都需要更深入的研究;另一方面,还需要更多临床研究在儿童哮喘以及其他疾病如慢性鼻窦炎、过敏性鼻炎、慢性阻塞性肺疾病、特应性皮炎中进一步探讨 tezepelumab 的作用。

(高亚东)

参 考 文 献

[1] Varricchi G, Pecoraro A, Marone G, et al. Thymic stromal lymphopoietin isoforms, inflammatory disorders, and cancer[J]. Front Immunol, 2018, 9: 1595.

[2] Marone G, Spadaro G, Braile M, et al. Tezepelumab: a novel biological therapy for the treatment of severe uncontrolled asthma[J]. Expert Opin Investig Drugs, 2019, 28 (11): 931-940.

[3] Verstraete K, Peelman F, Braun H, et al. Structure and antagonism of the receptor

complex mediated by human TSLP in allergy and asthma[J]. Nat Commun,2017, 8:14937.

[4] Ziegler S F. Thymic stromal lymphopoietin and allergic disease[J]. J Allergy Clin Immunol,2012,130(4):845-852.

[5] Gauvreau G M,O'Byrne P M,Boulet L P,et al. Effects of an anti-TSLP antibody on allergen-induced asthmatic responses[J]. N Engl J Med,2014,370(22):2102-2110.

[6] Corren J,Parnes J R,Wang L,et al. Tezepelumab in adults with uncontrolled asthma [J]. N Engl J Med,2017,377(10):936-946.

[7] Venkataramani S,Low S,Weigle B,et al. Design and characterization of Zweimab and Doppelmab,high affinity dual antagonistic anti-TSLP/IL13 bispecific antibodies[J]. Biochem Biophys Res Commun,2018,504(1):19-24.

第七章 以 IL-22 为治疗靶点的药物 ——非扎奴单抗(fezakinumab)

一、非扎奴单抗和 IL-22

非扎奴单抗(fezakinumab,FZ)是一种新型生物制剂,其为 IL-22 的单克隆抗体,也是 IL-22 的天然抑制剂。

IL-22 是在 2000 年被发现的一种 α-螺旋蛋白,其一级结构类似抗炎性和免疫抑制性细胞因子 IL-10,与 IL-10 有 22% 的氨基酸相似性,所以被命名为 IL-10 相关 T 细胞衍生的可诱导因子(IL-10-related T cell-derived inducible factor,IL-TIF)。IL-22 由多种免疫细胞分泌,无论是固有免疫细胞还是适应性免疫细胞均可产生 IL-22,如 Th1、Th17、Th22、NKT 及 NK22 细胞等。人体中 IL-22 主要在 Th22、Th1 和 Th17 等 T 细胞亚型中表达,在活化的 NK 细胞中少量表达,在非造血组织细胞、单核细胞衍生的巨噬细胞和树突状细胞中无表达。

IL-22 受体是由 IL-22R1(IL-22RA1)和 IL-10R2(IL-10Rβ)组成的异源二聚体,属于 Th2 型细胞因子受体家族。IL-10R2 普遍存在,但 IL-22R1 仅在人体表皮细胞、尿路上皮细胞、消化道和呼吸道黏膜上皮细胞、成纤维细胞等组织细胞上表达,在免疫细胞的表面缺乏。IL-22R1 的限制性表达提示 IL-22 直接作用于非免疫细胞,在外周组织发挥功能。近年研究发现,IL-22 是同时具有抗炎和促炎双重特性的细胞因子,除了参与机体组织修复外,还与急性炎症介质反应、机体免疫反应及细胞增殖分化、纤维化等有关。

IL-22 在外周组织发挥作用,主要是通过与 IL-22R1 结合,同时 IL-22 的生物学效应还受其天然拮抗剂 IL-22 结合蛋白(IL-22 binding protein,IL-22BP)的调节。IL-22BP 作为一种可溶性的单链受体,其氨基酸序列与 IL-22R1 极为相似,主要由 IL-22RA2 基因编码。IL-22BP 与 IL-22 的亲和力是 IL-22R1 的 20~100 倍,因此可以与 IL-22R1 竞争性结合 IL-22,阻断 IL-22 的生物学作用。在某些情况下,例如急性炎症期间,IL-22BP 的表达可以被抑制,IL-22 表达上调,IL-22 与 IL-22BP 的比值增高。IL-22 与受体结合后,主要激活 JAK/STAT 信号通路,同时也可以活化 SHP2-Ras/Baf-ERK1/2-MAPKs、PI3K/AKT/mTOR 等关键信号通路,不仅能发挥抗感染、诱导急性炎症介质反应、抵御及修复损伤、增强天然免疫等作用,还参与调节细胞的增生、分化及凋亡等过程。

生物制剂 FZ 的主要成分是 IL-22 的天然抗体(IL-22BP),可以调节 IL-22 的生物活性。近年来有不少文献报道 IL-22BP 在一些慢性炎症性疾病和肺部感染中的作用及机制。既往研究发现 IL-22BP 在葡聚糖硫酸钠诱导的结肠炎中可以破坏 IL-22 对肠道上皮细胞的保护作用,提示其可能在炎症性肠病中起一定的致病作用。动物实验结果显示,在银屑病的受损皮肤中,伴随着 IL-22 的强烈诱导,IL-22BP 水平中度升高。IL-22BP 在银屑病患者的非损伤性皮肤中低水平表达,与健康供者和特应性皮炎患者相比,可能更容易诱导和维持银屑病病变。虽然 IL-22BP 能够抑制银屑病患者中 IL-22 介导的皮肤炎症的程度,但 IL-22/IL-22BP 值与银屑病的严重程度明显相关。IL-22BP 能够抑制 IL-22 在皮肤中的有害行为,但其因表达量不足,不能有效阻止 IL-22 的作用,并且 IL-22BP 有助于银屑病的表皮改变的形成和维持。有研究发现 139 例肝硬化患者外周血 IL-22 水平和低的 IL-22BP/IL-22 值与慢性肝炎急性加重导致肝衰竭和肝硬化相关。体外实验发现,过度分泌的 IL-22BP 可以中和 IL-22,并可能在肝硬化患者中预防 IL-22 的不良反应和肝损伤的发生。

研究发现 IL-22 在肺部感染中发挥保护性作用,可以通过调节相关免疫反应和促进组织细胞再生来减轻各种病原体感染导致的炎症损伤。最新研究发现 IL-22BP 可以加重肺部感染恶化。IL-22BP 基因敲除小鼠可以免受流感病毒感染和细菌性超级感染,从而避免重症感染的发生。在肺部感染患者中 IL-22BP 通过与 IL-22 相互作用而损害气道黏膜上皮屏障功能,从而发挥明显的促炎作用。既往研究认为 IL-22/IL-22BP 轴在慢性疾病中可以预防 IL-22 的暴露对上皮细胞的损伤。但在流感等急性感染中,Hebert 等通过 IL-22BP 基因敲除小鼠、体外支气管黏膜上皮细胞的培养等实验证实了 IL-22/IL-22BP 轴是一个潜在的可以减少流感引起的肺炎的靶向信号通路。

以上研究说明,IL-22 同时具有促炎和抑炎的双重功能,在不同疾病中发挥的作用不同。IL-22BP 的作用主要是对抗和抑制 IL-22 在各种疾病中的生物学效应,其生物学功能的发挥取决于 IL-22BP 的产生量或者 IL-22 与 IL-22BP 的比值。

二、IL-22 在哮喘发病中的作用及机制

哮喘的发生、发展是一个非常复杂的病变过程,它涉及多种免疫细胞与细胞因子。近年来研究发现,IL-22 在过敏性气道疾病发病中起重要作用,而分泌 IL-22 的免疫细胞 Th17 和 Th22 等细胞与哮喘的发生有着密切的关系。

研究发现 IL-22 在儿童及成人哮喘患者外周血中的表达水平明显升高,并且与疾病严重程度有关,从而推测 IL-22 与哮喘的发病有关。此外,Johnson 等报道哮喘患者气道内 IL-22 和 IL-22 受体表达水平升高。IL-22 参与哮喘发病的机制可能是其能抑制 IFN-γ 介导的促炎细胞因子的产生,进而抑制气道上皮细胞的炎症反应。在重症哮喘患者的发病机制中,IFN-γ 与气道平滑肌细胞的收缩和免疫细胞的激活有关。Farahani 等认为卵清蛋白干预的 IL-22 基因敲除小鼠的支气管肺泡灌洗液和肺组织中的嗜酸性粒细胞呈现较低的水平,气道组织中白细胞浸润减少,IL-5、IL-13、IL-22 和 IL-33 表达水平降低。气道内注入重组 IL-22 可以抑制嗜酸性粒细胞型气道炎症。由此可见,IL-22 在动物和人类体内是诱导气道炎症发生所必需的分子,IL-22 的缺乏可抑制呼吸道过敏性炎症反应。此外研究发现,IL-22 是过敏性哮喘启动的必需条件,其功能可能是作为已经建立的过敏性气道炎症的负性调节因子,在过敏性哮喘小鼠中,IL-22 有助于 IL-17A 的促炎症特性的发挥。综上,IL-22 在重症哮喘患者体内水平升高,从而抑制重症哮喘的发生,这可能是通过一种负反馈调控机制来减轻气道的炎症反应,其原因可能与其抑制 IFN-γ 功能、在支气管黏膜上皮细胞中部分促进了 TGF-β1 介导的上皮间充质转化、促进气道重塑等方面有关。

在哮喘发病过程中,由树突状细胞(DC)产生的 IL-22BP 可能是 IL-22 的内源性抑制剂。进一步的动物实验发现,采用 IL-22BP 和 IL-22 中和抗体处理哮喘模型小鼠后,小鼠肺组织切片中气道炎症反应明显减轻、炎症细胞总数和嗜酸性粒细胞计数明显减少,支气管管腔的狭窄和平滑肌细胞的增生现象也明显减轻。上述研究结果支持 IL-22BP 可能成为哮喘治疗

的新靶点。

然而,目前也有观点认为 IL-22 在过敏性气道疾病中起保护性作用。首先,在小鼠模型中,IL-22 在过敏性气道炎症性疾病的形成中起保护性作用,可以抑制上皮细胞因子的表达,而 IL-22 的这种抑制作用部分受到上皮细胞产生的一种抗微生物蛋白分子 Reg3γ 的调控。重组 Reg3γ 可以抑制过敏性气道炎症小鼠肺部 IL-33 和 TSLP 的表达、减轻嗜酸性粒细胞的浸润。

综上所述,IL-22 在哮喘特别是重症哮喘发病机制中的确切作用仍需要进一步的研究。

三、FZ 治疗哮喘的研究进展

FZ 是 IL-22 的单克隆抗体,其临床应用最先是在特应性皮炎(atopic dermatitis,AD)中开始的。AD 是常见的慢性炎症性皮肤病,成人中患病率为 7%～10%。其主要特征是皮肤瘙痒,伴有过敏症状发生,如哮喘、过敏性鼻炎和食物过敏,并且容易发生皮肤感染。对于中重度 AD 患者来说,大部分皮肤表面积常受到累及,严重者可影响患者的生活质量。中重度 AD 的治疗手段有限,全身性免疫抑制剂的治疗也尚未得到 FDA 的批准。过敏性哮喘是 AD 常见的并发症。

最近的研究发现,AD 患者中 Th2 和 Th22 细胞的 T 细胞通道被明显激活,IL-22 在 AD 的发病中起重要作用。动物实验证实了 IL-22 和 Th22 型细胞因子促进皮肤角质形成细胞增生、抑制分化和皮肤屏障的形成,被认为是 AD 研究的两大里程碑。有关应用 IL-22 的单克隆抗体 FZ 治疗 60 例中重度 AD 的随机、双盲、为期 12 周的 2a 期临床试验研究结果显示,FZ 可以明显改善 AD 患者的临床严重指数(SCORAD)和体表面积损害的范围(BSA),常见不良反应为上呼吸道感染。进一步研究发现,59 例中重度 AD 患者经 IL-22 的单克隆抗体 FZ 治疗 4 周和 12 周后,IL-22 和多个免疫信号通路表达水平明显下调,包括 Th1/CXCL9、Th2/CCL18/CCL22、Th17/CCL20/DEFB4A 和 Th22/IL-22/S100A's 等,因此认为 FZ 治疗 AD 患者的临床反应的组织预测因子主要涉及 T 细胞和 DC 的活化和分化的基因,说明 IL-22 的阻断对于 AD 发病的多个炎症信号通路有重要影响。

在重症嗜酸性粒细胞型哮喘患者中,抗体治疗往往以 Th2 细胞为靶点。AD 和哮喘具有相似的炎症反应的特点,因此新的生物制剂抗 IL-22 单克隆抗体 FZ 被引入哮喘的治疗。2019 年欧洲呼吸病学年会(European Respiratory Society,ERS)上发表了有关 FZ 治疗 AD 亚群中哮喘患者的临床数据,FZ 治疗反应的基因图谱结果显示,在治疗 12 周时,相对于 87 例健康志愿者,323 例哮喘患者外周血下调基因的丰度值明显增高,差异具有统计学意义。最新的研究结果提示 AD 和哮喘亚组患者可能具有相同的 IL-22 的信号通路,因此 FZ 很有可能成为重症哮喘患者治疗的一种新的非常有前途的生物学制剂,但其具体机制和不良反应还需要进一步研究。

(曹孟淑)

参 考 文 献

[1] Xie M H,Aggarwal S,Ho W H,et al. Interleukin(IL)-22,a novel human cytokine that signals through the interferon receptor-related proteins CRF2-4 and IL-22R[J]. J Biol Chem,2000,275(40):31335-31339.

［2］ Witte E，Witte K，Warszawska K，et al. Interleukin-22：a cytokine produced by T，NK and NKT cell subsets，with importance in the innate immune defense and tissue protection［J］. Cytokine Growth Factor Rev，2010，21(5)：365-379.

［3］ Eyerich S，Eyerich K，Cavani A，et al. IL-17 and IL-22：siblings，not twins［J］. Trends Immunol，2010，31(9)：354-361.

［4］ Volpe E，Servant N，Zollinger R，et al. A critical function for transforming growth factor-beta，interleukin 23 and proinflammatory cytokines in driving and modulating human T_H-17 responses［J］. Nat Immunol，2008，9(6)：650-657.

［5］ Renauld J C. Class Ⅱ cytokine receptors and their ligands：key antiviral and inflammatory modulators［J］. Nat Rev Immunol，2003，3(8)：667-676.

［6］ Wolk K，Kunz S，Witte E，et al. IL-22 increases the innate immunity of tissues［J］. Immunity，2004，21(2)：241-254.

［7］ Xu W，Presnell S R，Parrish-Novak J，et al. A soluble class Ⅱ cytokine receptor，IL-22RA2，is a naturally occurring IL-22 antagonist［J］. Proc Natl Acad Sci U S A，2001，98(17)：9511-9516.

［8］ 顾佩玉，盛建，汪丽静，等. IL-22 与肺纤维化发病机制关系的研究进展［J］. 国际呼吸杂志，2017，37(18)：1421-1424.

［9］ Aujla S J，Chan Y R，Zheng M，et al. IL-22 mediates mucosal host defense against Gram-negative bacterial pneumonia［J］. Nat Med，2008，14(3)：275-281.

［10］ Martin J C，Beriou G，Heslan M，et al. IL-22BP is produced by eosinophils in human gut and blocks IL-22 protective actions during colitis［J］. Mucosal Immunol，2016，9(2)：539-549.

［11］ Martin J C，Wolk K，Beriou G，et al. Limited presence of IL-22 binding protein，a natural IL-22 inhibitor，strengthens psoriatic skin inflammation［J］. J Immunol，2017，198(9)：3671-3678.

［12］ Schwarzkopf K，Ruschenbaum S，Barat S，et al. IL-22 and IL-22-binding protein are associated with development of and mortality from acute-on-chronic liver failure［J］. Hepatol Commun，2019，3(3)：392-405.

［13］ Abood R N，McHugh K J，Rich H E，et al. IL-22-binding protein exacerbates influenza，bacterial super-infection［J］. Mucosal Immunol，2019，12(5)：1231-1243.

［14］ Hebert K D，Mclaughlin N，Galeas-Pena M，et al. Targeting the IL-22/IL-22BP axis enhances tight junctions and reduces inflammation during influenza infection［J］. Mucosal Immunol，2020，13(1)：64-74.

［15］ Farfariello V，Amantini C，Nabissi M，et al. IL-22 mRNA in peripheral blood mononuclear cells from allergic rhinitic and asthmatic pediatric patients［J］. Pediatr Allergy Immunol，2011，22(4)：419-423.

［16］ 陈丽燕，唐颖，张俐，等. 支气管哮喘患者外周血中白细胞介素 22 水平的检测及其临床意义［J］. 吉林大学学报(医学版)，2017，43(2)：349-352.

［17］ Johnson J R，Nishioka M，Chakir J，et al. IL-22 contributes to TGF-beta1-mediated epithelial-mesenchymal transition in asthmatic bronchial epithelial cells［J］. Respir

Res,2013,14:118.

[18] Pennino D,Bhavsar P K,Effner R,et al. IL-22 suppresses IFN-gamma-mediated lung inflammation in asthmatic patients[J]. J Allergy Clin Immunol, 2013, 131(2): 562-570.

[19] Raundhal M,Morse C,Khare A,et al. High IFN-γ and low SLPI mark severe asthma in mice and humans[J]. J Clin Invest,2015,125(8):3037-3050.

[20] Takahashi K, Hirose K, Kawashima S, et al. IL-22 attenuates IL-25 production by lung epithelial cells and inhibits antigen-induced eosinophilic airway inflammation [J]. J Allergy Clin Immunol,2011,128(5):1067-1076.

[21] Farahani R,Sherkat R,Hakemi M G,et al. Cytokines (interleukin-9,IL-17,IL-22, IL-25 and IL-33) and asthma[J]. Adv Biomed Res,2014,3:127.

[22] Besnard A G,Sabat R,Dumoutier L,et al. Dual role of IL-22 in allergic airway inflammation and its cross-talk with IL-17A[J]. Am J Respir Crit Care Med,2011, 183(9):1153-1163.

[23] Ito T, Hirose K, Nakajima H. Bidirectional roles of IL-22 in the pathogenesis of allergic airway inflammation[J]. Allergol Int,2019,68(1):4-8.

[24] Taube C,Tertilt C,Gyulveszi G,et al. IL-22 is produced by innate lymphoid cells and limits inflammation in allergic airway disease[J]. PLoS One,2011,6(7):e21799.

[25] Ito T, Hirose K, Saku A, et al. IL-22 induces Reg3γ and inhibits allergic inflammation in house dust mite-induced asthma models[J]. J Exp Med,2017,214 (10):3037-3050.

[26] Eyerich S,Eyerich K,Pennino D,et al. Th22 cells represent a distinct human T cell subset involved in epidermal immunity and remodeling[J]. J Clin Invest,2009,119 (12):3573-3585.

[27] Guttman-Yassky E, Brunner P M, Neumann A U, et al. Efficacy and safety of fezakinumab (an IL-22 monoclonal antibody) in adults with moderate-to-severe atopic dermatitis inadequately controlled by conventional treatments:a randomized, double-blind,phase 2a trial[J]. J Am Acad Dermatol,2018,78(5):872-881.

[28] Brunner P M,Pavel A B,Khattri S,et al. Baseline IL-22 expression in patients with atopic dermatitis stratifies tissue responses to fezakinumab[J]. J Allergy Clin Immunol,2019,143(1):142-154.

[29] Badi Y,Pavel A B,Riley J H,et al. Is fezakinumab,an anti-IL22 antibody,a putative novel therapy for a subset of severe asthma? [J]. Eur Respir J,2019,54:A1606.

第八章 以 OX40/OX40L 为治疗靶点的药物

第一节 KHK4083

哮喘是一种由嗜酸性粒细胞、肥大细胞、T 细胞等多种炎症细胞及细胞因子参与的慢性气道炎症性疾病,其中 T 细胞在哮喘的发病过程中具有重要的作用。T 细胞的活化需要两个不可或缺的信号:第一信号(识别信号)由 T 细胞受体(TCR)识别抗原提呈细胞(APC)表面的抗原肽-MHC 复合物所启动;第二信号(协同刺激信号/激活信号)由 T 细胞和 APC 表面的共刺激信号分子的相互作用所启动。OX40/OX40 配体(OX40L)是一对重要的协同刺激分子,它们的相互作用能促进 $CD4^+$ T 细胞的活化、增殖、迁移以及记忆 T 细胞的形成,在哮喘的发生和发展中起重要作用,以 OX40/OX40L 信号通路为靶点将有望成为哮喘免疫治疗的新选择。本节就 OX40/OX40L 的生物学功能、与哮喘的关系及靶向治疗展望进行综述。

一、OX40/OX40L 的分子结构及生物学功能

(一) OX40/OX40L 的结构及分布

OX40 又称 CD134、ACT35、TNFRSF4,是肿瘤坏死因子受体(TNFR)超家族成员之一,是相对分子质量为 48000~50000 的 I 型跨膜糖蛋白,由 249 个氨基酸组成。OX40 主要表达于活化的 $CD4^+$ T 细胞表面及活化的调节性 T 细胞表面,也可少量表达于 $CD8^+$ T 细胞、自然杀伤 T 细胞、自然杀伤细胞、中性粒细胞等细胞表面。$OX40^+$ T 细胞是抗原特异性 T 细胞,集中于淋巴组织的 T 细胞区和外周的炎症位点,而非炎症相关组织及外周血中则很少出现,具有很强的区域特异性。

OX40L 又称 gp34、CD252、TNFSF4,是肿瘤坏死因子(TNF)超家族成员之一,是相对分子质量约为 34000 的 II 型跨膜糖蛋白,由 183 个氨基酸组成。OX40L 主要表达于活化的 APC 表面,特别是树突状细胞(DC),也可表达于 B 细胞、巨噬细胞、朗格汉斯细胞、内皮细胞、平滑肌细胞、肥大细胞等细胞表面。

(二) OX40/OX40L 在细胞表面表达的调节

OX40 的表达需要 3 个信号:①较强的 TCR 配体;②CD28 的参与;③IL-2/IL-2R 信号。OX40 的表达程度取决于局部微环境,低剂量的抗原刺激或微弱的 TCR 激动剂并不能引起 OX40 的表达上调。OX40 在前述细胞上的表达水平一般在受到 TCR 刺激后的 48~72 h 达高峰,在 120 h 左右降至初始水平。IL-2、IL-1、TNF 均能够诱导 $CD4^+$ T 细胞和 $CD8^+$ T 细胞表面 OX40 的表达。

调节 OX40L 在 APC 表面表达的具体机制目前尚不太明确,但一些研究发现将 DC 与 TNF-α 或者抗 CD40 单克隆抗体共孵育能够诱导 OX40L 的表达。此外,干扰素 γ(IFN-γ)、前列腺素 E2、胸腺基质淋巴细胞生成素(TSLP)和 IL-18 均可以促进 OX40L 的表达。OX40L 的表达主要局限在炎症部位。

(三)OX40 / OX40L 的生物学功能

1. OX40/OX40L 信号促进 T 细胞的克隆增殖

OX40/OX40L 信号产生协同刺激作用,可以增强 CD4⁺ T 细胞和 CD8⁺ T 细胞的克隆增殖。目前认为,OX40 参与初始 T 细胞活化及增殖的可能机制为抗原活化的 CD4⁺ T 细胞通过 CD28 与 DC 上的 CD86 作用进一步活化,上调 OX40 的表达;同时,活化的 DC 表达 OX40L。通过 CD28 与 OX40 信号的高度协同作用,抗原特异性 CD4⁺ T 细胞活化并快速增殖。OX40 基因敲除小鼠的 T 细胞在活化初期的增殖和 IL-2 的分泌均正常,但在应答后期则不能维持,从而在初次应答后期仅形成少量的抗原特异性 CD4⁺ T 细胞,提示 OX40 信号在维持 T 细胞的增殖中起重要作用。

2. OX40/OX40L 信号能延长 T 细胞的存活时间

OX40 与其他 TNFR 家族成员一样,也能延长 T 细胞的存活时间,但与其他成员有一定的重叠效应。OX40 信号还可以与 Toll 样受体(TLR)的配体产生协同作用,延长抗原特异性 CD4⁺ T 细胞的存活时间,其机制可能与 TLR 配体能够促进 APC 的成熟,进一步促进 APC 产生 IL-2、IFN-α、IFN-β 和 TNF-α 等细胞因子,这些细胞因子进而促进 T 细胞的增殖和存活有关。

3. OX40/OX40L 信号促进 T 细胞的分化和细胞因子的分泌

OX40/OX40L 信号能够促进 IL-2、IL-4、IL-5、IFN-γ 的产生和记忆 CD4⁺ T 细胞的聚集。既往研究认为 OX40/OX40L 信号主要促进 CD4⁺ T 细胞向 CD4⁺ Th2 细胞方向分化,从而产生高水平的 Th2 型细胞因子。目前研究表明,OX40 在 Th1 细胞和 Th2 细胞表面水平相当,并且 OX40/OX40L 信号能够同时促进 Th1 细胞和 Th2 细胞的分化。OX40/ OX40L 信号刺激对 CD4⁺ T 细胞向 Th1 细胞或 Th2 细胞的分化的决定作用取决于多种因素整合的结果,尤其是 TCR 刺激的强度、抗原及剂量以及可以利用的细胞因子。

4. OX40/OX40L 信号介导淋巴细胞的迁徙和黏附

OX40L 能够促进 APC 表达 CXCR5,而该因子被认为与 T 细胞、B 细胞迁徙至次级淋巴细胞器官有关。许多研究发现,在 OX40 缺陷型小鼠或者用抗 OX40L 单克隆抗体阻断 OX40/OX40L 信号后,活化的 CD4⁺ T 细胞迁移至脾脏 B 细胞区的能力下降,这可能与 CD4⁺ T 细胞表达的 CXCR5 的水平下降有关。体外实验发现 OX40/OX40L 信号能够趋化 CD4⁺ T 细胞黏附于人血管内皮细胞,促进免疫细胞穿透血管内皮层迁移到炎症部位,进而发挥免疫防御和免疫监视功能。

5. OX40/OX40L 介导的双向共刺激信号

研究表明,与许多其他 TNFR 家族成员一样,OX40/OX40L 信号的传递具有双向性,即 OX40 与 OX40L 结合后,一方面通过受体 OX40 向 T 细胞传递正向共刺激信号,维持 T 细胞的活化、增殖、存活等,另一方面则通过配体 OX40L 向 APC 传递逆向信号。OX40/ OX40L 介导的逆向信号能够促进 DC 的成熟并上调 OX40L 的表达,进而促进 IL-12、IL-1β 等细胞因子的生成以及表面共刺激分子 CD80、CD86 等的表达上调,其还能上调活化的 B 细胞表达 OX40L 分子,并通过逆向信号促进免疫球蛋白的生成。

二、OX40/OX40L 参与的信号转导机制

OX40/OX40L 参与的信号通路目前尚不清楚。OX40 分子通过一小段包含 QEE 保守的氨基酸序列招募肿瘤坏死因子受体相关因子(TRAF)2、3、5 到它的胞质段,形成包含 IKKα 和 IKKβ,以及 PI3k 和 PKB(Akt)的信号转导复合物。其中 TRAF2 在 OX40 介导的效应功能方面居于主导地位,许多研究表明 TRAF2 是连接 OX40 和 NF-κB 的主要信号适配器。OX40/OX40L 信号活化 PI3K/PKB(Akt)和 NF-κB 信号通路,这些信号通路的活化进而上调许多 Bcl-2 抗凋亡家族成员,包括 Bcl-xL、Bcl-2 和 Bfl-1,同时也上调调节细胞分裂的分子如生存素和极光激酶 B,进而下调 CTLA-4 和 Foxp3 分子。OX40/OX40L 信号还与 TCR 信号协同作用,通过未知机制促进细胞的 Ca^{2+} 内流,进而加速活化 T 细胞核因子(NFAT)向细胞核内移位,调控上述因子的表达。也就是说,OX40/OX40L 信号可以通过 PI3K/PKB(Akt)、NF-κB 和 Ca^{2+}/NFAT 等通路启动下游的一系列信号通路,进而介导 T 细胞的增殖、分裂、存活,细胞因子的转录以及细胞因子受体的表达。OX40/OX40L 参与的信号转导机制见图 8-1。

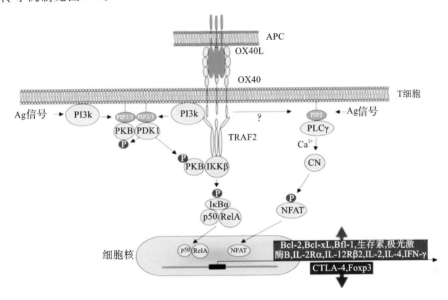

图 8-1 OX40/OX40L 参与的信号转导机制

三、OX40/OX40L 信号与哮喘发病的关系

雷伟等通过 OVA 诱导的哮喘小鼠模型发现,OX40L 蛋白干预组小鼠表现出显著的哮喘特征,包括嗜酸性粒细胞浸润显著增多、支气管肺泡灌洗液中细胞因子(IL-4、IL-6、IL-13、IL-17、TNF-α、IFN-γ)水平升高、T 细胞凋亡减少,抗小鼠 OX40L 中和抗体组嗜酸性粒细胞浸润减少。$OX40^{-/-}$ 小鼠经 OVA 致敏激发后,Th2 型免疫应答严重受损,包括高水平的 IL-5、IL-4 和 IgE;此外,$OX40^{-/-}$ 小鼠表现出减轻的肺部炎症,包括 80%～90% 的嗜酸性粒细胞和黏液产生减少,杯状细胞增生减少,气道高反应性显著减弱。这些研究突显了 OX40 在过敏性哮喘发展中的潜在重要性,并表明靶向 OX40 在治疗上可能是有用的。

Siddiqui 等发现 OX40、OX40L 在轻度哮喘患者的支气管黏膜中表达较正常对照者有所升高,并且其表达与组织中的嗜酸性粒细胞水平和 IL-4 的含量呈正相关。Ma 等同样发现

哮喘患者血清 OX40L 水平显著高于健康对照者,同时发现激素抵抗型哮喘(SRA)患者血清 OX40L 水平显著高于激素敏感型哮喘(SSA)患者,且哮喘患者经糖皮质激素治疗后血清 OX40L 水平下降,SSA 组患者血清 OX40L 下降较 SRA 组更显著。雷伟等检测不同发作时期哮喘患者外周血 T 细胞 OX40 水平发现,哮喘患者在急性发作期的外周血 T 细胞表面存在协同刺激分子 OX40/OX40L 的异常高表达,其水平与急性发作期哮喘患者的 FeNO 水平、外周血嗜酸性粒细胞计数及肺功能等临床指标显著相关,并与患者病情的严重程度明显相关。以上研究结果提示 OX40/OX40L 信号分子可以作为反映哮喘的免疫失衡、炎症水平和临床疾病严重程度、预测糖皮质激素疗效的一项有意义的生物学指标。这些研究提示 OX40/OX40L 信号可能在哮喘的发生和发展过程中发挥了非常重要的作用,未来可能会成为哮喘免疫治疗的新靶点。

四、OX40/OX40L 在哮喘中的靶向治疗

OX40 独一无二的特性使其成为临床治疗多种免疫相关疾病的一个重要靶点。①表达 OX40 的 T 细胞只在炎症处存在,因此以 OX40 为靶点不会影响其他正常部位和外周 T 细胞库;②体内炎症处表达 OX40 的 T 细胞是抗原特异性 T 细胞,对抗原的针对性极强;③OX40 的生物学功能主要限于效应性 $CD4^+$ T 细胞,它是诱导细胞因子的一个主要来源,能维持正在进行的免疫应答,并辅助 $CD8^+$ T 细胞的杀伤作用;④OX40 可以打破免疫耐受,恢复免疫监视,因而可以靶向 OX40 治疗哮喘。通过阻断 OX40/OX40L 治疗哮喘是因为阻断的作用发挥得相当迅速,机制之一是降低了 Th 型免疫应答,阻止了抗原特异性 T 细胞的增殖;机制之二是 OX40 对于 T 细胞黏附于内皮细胞很重要,阻止了 T 细胞穿过血管内皮迁至炎症组织。

(一)阻断 OX40/OX40L 共刺激信号分子在哮喘动物模型治疗中的价值

雷伟等发现,在哮喘小鼠模型中,OX40 和 OX40L 的表达上调,同时使用刺激性 OX40 型单克隆抗体使 OX40/OX40L 信号上调可诱导哮喘小鼠 T 细胞的增殖和细胞因子的分泌,提示 OX40/OX40L 信号参与了哮喘的发病。通过使用 OX40 缺陷小鼠或者在抗原激发阶段用抗 OX40L 单克隆抗体阻断 OX40/OX40L 信号通路,可以减少嗜酸性粒细胞浸润,降低气道高反应性,减少气道黏液分泌和 Th2 型细胞因子的生成;使用 OX40L 缺陷小鼠也可以观察到同样的现象。有研究发现,在哮喘小鼠模型中,抗 OX40L 单克隆抗体仅在致敏阶段发挥治疗效应,而在哮喘的激发阶段则没有治疗效应。而有学者在屋尘螨致敏的小鼠肺部炎症模型中发现,即使将抗 OX40L 单克隆抗体的治疗延迟至炎症发作后也能观察到疗效。以上研究结果的不一致不仅提示单克隆抗体的疗效可能与哮喘病程有关,也提示抗 OX40L 单克隆抗体如果用于治疗哮喘,疗效也可能存在一定的个体差异性。

(二)阻断 OX40/OX40L 共刺激信号分子在哮喘患者治疗中的价值

Gauvreau 等学者通过对 28 例轻度过敏性哮喘患者进行抗 OX40L 单克隆抗体治疗发现,和对照组相比,抗 OX40L 单克隆抗体治疗并未减弱早期或晚期哮喘反应,没有降低哮喘患者的气道高反应性,但是有效降低了血清总 IgE 水平和气道嗜酸性粒细胞的数量,同时患者并未出现明显的不良反应。Mohamed 等检测不同严重程度及不同时期哮喘患儿的血清 OX40L 水平发现,重度哮喘急性加重的患儿的血清 OX40L 水平高于轻度或中度哮喘急性加重的患儿;在稳定期间,重度持续性哮喘患儿的血清 OX40L 水平明显高于中度或轻度持

续性哮喘患儿。Gauvreau 等的研究结果虽然令人对 OX40/OX40L 信号通路在哮喘中的应用价值有点失望,但是该研究中潜在的试验样本例数(28 例)、抗体剂量、给药时间间隔、抗体的治疗持续时间、OX40/OX40L 信号通路生物标志物、哮喘患者严重程度等一系列问题都使得 OX40/OX40L 信号通路在哮喘中的应用价值还需要更进一步的评价。

KHK4083 是针对 OX40 的全人源化非岩藻糖基化 IgG1 型单克隆抗体。KHK4083 通过与 OX40L 结合抑制 OX40/OX40L 信号通路,减少 T 细胞活化,抑制 T 细胞增殖及记忆 T 细胞的形成,同时减少免疫耐受(图 8-2)。其在体外对 OX40L 表现出拮抗活性,并且在移植物抗宿主病和迟发型超敏反应的动物模型中显示出功效(数据归 Kyowa Kirin 制造开发公司所有,未发表)。OX40 在银屑病患者的病变皮肤部位高表达,Papp 等在轻中度斑块状银屑病患者中开展 KHK4083 的 1 期随机临床研究,评估中重度银屑病患者接受不同剂量 KHK4083 的安全性及耐受性,结果显示不同剂量的 KHK4083 的安全性及耐受性良好。较高剂量 KHK4083(1.0 mg/kg 及 10 mg/kg 静脉注射;1.0 mg/kg 皮下注射)治疗可改善银屑病严重程度指数,提示 KHK4083 对银屑病患者有效。但其在哮喘患者中的疗效有待开展进一步临床研究分析。

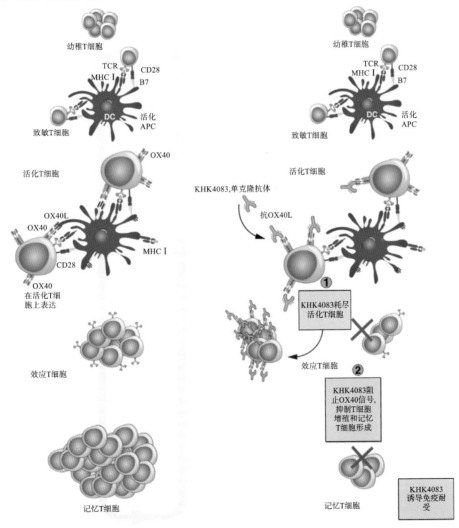

图 8-2　KHK4083 对 T 细胞增殖及记忆 T 细胞形成的影响

Hong 等研究发现抗 CD40 抗体与抗 OX40L 抗体可协同减少 IgE 和 IgA 的产生以及其在肥大细胞中的释放,与单独的阻断抗体治疗相比,降低了小鼠的肺组织炎症反应,提示抗 CD40 抗体与抗 OX40L 抗体协同作用可为过敏性哮喘提供潜在的治疗方法。此外,CD28 信号可以促进 CD40 在初始 T 细胞上的表达,进而上调 OX40 mRNA,提示 OX40 在初始 CD4$^+$ T 细胞上的表达在很大程度上依赖 CD28 信号,因此推测不预先抑制共刺激分子 CD28 而直接抑制 OX40 可能不足以抑制 T 细胞炎症反应。在 Th2 型免疫应答中,胸腺基质淋巴细胞生成素(TSLP)通过在 DC 上诱导 OX40L 的表达发挥关键作用,这是诱导 Th2 细胞介导的过敏级联反应的触发因素。因此,TSLP-DC-OX40L 轴可能是哮喘的炎症级联反应的主要途径。基于以上分析,可推测抗 OX40L 单克隆抗体与抗其他信号通路的单克隆抗体的联合应用可能是未来哮喘治疗的研究方向之一。

五、结语

OX40/OX40L 是机体免疫应答过程中一对重要的共刺激信号分子,参与了 T 细胞的活化、增殖、分化以及细胞因子的分泌,延长了 T 细胞的存活时间,介导了淋巴细胞的迁徙和黏附。抗 OX40L 单克隆抗体在许多炎症性疾病的治疗中取得了满意的效果,目前抗 OX40L 单克隆抗体在哮喘中的疗效尚不确切,更多临床试验亟待开展,以进一步分析 OX40/OX40L 信号通路在哮喘中的应用价值,期望能够为哮喘发病机制的研究及其分子靶向治疗提供更有价值的线索。

(叶小群)

参 考 文 献

[1] Zhou L F,Zhu Y,Cui X F,et al. Arsenic trioxide,a potent inhibitor of NF-kappaB, abrogates allergen-induced airway hyperresponsiveness and inflammation[J]. Respir Res,2006,7(1):146.

[2] So T,Lee S W,Croft M. Immune regulation and control of regulatory T cells by OX40 and 4-1BB[J]. Cytokine Growth Factor Rev,2008,19(3-4):253-262.

[3] Zaini J,Andarini S,Tahara M,et al. OX40 ligand expressed by DCs costimulates NK T and CD4$^+$ Th cell antitumor immunity in mice[J]. J Clin Invest,2007,117(11): 3330-3338.

[4] Liu C,Lou Y,Lizée G,et al. Plasmacytoid dendritic cells induce NK cell-dependent, tumor antigen-specific T cell cross-priming and tumor regression in mice[J]. J Clin Invest,2008,118(3):1165-1175.

[5] Baumann R,Yousefi S,Simon D,et al. Functional expression of CD134 by neutrophils [J]. Eur J Immunol,2004,34(8):2268-2275.

[6] Nakae S,Suto H,Iikura M,et al. Mast cells enhance T cell activation:importance of mast cell costimulatory molecules and secreted TNF[J]. J Immunol,2006,176(4): 2238-2248.

[7] Verdeil G,Puthier D,Nguyen C,et al. STAT5-mediated signals sustain a TCR-initiated gene expression program toward differentiation of CD8 T cell effectors[J]. J

Immunol,2006,176(8):4834-4842.

[8] Croft M. Control of immunity by the TNFR-related molecule OX40(CD134)[J]. Annu Rev Immunol,2010,28:57-78.

[9] Iwasaki A,Medzhitov R. Toll-like receptor control of the adaptive immune responses [J]. Nat Immunol,2004,5(10):987-995.

[10] Ruby C E,Montler R,Zheng R,et al. IL-12 is required for anti-OX40-mediated CD4 T cell survival[J]. J Immunol,2008,180(4):2140-2148.

[11] Ohshima Y,Yang L P,Uchiyama T,et al. OX40 costimulation enhances interleukin-4(IL-4) expression at priming and promotes the differentiation of naive human CD4$^+$ T cells into high IL-4-producing effectors[J]. Blood,1998,92(9):3338-3345.

[12] Arestides R,He H,Westlake R,et al. Costimulatory molecule OX40L is critical for both Th1 and Th2 responses in allergic inflammation[J]. Eur J Immunol,2002,32 (10):2874-2880.

[13] Jenkins S J,Perona-Wright G,Worsley A G,et al. Dendritic cell expression of OX40 ligand acts as a costimulatory,not polarizing,signal for optimal Th2 priming and memory induction *in vivo*[J]. J Immunol,2007,179(6):3515-3523.

[14] Obermeier F,Schwarz H,Dunger N,et al. OX40/OX40L interaction induces the expression of CXCR5 and contributes to chronic colitis induced by dextran sulfate sodium in mice[J]. Eur J Immunol,2003,33(12):3265-3274.

[15] Wang Q,Chen Y,Ge Y,et al. Characterization and functional study of five novel monoclonal antibodies against human OX40L highlight reverse signalling：enhancement of IgG production of B cells and promotion of maturation of DCs[J]. Tissue Antigens,2004,64(5):566-574.

[16] Croft M,So T,Duan W,et al. The significance of OX40 and OX40L to T-cell biology and immune disease[J]. Immunol Rev,2009,229(1):173-191.

[17] Lei W,Zeng D,Liu G,et al. Crucial role of OX40/OX40L signaling in a murine model of asthma[J]. Mol Med Rep,2018,17(3):4213-4220.

[18] Jember A,Zuberi R,Liu F,et al. Development of allergic inflammation in a murine model of asthma is dependent on the costimulatory receptor OX40[J]. J Exp Med,2001,193(3):387-392.

[19] Siddiqui S,Mistry V,Doe C,et al. Airway wall expression of OX40/OX40L and interleukin-4 in asthma[J]. Chest,2010,137(4):797-804.

[20] Ma S,Zhang L. Elevated serum OX40L is a biomarker for identifying corticosteroid resistance in pediatric asthmatic patients[J]. BMC Pulm Med,2019,19(1):66.

[21] 李伟,王勤,施敏骅. 哮喘患者外周血 T 细胞 OX40 及血清 sOX40L 的表达和临床意义[J]. 江苏医药,2013,39(5):573-575.

[22] Lei W,Zeng D,Zhu C,et al. The upregulated expression of OX40/OX40L and their promotion of T cells proliferation in the murine model of asthma[J]. J Thorac Dis,2014,6(7):979-987.

[23] Salek-Ardakani S,Song J,Halteman B S,et al. OX40(CD134) controls memory T

helper 2 cells that drive lung inflammation[J]. J Exp Med,2003,198(2):315-324.

[24] Burrows K,Dumont C,Thompson C,et al. OX40 blockade inhibits house dust mite driven allergic lung inflammation in mice and *in vitro* allergic responses in humans [J]. Eur J Immunol,2015,45(4):1116-1128.

[25] Gauvreau G,Boulet L,Cockcroft D,et al. OX40L blockade and allergen-induced airway responses in subjects with mild asthma[J]. Clin Exp Allergy,2014,44(1): 27-37.

[26] Ezzat M,Imam S,Shaheen K,et al. Serum OX40 ligand levels in asthmatic children: a potential biomarker of severity and persistence[J]. Allergy Asthma Proc,2011,32 (4):313-318.

[27] Papp K,Gooderham M,Girard G,et al. Phase Ⅰ randomized study of KHK4083,an anti-OX40 monoclonal antibody,in patients with mild to moderate plaque psoriasis [J]. J Eur Dermatol Venereol,2017,31(8):1324-1332.

[28] Hong G,Lim J,Kim N,et al. IgE and IgA produced by OX40-OX40L or CD40-CD40L interaction in B cells-mast cells re-activate FcεRⅠ or FcαRⅠ on mast cells in mouse allergic asthma[J]. Eur J Pharmacol,2015,754:199-210.

[29] Murakami-Satsutani N,Ito T,Nakanishi T,et al. IL-33 promotes the induction and maintenance of Th2 immune responses by enhancing the function of OX40 ligand [J]. Allergol Int,2014,63(3):443-455.

[30] Webb G J,Hirschfield G M,Lane P J. OX40,OX40L and autoimmunity: a comprehensive review[J]. Clin Rev Allergy Immunol,2016,50(3):312-332.

第二节　KY1005

　　KY1005 是由 Kymab 公司研发的一种针对免疫系统关键调节因子 OX40L 的单克隆抗体。它与 OX40L 结合并阻止其激活 OX40,后者可导致免疫系统疾病,并对患者产生破坏性影响。KY1005 可通过阻止这种激活,使免疫系统恢复平衡。

1. TSLP-DC-OX40L 通路

　　OX40L 是一种 Ⅱ 型跨膜糖蛋白,属于肿瘤坏死因子超家族,直接由胸腺基质淋巴细胞生成素(thymic stromallymphopoietin,TSLP)激活的抗原提呈细胞表达,这些抗原提呈细胞包括 B 细胞、巨噬细胞、内皮细胞和成熟树突状细胞(dendritic cell,DC),TSLP 由参与 Th2 型免疫反应的上皮细胞、柱状细胞、气道平滑肌细胞和树突状细胞产生。

　　TSLP 在许多过敏性疾病中起着重要的作用,如过敏性皮炎和哮喘,TSLP 激活未成熟的 CD11 树突状细胞表达 OX40L,然后这些细胞变成成熟的树突状细胞,并迁移至淋巴结。在淋巴结内,成熟的树突状细胞上表达的 OX40L 通过与 OX40 结合而激活幼稚 CD4$^+$ T 细胞,使得 CD4$^+$ T 细胞分化成 Th2 细胞,产生 IL-4、IL-5、IL-13、TNF-α 等细胞因子(图 8-3)。Th2 细胞还可引发 IgE 产生、嗜酸性粒细胞增多、黏液生成、成纤维细胞增殖,这些都是过敏性哮喘的特征。

2. TSLP-DC-OX40L 通路与哮喘

　　过敏性哮喘的特征是血清 IgE 水平高,嗜酸性粒细胞大量浸润引起慢性气道炎症,细支

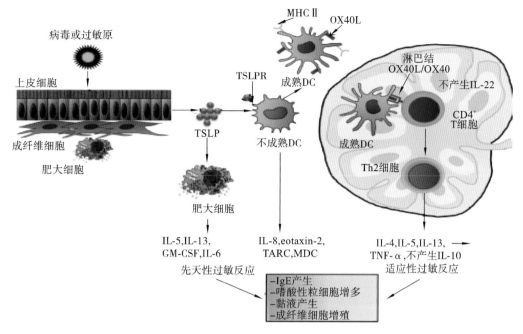

图 8-3　过敏性反应中 OX40/OX40L 和 TSLP 的病理生理特征

注：DC 为树突状细胞；eotaxin-2 为嗜酸性粒细胞趋化因子 2；GM-CSF 为粒细胞-巨噬细胞集落刺激因子；MDC 为巨噬细胞衍生的趋化因子；MHC 为主要组织相容性复合体；TARC 为胸腺激活调节趋化因子；TNF-α 为肿瘤坏死因子 α；TSLP 为胸腺基质淋巴细胞生成素；TSLPR 为胸腺基质淋巴细胞生成素受体。

气管中黏液产生增多，以及对各种特异性和非特异性刺激的气道高反应性（airway hyperresponsiveness，AHR）。TSLP-DC-OX40L 通路所生成的细胞因子均参与过敏性哮喘的发生，研究表明，过敏性哮喘是由产生 IL-4、IL-5 和 IL-13 的 Th2 细胞引起的。IgE 的产生主要受 IL-4 的控制，IL-4 参与细胞表面 IgE 受体的上调和 IgE 的分泌、肥大细胞的活化、黏液分泌过多，以及 T 细胞分化为 Th2 细胞。IL-5 参与嗜酸性粒细胞在骨髓中的复制和成熟，控制嗜酸性粒细胞的发育、活化和募集。IL-13 可促进杯状细胞的增生，增加黏液产生，增强支气管高反应性，并刺激 B 细胞产生 IgE 和嗜酸性粒细胞向肺迁移。

动物模型研究显示了 OX40/OX40L 相互作用在哮喘发病中的关键作用。研究发现 OX40L 缺陷型小鼠肺嗜酸性粒细胞及支气管黏液产生均减少，气道高反应性减弱，Th2 型细胞因子（IL4、IL-5 和 IL-13）在支气管肺泡灌洗液和血清中的表达降低。在野生型小鼠中应用抗 OX40L 单克隆抗体可显著减弱气道高反应性和改善哮喘症状，在临床试验中，使用特异的 OX40L 中和抗体阻断 OX40/OX40L 相互作用可抑制与 TSLP 引发的树突状细胞共培养的 CD4⁺ T 细胞中 Th2 型细胞因子的产生。在过敏性哮喘患者中，表达 OX40L 的外周血 B 细胞比例显著高于非过敏性哮喘患者和健康对照者，并且与过敏性哮喘患者的总血清 IgE 水平显著相关。这些发现证实了 OX40L 表达与哮喘的特应性机制之间的联系。在轻度哮喘患者中，支气管黏膜下层的 OX40 和 OX40L 的表达增高，并且其表达与 IL-4 和组织嗜酸性粒细胞水平呈正相关。OX40L 也表达于哮喘患者的气道平滑肌细胞上，并可被 TNF-α 上调，用抗 OX40L 单克隆抗体治疗的患者血清 IgE 水平下降和气道嗜酸性粒细胞减少，支持了 OX40/OX40L 信号转导导致过敏性炎症发展的观点，但抗 OX40L 单克隆抗体对哮喘患者的气道高反应性无效。

3. KY1005 临床试验现状

临床前研究的发现表明,体内阻断 OX40/OX40L 可以为过敏性哮喘提供新的治疗靶点。KY1005 是 Kymab 公司研发的一种全人源化抗 OX40L 单克隆抗体。其设计目标是通过阻止"促炎"效应 T 细胞的不恰当激活和增殖,促进"抗炎"调节 T 细胞的发展,从而重新平衡免疫系统,且不会对免疫系统造成广泛的抑制。因此,KY1005 可能适用于治疗一系列自身免疫性疾病和炎症性疾病,它潜在的优势之一是更有针对性。实验证明,KY1005 在治疗免疫性疾病中具有重要作用,研究显示,KY1005 抑制了导致急性移植物抗宿主病(graft versus host disease,GVHD)的过度免疫反应,而急性 GVHD 是骨髓移植常见且可能致命的并发症。在对健康志愿者进行的 1 期临床试验中,KY1005 能够阻止 T 细胞驱动的皮肤过敏性炎症。2018 年 11 月 27 日开始的一项关于 KY1005 治疗过敏性皮炎的 2a 期、随机、双盲、安慰剂对照研究,评估了 KY1005 对中重度特应性皮炎成人患者的疗效、安全性和耐受性,该项研究拟于 2020 年上半年完成。虽然目前尚无数据显示 KY1005 在治疗过敏性哮喘中的价值,但 KY1005 可以阻断 OX40L 与 OX40 的结合,减少 Th2 细胞的生成,降低 IL-4、IL-5、IL-13 及 TNF-α 等细胞因子的水平,理论上可以抑制过敏性哮喘患者的血清 IgE 及嗜酸性粒细胞的生成、降低气道高反应性,期望在不久的将来能够为过敏性哮喘治疗带来更多的获益。

(赵　俊)

参 考 文 献

[1] Weinberg A D, Evans D E, Thalhofer C, et al. The generation of T cell memory: a review describing the molecular and cellular events following OX40 (CD134) engagement[J]. J Leukoc Biol, 2004, 75(6): 962-972.

[2] Semlali A, Jacques E, Koussih L, et al. Thymic stromal lymphopoietin-induced human asthmatic airway epithelial cell proliferation through an IL-13-dependent pathway [J]. J Allergy Clin Immunol, 2010, 125(4): 844-850.

[3] Okayama Y, Okumura S, Sagara H, et al. FcεRI-mediated thymic stromal lymphopoietin production by interleukin-4-primed human mast cells[J]. Eur Respir J, 2009, 34(2): 425-435.

[4] Zhang K, Shan L, Rahman M S, et al. Constitutive and inducible thymic stromal lymphopoietin expression in human airway smooth muscle cells: role in chronic obstructive pulmonary disease[J]. Am J Physiol Lung Cell Mol Physiol, 2007, 293 (2): L375-L382.

[5] Kashyap M, Rochman Y, Spolski R, et al. Thymic stromal lymphopoietin is produced by dendritic cells[J]. J Immunol, 2011, 187(3): 1207-1211.

[6] Ito T, Wang Y H, Duramad O, et al. TSLP-activated dendritic cells induce an inflammatory T helper type 2 cell response through OX40 ligand[J]. J Exp Med, 2005, 202(9): 1213-1223.

[7] Kaur D, Brightling C. OX40/OX40 ligand interactions in T-cell regulation and asthma [J]. Chest, 2012, 141(2): 494-499.

［8］ Robinson D S，Hamid Q，Ying S，et al. Predominant TH2-like bronchoalveolar T-lymphocyte population in atopic asthma［J］. N Engl J Med，1992，326(5)：298-304.

［9］ Wills-Karp M. Immunologic basis of antigen-induced airway hyperresponsiveness［J］. Annu Rev Immunol，1999，17：255-281.

［10］ Mazzarella G，Bianco A，Catena E. et al. Th1/Th2 lymphocyte polarization in asthma［J］. Allergy，2000，55(Suppl 61)：6-9.

［11］ Kuhn R，Rajewsky K，Muller W. Generation and analysis of interleukin-4 deficient mice［J］. Science，1991，254(5032)：707-710.

［12］ Kips J C，Brusselle G G，Joos G F，et al. Importance of interleukin-4 and interleukin-12 in allergen-induced airway changes in mice［J］. Int Arch Allergy Immunol，1995，107(1-3)：115-118.

［13］ Lopez A F，Sanderson C J，Gamble J R，et al. Recombinant human interleukin 5 is a selective activator of human eosinophil function［J］. J Exp Med，1988，167(1)：219-224.

［14］ Foster P S，Hogan S P，Ramsay A，et al. Interleukin 5 deficiency abolishes eosinophilia，airways hyperreactivity，and lung damage in a mouse asthma model［J］. J Exp Med，1996，183(1)：195-201.

［15］ Hogan S P，Mould A，Kikutani H，et al. Aeroallergen-induced eosinophilic inflammation，lung damage，and airways hyperreactivity in mice can occur independently of IL-4 and allergen-specific immunoglobulins［J］. J Clin Invest，1997，99(6)：1329-1339.

［16］ Wills-Karp M，Luyimbazi J，Xu X，et al. Interleukin-13：central mediator of allergic asthma［J］. Science，1998，282(5397)：2258-2261.

［17］ Walter D M，McIntire J，Berry G，et al. Critical role for IL-13 in the development of allergen-induced airway hyperreactivity［J］. J Immunol，2001，167(8)：4668-4675.

［18］ Hoshino A，Tanaka Y，Akiba H，et al. Critical role for OX40 ligand in the development of pathogenic Th2 cells in a murine model of asthma［J］. Eur J Immunol，2003，33(4)：861-869.

［19］ Ito T，Wang Y H，Duramad O，et al. TSLP-activated dendritic cells induce an inflammatory T helper type 2 cell response through OX40 ligand［J］. J Exp Med，2005，202(9)：1213-1223.

［20］ Farres M N，Sabry M K，Ahmed E E，et al. OX40 ligand：a potential costimulatory molecule in atopic asthma［J］. J Asthma，2014，51(6)：573-577

［21］ Harada M，Hirota T，Jodo A I，et al. Thymic stromal lymphopoietin gene promoter polymorphisms are associated with susceptibility to bronchial asthma［J］. Am J Respir Cell Mol Biol，2011，44(6)：787-793.

［22］ Siddiqui S，Mistry V，Doe C，et al. Airway wall expression of OX40/OX40L and interleukin-4 in asthma［J］. Chest，2010，137(4)：797-804.

［23］ Burgess J K，Blake A E，Boustany S，et al. CD40 and OX40 ligand are increased on stimulated asthmatic airway smooth muscle［J］. J Allergy Clin Immunol，2005，115

(2):302-308.

[24] Gauvraeu G M,Boulet L P,Cockcroft D W,et al. OX40L blockade and allergen-induced airway responses in subjects with mild asthma[J]. Clin Exp Allegy,2014,44 (1):29-37.

[25] Tkachev V,Furlan S N,Watkins B,et al. Combined OX40L and mTOR blockade controls effector T cell activation while preserving Treg reconstitution after transplant[J]. Sci Transl Med,2017,9(408):eaan3085.

第九章　以 Toll 样受体为治疗靶点的药物

Toll 样受体(TLR)属于模式识别受体(PRR),能够直接识别病原体及其产物或宿主调亡细胞和衰老损伤细胞表面某些共有的特定分子结构。病原体相关分子模式(pathogen-associated molecular patterns,PAMP)是指某些病原体或其产物所共有的高度保守、可被 PRR 识别结合的特定分子。TLR 家族包括 11 个成员,其中 TLR 1、2、4、5、6、10、11 表达于细胞膜上,TLR 3、7、8、9 表达于胞内器室,如内体/溶酶体膜上。前者识别位于不同病原体细胞壁上的保守结构,后者识别入侵病原体的基因组物质,如 TLR7 识别的 PAMP 是病毒或非病毒性单链 RNA(ssRNA)。如图 9-1 所示,TLR 是 I 型整合膜糖蛋白,具有 16~28 个富含亮氨酸的重复序列的胞外 N 末端结构域和称为 Toll/IL-1 受体(TIR)域的胞内 C 末端结构域。不同的 TLR 与其相应的配体结合后,细胞外结构域接近细胞内 TIR 域,随后触发 TLR 信号通路。细胞内 TLR 信号募集各种信号分子,包括含 TIR 域的衔接蛋白(TIRAP)、诱导 TIRAP 的干扰素 β(TRIF)、TRIF 相关衔接分子(TRAM)和髓样分化初级应答蛋白 88(MyD88)。除 TLR3 外,所有 TLR 均直接或在 TIRAP 介导下通过 MyD88 依赖性信号通路激活信号级联反应。依赖 MyD88 的信号通路最终导致活化蛋白 1 和转录因子 NF-κB 的核易位。TLR3 和 TLR4 直接通过 TRIF 或在 TRAM 的介导下发出信号。TRIF 依赖性信号通路最终导致干扰素调节因子 3 的磷酸化和核易位,以及不依赖 MyD88 的 NF-κB 的激活。

气道过敏反应的触发因素,如病毒感染、环境过敏原和周围空气污染物,可以调节 TLR 的表达。此外,TLR 可以识别花粉、尘螨等的保守结构。目前已有研究证实,反复的 TLR 刺激可降低人体对过敏原的反应性,可能与刺激 1 型干扰素应答下调 Th2 型免疫应答有关。TLR 激动剂亦可降低支气管过敏原激发产生支气管气道嗜酸性粒细胞及其产生 IL-13 的能力。因此,将 TLR 激动剂作为过敏反应疫苗的佐剂可协同增强过敏原免疫疗法的免疫原性和效果。

基于上述原理,研究者开发出一种称为 AZD8848 的 TLR7 激动剂,用于上调 Th1 型免疫反应,下调 Th2 型免疫反应。AZD8848 是一种吸入剂。对于 AZD8848 的临床前评价包括在体外细胞中的效力以及在过敏大鼠模型中的药代动力学分析和效果。临床前评价结果显示,在体外细胞测定中,AZD8848 是有效的。在过敏大鼠模型中,每周 1 次的肺部给药方式可使 AZD8848 在最后一次给药的第 28 天仍有效且药代动力学证实没有全身性地暴露于 AZD8848。在健康志愿者中,最初其对 AZD8848 耐受良好,但 1 周后第 2 次给予吸入剂量的 AZD8848,一半以上的参与者由于干扰素信号的放大而出现明显的流感样症状。虽然希望通过鼻内给药使 AZD8848 直接作用于肺,但 1 型干扰素仍会作用于全身,这限制了该药物的实用性。

在一项随机、双盲、平行分组的研究中,轻中度过敏性哮喘患者接受为期 8 周的每周 1

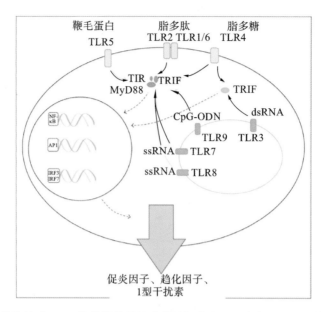

图 9-1　MyD88 依赖性或 TRIF 依赖性信号通路激活细胞外和细胞内 Toll 样受体的信号级联反应

次 60 μg AZD8848 或安慰剂治疗(鼻内给药)。治疗后 1 周,与安慰剂组相比,AZD8848 显著减弱了迟发相哮喘反应(late asthmatic reaction,LAR)介导的 FEV_1 的降低。这种效应在治疗后第 4 周虽然仍有维持,但没有临床意义。治疗后 1 周,与安慰剂组相比,AZD8848 降低了过敏原激发的乙酰甲胆碱介导的气道高反应性(AHR),但在第 4 周时未见效果。治疗后 1 周,经过敏原激发后,两组患者的血浆细胞因子、痰 Th2 型细胞因子或嗜酸性粒细胞反应无显著差异。两组患者的不良反应发生率相似,AZD8848 总体耐受性良好。

　　除了以上 TLR7 激动剂外,已有的临床试验研究了另外两种含 TLR 激动剂的过敏反应疫苗:Pollinex Quattro 和 AIC。前者包含单磷酰脂质(TLR4 激动剂),而后者包含激活 TLR9 级联反应的 CpG 基序。皮下注射这两种过敏反应疫苗在控制过敏性鼻炎(AR)患者的鼻部症状方面是安全有效的。CRX-675(TLR4 激动剂)、VTX-1463(TLR8 激动剂)、1018 ISS 和 QbG10(TLR9 激动剂)目前也正处于用于治疗 AR 和哮喘的临床开发阶段。一项随机、安慰剂对照的 2a 期研究数据证实,CYT003(TLR9 激动剂)改善了过敏性哮喘患者吸入糖皮质激素剂量减少期间的哮喘控制,但在 2b 期研究中,CYT003 对接受标准吸入糖皮质激素治疗(联用或不联用长效 β 受体激动剂)的中重度过敏性哮喘控制不佳的患者无明显益处。一项平行分组、双盲、随机的临床试验证实在中等或高剂量吸入糖皮质激素的患者中,使用 QbG10 进行治疗可能有助于在糖皮质激素剂量减少期间持续控制哮喘。上述研究表明 TLR 激动剂未来在过敏性鼻炎和哮喘患者中有望获得令人鼓舞的结果。

(徐金富　常　春)

参 考 文 献

[1]　Aryan Z, Holgate S T, Radzioch D, et al. A new era of targeting the ancient gatekeepers of the immune system: toll-like agonists in the treatment of allergic rhinitis and asthma[J]. Int Arch Allergy Immunol, 2014, 164(1): 46-63.

［2］ Aryan Z,Rezaei N. Toll-like receptors as targets for allergen immunotherapy［J］. Curr Opin Allergy Clin Immunol,2015,15(6):568-574.

［3］ Leaker B R,Singh D,Lindgren S,et al. Effects of the Toll-like receptor 7(TLR7) agonist,AZD8848,on allergen-induced responses in patients with mild asthma:a double-blind,randomised,parallel-group study［J］. Respir Res,2019,20(1):288.

［4］ Greiff L,Cervin A,Ahlstrom-Emanuelsson C,et al. Repeated intranasal TLR7 stimulation reduces allergen responsiveness in allergic rhinitis［J］. Respir Res,2012, 13:53.

［5］ Delaney S,Biffen M,Maltby J,et al. Tolerability in man following inhalation dosing of the selective TLR7 agonist,AZD8848［J］. BMJ Open Respir Res,2016,3 (1):e000113.

［6］ Casale T B,Cole J,Beck E,et al. CYT003,a TLR9 agonist,in persistent allergic asthma—a randomized placebo-controlled Phase 2b study［J］. Allergy,2015,70(9): 1160-1168.

［7］ Beeh K M,Kanniess F,Wagner F,et al. The novel TLR-9 agonist QbG10 shows clinical efficacy in persistent allergic asthma［J］. J Allergy Clin Immunol,2013,131 (3):866-874.

第十章 以 IL-2R 为治疗靶点的药物 ——达克珠单抗(daclizumab)

一、引言

达克珠单抗(daclizumab)是人源化 IgG1 型单克隆抗体,其靶点为 CD25,即具有高亲和力的 IL-2 受体(IL-2R)的 α 亚基。达克珠单抗与 IL-2Rα 结合可防止 IL-2 与 IL-2R 结合,通过多种机制发挥效应,包括减少 IL-2 介导的淋巴细胞活化、上调 CD56[bright] NK 细胞等。

最初,达克珠单抗被用于预防肾脏移植后的免疫排斥反应。但后来,临床试验证实通过静脉或者皮下注射达克珠单抗可用于治疗复发缓解型多发性硬化。此外,达克珠单抗也可用于重症哮喘患者的治疗。

二、靶点介绍

(一) IL-2

IL-2 的相对分子质量约为 15500,是从丝裂原活化的 T 细胞培养液中发现的促炎细胞因子。活化的 CD4$^+$ T 细胞、CD8$^+$ T 细胞、树突状细胞和 NK 细胞均可产生 IL-2。IL-2 可促进 Th1 细胞、Th2 细胞、Treg 细胞分化,抑制 Th17 细胞分化(但可促进 Th17 细胞增殖)。IL-2 可用于肿瘤治疗,低剂量时也可用于自身免疫性疾病的治疗。

(二) IL-2R

IL-2R 由 3 个亚基构成,除了 IL-2Rα 外,还有 IL-2Rβ(CD122)和 IL-2Rγ(CD132)。其中,IL-2R 与 IL-15R 共享 IL-2Rβ,IL-2R 与 IL-4、IL-7、IL-9、IL-15、IL-21 共享 IL-2Rγ。IL-2Rγ 对于活化下游 JNK 激酶通路必不可少。

IL-2R 有 3 种类型:高亲和力 IL-2R、中间亲和力 IL-2R 和低亲和力 IL-2R。高亲和力 IL-2R 含 α、β、γ 3 种亚基,表达于活化的 T 细胞、B 细胞和 Treg 细胞表面。中间亲和力 IL-2R 仅包含 β、γ 2 种亚基,表达于 NK 细胞、静息态的 T 细胞和 B 细胞表面。低亲和力 IL-2R 包含 α 亚基,表达于树突状细胞表面。因此,达克珠单抗仅针对高亲和力及低亲和力 IL-2R,不结合中间亲和力 IL-2R。

三、达克珠单抗的作用机制

除了与 IL-2Rα 直接结合外,达克珠单抗还可通过影响免疫系统发挥治疗作用,包括上调 CD56[bright] NK 细胞、阻断树突状细胞的 IL-2 反向提呈从而减少 T 细胞的活化、直接作用于效应性 T 细胞和 Treg 细胞、减少淋巴组织诱导细胞(lymphoid tissue-inducer cells,LTIs)的数量。

IL-2Rα 被达克珠单抗阻断时,活化的 T 细胞产生的 IL-2 增多,但不能与高亲和力的

IL-2R 结合,导致局部游离的 IL-2 增多。CD56^{bright} NK 细胞表达中间亲和力的 IL-2R,IL-2 可被该细胞利用,促进细胞增殖。接受达克珠单抗治疗的患者体内 CD56^{bright} NK 细胞的增殖与 T 细胞的减少相关。从该类患者体内分离出的 CD56^{bright} NK 细胞对自身反应性 T 细胞的细胞毒性增加。细胞毒性增加的原因之一是 NK 细胞的微粒中丝氨酸蛋白酶颗粒酶 K 的表达上调,可介导靶细胞的凋亡。

达克珠单抗的另一机制涉及树突状细胞。接受抗原刺激后,活化的树突状细胞表达 IL-2Rα 并分泌 IL-2。树突状细胞表面的 IL-2Rα 与 T 细胞表面的 IL-2Rβ 和 IL-2Rγ 相互作用,随后受到刺激的 T 细胞表达 IL-2Rα,从而促进 T 细胞的增殖和活化。达克珠单抗结合树突状细胞的 IL-2Rα,抑制 IL-2 的提呈作用,从而抑制 T 细胞的活化和增殖。

此外,研究表明达克珠单抗可直接抑制 CD4$^+$/CD25$^+$ 的效应 T 细胞,抑制 LTIs 的生成,后者与多发性硬化的发病有关。

四、达克珠单抗在哮喘中的应用

哮喘患者的气道内有活化的 T 细胞,在重症哮喘患者气道内 CD25$^+$ T 细胞、IL-2、可溶性 IL-2Rα 明显增多。哮喘患者的支气管肺泡灌洗液(bronchoalveolar lavage fluid,BALF)中 CD25$^+$ T 细胞的数量与哮喘症状评分、气道对乙酰胆碱的反应性、FEV$_1$ 以及 BALF 中的嗜酸性粒细胞数量显著相关。使用环孢素治疗后,重症哮喘患者临床症状的改善与血清可溶性 IL-2Rα 浓度的降低呈相关性。体外实验证实,达克珠单抗可明显抑制活化的 T 细胞产生 Th2 型炎症因子,并可协同地塞米松阻断 T 细胞的活化。因此,低剂量的达克珠单抗可增强地塞米松的免疫抑制作用,从而减少患者对糖皮质激素的需求量。

Busse 等在哮喘患者中检测了达克珠单抗的疗效。该研究共招募 115 例依赖高剂量 ICS 的哮喘患者,将 ICS 换成等量的吸入性曲安奈德后按 3∶1 的比例随机分配为达克珠单抗治疗组(88 例)和安慰剂组(27 例)。试验分 3 个阶段:第一阶段每 2 周给药 1 次,连续进行 12 周;第二阶段为接下来的 8 周继续给予试验用药,但同时逐渐减少 ICS 的剂量;第三阶段停试验用药并随访观察 16 周。试验结果提示,相较安慰剂组,达克珠单抗治疗组患者的多项指标更佳,差异有统计学意义,包括 FEV$_1$、日间哮喘症状、急性加重的时间间隔及短效 β$_2$ 受体激动剂的使用量。研究中两组间的轻度不良反应无明显差别,包括上呼吸道感染、鼻咽炎、鼻塞、皮疹和恶心。但达克珠单抗治疗组发生 5 例严重不良反应,其中 3 例被认为可能与该药物治疗有关,包括严重的药物过敏、水痘-带状疱疹病毒性脑膜炎和乳腺癌。此外,其他药物临床研究表明,与达克珠单抗相关的不良反应还包括肝酶异常、自身免疫性疾病、注射部位的疼痛等。

上述研究提示,在部分重症哮喘患者中达克珠单抗可作为辅助用药,但仍需要大量临床研究证实,且需要关注药物的不良反应。

(徐金富)

参 考 文 献

[1]　Baldassari L E,Rose J W. Daclizumab:development,clinical trials,and practical aspects of use in multiple sclerosis[J]. Neurotherapeutics,2017,14(4):842-858.

[2]　Busse W W,Israel E,Nelson H S,et al. Daclizumab improves asthma control in

patients with moderate to severe persistent asthma：a randomized，controlled trial[J]. Am J Respir Crit Care Med，2008，178(10)：1002-1008.

[3]　Morjaria J B，Proiti M，Polosa R. Stratified medicine in selecting biologics for the treatment of severe asthma[J]. Curr Opin Allergy Clin Immunol，2011，11(1)：58-63.

第十一章　以 PDE3/PDE4 为治疗靶点的药物——RPL554

一、前言

哮喘是一种常见的慢性呼吸道疾病,最新的"中国成人肺部健康研究"(CPH Study)结果显示,我国 20 岁及以上人群哮喘患病率为 4.2%,患病人数达到 4570 万。环腺苷酸(cAMP)和环鸟苷酸(cGMP)是普遍存在的第二信使,在调节气道平滑肌张力、细胞增殖、分化、凋亡、炎症介质分泌等多种肺部病理生理过程中起着重要作用。细胞内 cAMP 和 cGMP 水平升高,可使气道平滑肌舒张,减少炎症细胞如肥大细胞、嗜碱性粒细胞、嗜酸性粒细胞、中性粒细胞炎症介质的释放,抑制免疫。磷酸二酯酶(PDE)是降解细胞内 cAMP 的关键酶类,细胞中环核苷酸的浓度基本由 PDE 决定,PDE 水解 cAMP 和 cGMP 并防止其扩散,以确保信号作用范围,PDE 超家族由 11 个家族组成,在气道平滑肌中,PDE 酶包括 PDE 1~5,其中与哮喘及其治疗有关的主要是 PDE3 和 PDE4。PDE3 是气道平滑肌中调节 cAMP 浓度的主要酶,PDE4 是炎症细胞最重要的 PDE 同工酶。

PDE 抑制剂通过抑制 PDE 增加胞内 cAMP 或 cGMP 含量,进而调控细胞生理功能。长久以来,PDE 都是呼吸道慢性疾病重要的药物靶点。茶碱类药物是最早的非选择性 PDE 抑制剂,也是目前治疗哮喘的有效药物之一,除可扩张支气管外,其还有抗炎作用,因毒副作用和治疗窗窄,其临床应用受到限制,目前认为其毒副作用的产生与其非特异性抑制 PDE 所有同工酶有关。新型药物 PDE4 抑制剂如罗氟司特被提议作为中重度哮喘患者的附加疗法,但药物相关不良反应如恶心、头痛等限制了罗氟司特的广泛使用。

二、选择性 PDE3/PDE4 抑制剂在哮喘中的应用

在气道平滑肌中,PDE 酶包括 PDE 1~5,其中 PDE3 是调节 cAMP 浓度的主要酶类。Yick 等通过转录组基因测序发现,哮喘患者平滑肌中 PDE3 表达上调。口服 PDE3 抑制剂最初是为治疗心血管疾病而开发的,但 PDE3 也存在于气道平滑肌中,阻断 PDE3 的酶活性可达到扩张支气管的作用,提示 PDE3 抑制剂可作为支气管扩张剂。大量证据表明 PDE3 抑制剂在体外可引起气道平滑肌松弛。口服选择性 PDE3 抑制剂 MKS492 在体内可引起支气管扩张,且此效应与药物剂量相关。吸入选择性 PDE3 抑制剂奥普力农可增加哮喘患者的第一秒用力呼气量(FEV_1),但无 β_2 受体激动剂沙丁胺醇效果显著。选择性 PDE3 抑制剂存在心脏毒性等副作用,这些副作用极大地限制了其临床应用范围和治疗前景。

PDE4 可以在气道的许多关键炎症细胞中表达,其因具有抑制炎症细胞活化作用而成为炎症细胞(如嗜酸性粒细胞、淋巴细胞、中性粒细胞)中最重要的 PDE 同工酶。选择性 PDE4 抑制剂通过抑制 PDE4 酶的活性,使 cAMP 在靶细胞内聚积,促进 cAMP 所介导的信息传递,从而发挥抑制炎症反应、舒张平滑肌等重要的生物学效应,成为哮喘治疗的靶点药物之

一。口服 PDE4 抑制剂具有很强的抗炎作用,一项为期 12 周的临床研究发现,罗氟司特(roflumilast,第一代选择性 PDE4 抑制剂)对哮喘患者的肺功能和症状改善能起到与丙酸倍氯米松相似的治疗效果。除可治疗哮喘外,Calverley 等进行的一项多中心临床研究发现,其也可改善严重 COPD 患者的肺功能并减少急性加重次数。然而,口服 PDE4 抑制剂与胃肠道反应等不良反应有关,限制了其大规模的临床推广,吸入 PDE4 抑制剂可能具有更好的耐受性。

哮喘是以慢性气道炎症为特征的异质性疾病。选择性 PDE4 抑制剂既能抑制嗜酸性粒细胞的趋化性,也能抑制肥大细胞等释放组胺、白三烯等,有研究表明,PDE3 抑制剂在某种程度上与 PDE4 抑制剂存在协同作用,但它在单独使用时却无上述作用。同时,尽管 PDE4 也存在于人类气道平滑肌中,但一系列的临床研究发现,不论是口服还是吸入选择性 PDE4 抑制剂,这类药物似乎均无法实现快速的支气管扩张。而选择性 PDE3 抑制剂可以在人类气道中发挥扩张支气管的作用,同时在哮喘患者的平滑肌中发现了 PDE3 的表达上调。PDE4 抑制剂具有抗炎的功效,PDE3 抑制剂具有扩张支气管的效能,提示 PDE3/PDE4 抑制剂同时有以上两种功效,可能比单一同工酶抑制剂更有效果。

三、RPL554

新型哮喘治疗药物 RPL554 为一气雾吸入型的扩张支气管和抗炎双效药物,由 David Jack 和 Alexander Oxford 共同发明,是将曲奎辛的嘧啶异喹啉核中的双取代基进行修饰后得到的产物。它结合了 PDE3 和 PDE4 抑制作用,因此既可作为支气管扩张剂,又可作为抗炎药物,且不具有目前口服抑制剂引起的胃肠道不良反应。RPL554(PDE3/PDE4 抑制剂)在早期的临床试验中显示出扩张支气管和抗炎的双重功效,并且没有明确的副作用,是哮喘和 COPD 治疗的一个新方向。但 Boswell-Smith 等在体外实验中证实 RPL554 对 PDE3 的亲和力是 PDE4 的 3000 倍(对 PDE3 的 IC_{50} 为 0.4 nmol/L,对 PDE4 为 1479 nmol/L),因此有待进一步深入研究以明确 RPL554 真正的作用靶点。

Boswell-Smith 等在体外实验中发现 RPL554 可以显著抑制电场刺激诱导下离体豚鼠气管的收缩,抑制时间长达 12 h,同时可以抑制脂多糖诱导的人类单核细胞释放肿瘤坏死因子以及抑制植物凝集素诱导下单核细胞的增殖。致敏的豚鼠口服 RPL554 后可以显著抑制嗜酸性粒细胞的募集和组胺诱导的器官血浆蛋白渗出与气管收缩。Venkatasamy 等在豚鼠的体外实验中发现 RPL554 抑制支气管平滑肌收缩的作用比 β2 受体激动剂、M 受体拮抗剂、PDE3 或 PDE4 抑制剂更有效。Calzetta 等利用无慢性气道疾病病史、行肺叶切除术的肺癌患者手术标本进行离体实验,发现 RPL554 虽然对乙酰胆碱预处理的支气管平滑肌的扩张作用弱于阿托品、格隆溴铵或沙丁胺醇,但它是唯一能完全消除乙酰胆碱引起的收缩张力的药物。相互作用分析表明 RPL554 与沙丁胺醇之间的协同作用较弱,但与阿托品或格隆溴铵具有显著的协同作用。多项体内外动物或人体组织实验证明 RPL554 具有较强的抗支气管平滑肌收缩作用和抗炎作用,在慢性呼吸道疾病中有良好的发展前景。

1. RPL554 在人体中的药代动力学和代谢

2009 年的一项 1/2a 期临床试验中,过敏性哮喘患者单次雾化吸入 RPL554 溶液后血浆浓度迅速升高,使用剂量为 0.009 mg/kg 的 RPL554 后平均最高血药浓度为 0.92 mg/mL,使用剂量为 0.018 mg/kg 的 RPL554 后平均最高血药浓度为 2.09 mg/mL,终末半衰期为 3.7 h,治疗 6 天后,RPL554 的平均最高血药浓度由第 1 天的 1706 pg/mL 上升到第 6 天的

1904 pg/mL，无蓄积迹象。Newman 等在 2016 年发布的一项新型吸入性 RPL554 悬浮剂配方的 1 期临床试验中，在健康受试者中以 1 mg、3 mg、6 mg、12 mg 和 24 mg 给药时，其最大血药浓度（C_{max}）较低，在 393 pg/mL 至 6151 pg/mL 之间。Newman 等在 2018 年发布的另一项有关口服剂型和吸入剂型 RPL554 对比的 1 期临床研究中，对 12 名健康志愿者（6 名高加索人，6 名非裔美国人，平均年龄为 25.6 岁）进行口服剂型的 RPL554 的生物利用度评估，当给药剂量为 6 mg 时，仅有极少量的 RPL554 被吸收，其曲线下面积（AUC）分别为 16.0 ng/(h·mL) 和 14.1 ng/(h·mL)，口服生物利用度较差。

2. RPL554 的安全性、有效性及剂量范围

在 2011 年进行的一项对象为 12 例中重度过敏性哮喘患者的临床试验中，对患者进行 0.018 mg/kg 单剂量 RPL554 的雾化治疗，与安慰剂组相比，RPL554 治疗组患者在第 1、3、6 天给药后 6 h 内均可以达到最大 FEV_1，并且在此期间有 16 例轻度、短期和自限性不良事件报道，主要是头痛、头晕和咽喉刺激，而受试者的生命体征在研究期间并没有显著变化。Newman 等根据生物利用度进行计算时发现只有约 10.4% 的吸入剂量通过胃肠道吸收进入血流。Bjermer 等在 25 例哮喘患者中完成了 RPL554 和沙丁胺醇的对比研究，患者分别接受了剂量为 0.4 mg、1.5 mg、6 mg 和 24 mg 的 RPL554，2.5 mg 和 7.5 mg 的沙丁胺醇以及安慰剂雾化治疗，RPL554 表现出剂量依赖性的支气管扩张作用，与治疗剂量的雾化沙丁胺醇一样有效，各剂量的 RPL554 均耐受良好，并且未显示出 β2 受体激动剂全身性不良反应。

目前有关 RPL554 的 2 期临床研究对象多为 COPD 患者，Singh 等对 COPD 患者使用噻托溴铵单药治疗和 RPL554＋噻托溴铵联合治疗的效果进行了比较，联合治疗 3 天后，FEV_1 的峰值、谷值和中位数都有不同程度的改善，并且 RPL554 在给药间隔的 12 h 内仍可以持续提供额外的支气管扩张作用，即 RPL554（PDE3/PDE4 抑制剂）可以显著改善 COPD 患者的症状。

四、总结

PDE 为慢性呼吸道疾病的重要药物靶点之一，具有 PED3 和 PDE4 抑制作用的 RPL554 在多项动物体内外实验和人体支气管组织体外实验中被证实有剂量依赖性的支气管扩张作用和抗炎作用，其支气管扩张作用可以维持 12 h，吸入剂型的生物利用度高于口服剂型，并且仅有少量会通过胃肠道吸收入血，恶心、呕吐等胃肠道不良反应较少发生，与沙丁胺醇相比，RPL554 对血压和心率的影响也更小，常见的不良反应均是轻度、短期、自限性的，如头痛、咽喉刺激和头晕，耐受性较好。虽然目前 2 期临床试验对象多为 COPD 患者，但其表现出来的良好的支气管扩张作用对于其未来应用于哮喘治疗具有一定的借鉴意义。

（孟　莹）

参 考 文 献

[1] China Pulmonary Health（CPH）Study Group. Prevalence, risk factors, and management of asthma in China：a national cross-sectional study[J]. Lancet，2019，394 (10196)：407-418.

[2] Billington C K，Ojo O O，Penn R B，et al. cAMP regulation of airway smooth muscle function[J]. Pulm Pharmacol Ther，2013，26(1)：112-120.

［3］ Zhang F,Zhang L,Qi Y,et al. Mitochondrial cAMP signaling[J]. Cell Mol Life Sci,
    2016,73(24):4577-4590.

［4］ Zuo H, Cattani-Cavalieri I, Musheshe N, et al. Phosphodiesterases as therapeutic
    targets for respiratory diseases[J]. Pharmacol Ther,2019,197:225-242.

［5］ Omori K,Kotera J. Overview of PDEs and their regulation[J]. Circ Res,2007,100
    (3):309-327.

［6］ Torphy T J. Phosphodiesterase isozymes: molecular targets for novel antiasthma
    agents[J]. Am J Respir Crit Care Med,1998,157(2):351-370.

［7］ Schmidt D, Dent G, Rabe K F. Selective phosphodiesterase inhibitors for the
    treatment of bronchial asthma and chronic obstructive pulmonary disease[J]. Clin
    Exp Allergy,1999,29(Suppl 2):99-109.

［8］ Beghè B, Rabe K F, Fabbri L M. Phosphodiesterase-4 inhibitor therapy for lung
    diseases[J]. Am J Respir Crit Care Med,2013,188(3):271-278.

［9］ Luo J,Yang L,Yang J,et al. Efficacy and safety of phosphodiesterase 4 inhibitors in
    patients with asthma:a systematic review and meta-analysis[J]. Respirology,2018,23
    (5):467-477.

［10］ de Boer J, Philpott A J, van Amsterdam R G, et al. Human bronchial cyclic
    nucleotide phosphodiesterase isoenzymes:biochemical and pharmacological analysis
    using selective inhibitors[J]. Br J Pharmacol,1992,106:1028-1034.

［11］ Yick C Y, Zwinderman A H, Kunst P W, et al. Transcriptome sequencing (RNA-
    Seq) of human endobronchial biopsies:asthma versus controls[J]. Eur Respir J,
    2013,42(3):662-670.

［12］ Bardin P G,Dorward M A,Lampe F C,et al. Effect of selective phosphodiesterase 3
    inhibition on the early and late asthmatic responses to inhaled allergen[J]. Br J Clin
    Pharmacol,1998,45(4):387-391.

［13］ Grootendorst D C,Gauw S A,Verhoosel R M,et al. Reduction in sputum neutrophil
    and eosinophil numbers by the PDE4 inhibitor roflumilast in patients with COPD
    [J]. Thorax,2007,62(12):1081-1087.

［14］ Singh D,Abbott-Banner K,Bengtsson T,et al. The short-term bronchodilator effects
    of the dual phosphodiesterase 3 and 4 inhibitor RPL554 in COPD[J]. Eur Respir J,
    2018,52(5):1801074.

［15］ Myou S,Fujimura M,Kamio Y,et al. Bronchodilator effect of inhaled olprinone,a
    phosphodiesterase 3 inhibitor,in asthmatic patients[J]. Am J Respir Crit Care Med,
    1999,160(130):817-820.

［16］ Rabe K F,Tenor H,Dent G,et al. Phosphodiesterase isozymes modulating inherent
    tone in human airways:identification and characterization[J]. Am J Physiol,1993,
    264(5 Pt 1):L458-L464.

［17］ Page C P,Spina D. Phosphodiesterase inhibitors in the treatment of inflammatory diseases[J]. Handb Exp Pharmacol,2011,204:391-414.

[18] Bousquet J,Aubier M,Sastre J,et al. Comparison of roflumilast,an oral anti-inflammatory,with beclomethasone dipropionate in the treatment of persistent asthma[J]. Allergy,2006,61(1):72-78.

[19] Calverley P M,Rabe K F,Goehring U M,et al. Roflumilast in symptomatic chronic obstructive pulmonary disease:two randomised clinical trials[J]. Lancet,2009,374(9691):685-694.

[20] Tenor H,Hatzelmann A,Church M K,et al. Effects of theophylline and rolipram on leukotriene C4(LTC4) synthesis and chemotaxis of human eosinophils from normal and atopic subjects[J]. Br J Pharmacol,1996,118(7):1727-1735.

[21] van Schalkwyk E,Strydom K,Williams Z,et al. Roflumilast,an oral,once-daily phosphodiesterase 4 inhibitor,attenuates allergen induced asthmatic reactions[J]. J Allergy Clin Immunol,2005,116(2):292-298.

[22] Grootendorst D C,Gauw S A,Baan R,et al. Does a single dose of the phosphodiesterase 4 inhibitor,cilomilast (15 mg),induce bronchodilation in patients with chronic obstructive pulmonary disease? [J]. Pulm Pharmacol Ther,2003,16(2):115-120.

[23] Singh D,Petavy F,MacDonald A J,et al. The inhaled phosphodiesterase 4 inhibitor GSK256066 reduces allergen challenge responses in asthma[J]. Respir Res,2010,11:26.

[24] Gross N. The COPD pipeline Ⅹ Ⅹ[J]. COPD,2013,10(1):104-106.

[25] Calzetta L,Page C P,Spina D,et al. Effect of the mixed phosphodiesterase 3/4 inhibitor RPL554 on human isolated bronchial smooth muscle tone[J]. J Pharmacol Exp Ther,2013,346(3):414-423.

[26] Franciosi L G,Diamant Z,Banner K H,et al. Efficacy and safety of RPL554,a dual PDE3 and PDE4 inhibitor,in healthy volunteers and in patients with asthma or chronic obstructive pulmonary disease:findings from four clinical trials[J]. Lancet Respir Med,2013,1(9):714-727.

[27] Boswell-Smith V,Spina D,Oxford A W,et al. The pharmacology of two novel long-acting phosphodiesterase3/4 inhibitors, RPL554 [9, 10-dimethoxy-2 (2, 4, 6-trimethylphenylimino)-3-(n-carbamoyl-2-aminoethyl)-3, 4, 6, 7-tetrahydro-2H-pyrimido [6, 1-a] isoquinolin-4-one] and RPL565 [6, 7-dihydro-2-(2, 6-diisopropylphenoxy)-9,10-dimethoxy-4H-pyrimido[6,1-a]isoquinolin-4-one][J]. J Pharmacol Exp Ther,2006,318(2):840-848.

[28] Venkatasamy R,Spina D. Novel relaxant effects of RPL554 on guinea pig tracheal smooth muscle contractility[J]. Br J Pharmacol,2016,173(15):2335-2351.

[29] Calzetta L,Cazzola M,Page C P,et al. Pharmacological characterization of the interaction between the dual phosphodiesterase (PDE) 3/4 inhibitor RPL554 and

glycopyrronium on human isolated bronchi and small airways[J]. Pulm Pharmacol Ther,2015,32:15-23.

[30] Bjermer L, Abbott-Banner K, Newman K. Efficacy and safety of a first-in-class inhaled PDE3/4 inhibitor (ensifentrine) vs salbutamol in asthma [J]. Pulm Pharmacol Ther,2019,58:101814.

第十二章 以 Siglec-8 为治疗靶点的药物

哮喘是一种由环境、遗传、自身免疫等多种因素共同参与的慢性呼吸系统疾病。哮喘的发生由多种细胞(包括气道炎症细胞和结构细胞)如嗜酸性粒细胞、肥大细胞、T 细胞、中性粒细胞、平滑肌细胞、气道上皮细胞等和细胞组分共同参与,至今哮喘具体发病机制尚未阐明。嗜酸性粒细胞在哮喘的发生和发展过程中起到非常关键的作用。唾液酸结合性免疫球蛋白样凝集素(sialic acid-binding immunoglobulin-like lectins,Siglecs)是位于白细胞表面的单通道跨膜蛋白,目前 Siglecs 的功能尚不明确,有研究表明 Siglecs 家族中的 Siglec-8 可能参与嗜酸性粒细胞的凋亡和氧化应激,进而可能作为嗜酸性粒细胞型哮喘的新型治疗靶点。因此,本章将从哮喘与嗜酸性粒细胞的关系、Siglecs 的结构特点与功能、Siglec-8 的结构功能与嗜酸性粒细胞、抗 Siglec-8 单克隆抗体的临床研究四个方面进行阐述。

一、哮喘与嗜酸性粒细胞的关系

哮喘是一种由过敏原引起的由嗜酸性粒细胞、肥大细胞及 T 细胞等多种细胞及细胞组分参与的慢性气道炎症性疾病,其中嗜酸性粒细胞在哮喘患者肺组织内的异常募集、浸润以及随之造成的非特异性炎症受到广泛关注。嗜酸性粒细胞既是过敏性炎症的效应细胞,也是具备多种免疫调控功能的细胞,嗜酸性粒细胞是慢性哮喘患者气道的主要炎症细胞,在哮喘患者慢性气道炎症的形成过程中发挥关键作用。一方面,嗜酸性粒细胞表面表达一系列细胞因子受体,如趋化因子受体、生长因子受体、黏附蛋白受体等,介导细胞黏附、活化、生长、迁移等作用,协助细胞与细胞外环境的相互作用;另一方面,嗜酸性粒细胞是碱性蛋白、白三烯、活性氧类,以及一系列细胞因子和趋化因子的丰富来源。这些产物引起气道上皮损伤、支气管收缩、微血管渗漏、炎症细胞聚集等,参与了哮喘发病的各个环节。

此外,嗜酸性粒细胞还参与哮喘患者的气道重塑,哮喘患者气道中的嗜酸性粒细胞可以诱导成纤维细胞增殖分化、胶原蛋白合成等。同时活化的嗜酸性粒细胞合成和分泌转化生长因子 β(transforming growth factor β,TGF-β),促进成纤维细胞转分化为肌成纤维细胞,促进平滑肌的增生及纤维化进程,进而参与哮喘患者的气道重塑。

2004 年,James Lee 团队首次报道了嗜酸性粒细胞缺失小鼠肺组织中嗜酸性粒细胞几乎完全缺失,伴随肺组织黏液分泌几乎完全缓解、气道高反应性缓解,提示哮喘的气道炎症完全有赖于嗜酸性粒细胞的存在。此外,更多的研究提示,以嗜酸性粒细胞浸润为主的哮喘是哮喘的独立临床亚型,聚集在哮喘患者慢性炎症部位的嗜酸性粒细胞通过释放多种炎症介质加重哮喘患者气道炎症的损伤,相比其他类型的哮喘,嗜酸性粒细胞型哮喘预后差。

二、Siglecs 的结构特点与功能

Siglecs 家族是一类能识别含唾液酸配体的单通道跨膜蛋白。Siglecs 是免疫球蛋白超

家族成员,其主要功能区域为高度变异的多糖序列,可与唾液酸特异性结合。Siglecs 的结构中与唾液酸特异性结合的区域主要在 N 端功能区,Siglecs 的结构中还包含一个或多个酪氨酸结构域,此结构与 Siglecs 抑制性受体功能相关。截至目前,哺乳动物中所发现的 Siglecs 基于进化保守性和序列相似性可分为两大类,第一组由唾液酸黏附素(sialoadhesin,Sn;Siglec-1)、CD22(Siglec-2)、髓磷脂相关糖蛋白(myelin-associated glycoprotein,MAG;Siglec-4)和 Siglec-15 组成;第二组是 CD33 相关的 Siglecs(CD33-related Siglecs,CD33rSiglecs),包括人类 10 个 Siglec 亚型(Siglec-3、Siglec-5、Siglec-6、Siglec-7、Siglec-8、Siglec-9、Siglec-10、Siglec-11、Siglec-14、Siglec-16)及鼠类 5 个 Siglec 亚型(Siglec-3、Siglec-E、Siglec-F、Siglec-G、Siglec-H),它们具有 50%~80% 的序列相似性。Siglecs 家族中的大多数成员为抑制性受体,目前已有多项研究表明 Siglecs 可能参与多种疾病(包括感染性疾病、自身免疫性疾病及癌症)的发病机制并在免疫反应中发挥重要作用,但其调节免疫应答的机制尚不完全明确。

三、Siglec-8 的结构功能与嗜酸性粒细胞

Siglec-8 又名粘连蛋白家族成员 2(sialoadhesin family member 2,SAF-2),最初是在一位患有嗜酸性粒细胞增多症患者的 cDNA 文库中被发现的,编码 Siglec-8 的基因位于染色体 19 q13.33~q13.41。Siglec-8 蛋白结构包含细胞外区、跨膜区和胞内区三个部分,是一种抑制性受体,其胞内区包含两个免疫受体酪氨酸抑制模体(immunoreceptor tyrosine-based inhibitory motif,ITIM)样结构域,这些结构域与相应配体结合后能募集具有抑制作用的磷酸酶,进而启动多种抑制效应,例如抑制细胞增殖、诱导细胞凋亡等。Siglec-8 蛋白胞外区由 1 个疏水信号肽和 3 个免疫球蛋白样结构域组成,其中包括 1 个 V-set 结构域、2 个 C2-set 结构域及 3 个潜在糖基化位点。跨膜区包含由 47 个氨基酸组成的胞质尾巴样结构。

研究表明,Siglec-8 在嗜酸性粒细胞、肥大细胞、嗜碱性粒细胞以及基底细胞表面都有表达,但主要表达于人嗜酸性粒细胞表面,Siglec-8 与特异性抗体结合后能诱导嗜酸性粒细胞凋亡。有研究表明,Siglec-8 表达于嗜酸性粒细胞表面,诱导嗜酸性粒细胞凋亡增多;抗 Siglec-8 抗体能完全阻断实验小鼠在白介素 5(IL-5)诱导下的嗜酸性粒细胞增多症。肥大细胞和嗜碱性粒细胞表面虽也有低水平的 Siglec-8 表达,但 Siglec-8 特异性抗体作用后并没有观察到肥大细胞活力的减低以及肥大细胞凋亡。

目前 Siglec-8 介导的嗜酸性粒细胞凋亡的现象引起越来越多学者的关注,但是具体信号机制尚不明确。美国约翰斯·霍普金斯大学的 Bochner 教授带领的研究团队近些年一直致力于 Siglec-8 的相关研究,他们的研究发现,Siglec-8 与特异性抗体结合后能够活化嗜酸性粒细胞内的凋亡蛋白酶(Caspase-8、Caspase-3、Caspase-9),凋亡蛋白酶抑制剂或线粒体电子传递链抑制剂能阻断 Siglec-8 介导的嗜酸性粒细胞凋亡,提示凋亡蛋白酶激活以及线粒体途径可能参与 Siglec-8 介导的嗜酸性粒细胞凋亡。该研究团队还发现在 IL-5 诱导的嗜酸性粒细胞中,在抗 Siglec-8 抗体的作用下嗜酸性粒细胞凋亡效应更加敏感快速,提示活性氧(ROS)可能也参与抗 Siglec-8 抗体交联诱导嗜酸性粒细胞凋亡。

四、抗 Siglec-8 单克隆抗体的临床研究

嗜酸性粒细胞通过释放多种炎症介质造成气道损伤是哮喘发病及发展的关键环节,嗜酸性粒细胞凋亡不足是哮喘患者气道嗜酸性粒细胞持续存在、活化以及生物活性物质释放

的重要原因,因此清除气道内异常增多的嗜酸性粒细胞成为治疗哮喘的策略之一。Siglec-8选择性表达于人嗜酸性粒细胞表面,其与特异性抗体结合能诱导嗜酸性粒细胞凋亡,因此Siglec-8可能为未来治疗哮喘的新靶点。目前 Bochner 教授及 Rasmussen 教授进行了关于抗 Siglec-8 单克隆抗体 AK002 的 1 期临床试验,共对 51 名健康者进行随机双盲空白对照研究,随机分组后给予不同剂量的 AK002（0.001 mg/kg、0.003 mg/kg、0.01 mg/kg、0.03 mg/kg、0.1 mg/kg、0.3 mg/kg、1.0 mg/kg）及安慰剂空白对照,研究其药代动力学(PK/PD)和安全性,该临床试验发现不同剂量的 AK002 均导致嗜酸性粒细胞减少,随着 AK002 剂量的增加,嗜酸性粒细胞进一步减少,在 1.0 mg/kg 剂量下,AK002 的半衰期为 18 天,嗜酸性粒细胞减少的持续时间长达 84 天。该药物的不良反应包括轻中度输液反应,其中 1 例发生严重不良反应,在经过迅速处理后未遗留后遗症。目前该临床试验仍然在进行中,相信随着研究的不断深入和完善,Siglec-8 诱导凋亡的机制未来可能会进一步明确,哮喘治疗相关新策略新药物的安全性也会被进一步评价。

（陈　娟）

参 考 文 献

[1] Feng Y H,Mao H. Specific regulator of eosinophil apoptosis:Siglec-8—new hope for bronchial asthma treatment[J]. Chin Med J,2012,125(11):2048-2052.

[2] Halwani R,Al-Muhsen S,Hamid Q. Airway remodeling in asthma[J]. Curr Opin Pharmacol,2010,10(3):236-245.

[3] Halwani R,Al-Muhsen S,Al-Jahdali H,et al. Role of TGF-β in airway remodeling in Asthma[J]. Am J Respir Cell Mol Biol,2011,44(2):127-133.

[4] Lee J J,Dimina D,Macias M P,et al. Defining a link with asthma in mice congenitally deficient in eosinophils[J]. Science,2004,305(5691):1773-1776.

[5] Youngblood B A,Brock E C,Leung J,et al. Siglec-8 antibody reduces eosinophils and mast cells in a transgenic mouse model of eosinophilic gastroenteritis[J]. JCI Insight,2019,4(19):126219.

[6] Avril T,Attrill H,Zhang J,et al. Negative regulation of leucocyte functions by CD33-related siglecs[J]. Biochem Soc Trans,2006,34(Pt 6):1024-1027.

[7] Legrand F,Cao Y,Wechsler J B,et al. Sialic acid-binding immunoglobulin-like lectin (Siglec)8 in patients with eosinophilic disorders:receptor expression and targeting using chimeric antibodies[J]. J Allergy Clin Immunol,2019,143(6):2227-2237.

[8] Rasmussen H S,Chang A T,Tomasevic N,et al. A randomized,double-blind,placebo-controlled,ascending dose phase 1 study of AK002,a novel Siglec-8 selective monoclonal antibody,in healthy subjects[J]. J Allergy Clin Immunol,2018,141(2):AB403.

第十三章 以神经酰胺为治疗靶点的药物

脂质组学是指对脂质分子生物学方面的所有特性的研究。近年来,脂质组学已成为继基因组学、转录组学、蛋白质组学后新的研究热点,人们越来越相信脂质可能发挥着比目前已知的更重要、更广泛的生物学作用。

脂筏是细胞膜上一些富含胆固醇和鞘磷脂的膜微区。其中,鞘磷脂分子的疏水尾部间的空隙中包裹着胆固醇,而亲水头部连接紧密;这种紧密连接的液态微区域仿佛"筏"一般存在于细胞膜上,所以被命名为"脂筏"。当细胞受到炎症或其他因素刺激时,脂筏中的鞘磷脂能在酸性鞘磷脂酶的作用下发生水解,释放大量的神经酰胺(ceramide),后者极大地改变了脂筏的生物学特性。神经酰胺具有自发聚集的性质,通过氢键的作用迅速连接形成大的平台区,构成脂筏信号转导平台,从而实现信号的跨膜转导。与脂筏相关的信号分子包括受体类、离子通道类、Ca^{2+}结合蛋白、黏附分子、细胞骨架蛋白等。研究证明脂筏广泛参与细胞的各种生物学行为,在信号转导中发挥重要作用。

神经酰胺是一个包含多种不同结构亚型的大家族,几乎所有的人体组织中都含有神经酰胺。神经酰胺是鞘磷脂代谢的关键产物,是重要的第二信使,介导多条信号转导通路,与细胞许多功能如生长、分化、衰老和凋亡息息相关。在细胞内,神经酰胺和鞘磷脂、鞘氨醇的水平存在着动态平衡,神经酰胺可以由酸性鞘磷脂酶、中性鞘磷脂酶水解鞘磷脂途径得到,也可以由从头合成等途径获得;另外,若细胞内环境发生变化,神经酰胺会被神经酰胺酶分解为鞘氨醇,或作为原料被鞘磷脂合成酶催化生成鞘磷脂。

在哮喘模型中,已证明神经酰胺是气道高反应性、肥大细胞活化和气道炎症的重要信号分子。有研究表明,重症哮喘患者的呼出气中神经酰胺的含量增高。神经酰胺可活化细胞核因子 κB(nuclear factor κB,NF-κB)信号转导通路。NF-κB 信号转导通路涉及气道炎症反应及哮喘多种基因的表达。在豚鼠哮喘模型中,卵清蛋白雾化吸入增加了气道上皮中神经酰胺合成酶的活性及神经酰胺的水平,进而导致咳嗽、呼吸困难和严重的支气管收缩。这些异常与气道上皮中硝基酪氨酸的形成、氧化/亚硝化应激、上皮细胞凋亡和气道炎症有关,表现为肺组织中性粒细胞和嗜酸性粒细胞的浸润、肥大细胞脱颗粒以及前列腺素 D2 和促炎细胞因子的释放。腹腔注射神经酰胺合成酶抑制剂伏马菌素 B1(fumonisin B1)抑制神经酰胺的合成可减弱上述作用,提示神经酰胺与过敏性哮喘反应和气道炎症的发生有关。

在尘螨诱导的过敏性哮喘小鼠模型中,免疫抑制剂 FTY720/芬戈莫德鼻腔给药可降低神经酰胺水平,并减轻小鼠的气道炎症、气道高反应性和黏液高分泌,提示局部应用 FTY720 可能是控制过敏性哮喘的有效治疗措施。

值得注意的是,研究显示,神经酰胺介导了由烟曲霉菌感染引起的气道上皮炎症反应。在囊性纤维化小鼠中,多球壳菌素(myriocin)治疗可抑制神经酰胺的合成,减少炎症介质的释放,改善小鼠对气道细菌感染的反应。同时,多球壳菌素还能抑制真菌鞘脂的合成,具有很强的抑制真菌作用,提示对于免疫功能低下的慢性肺部炎症患者,抑制神经酰胺合成可被认为是一种双重的抗炎和抗真菌治疗方式。

总之,神经酰胺参与并调控哮喘患者气道高反应性、肥大细胞活化和气道炎症反应,对哮喘的发生、发展起重要作用。神经酰胺抑制剂如 FTY720、伏马菌素 B1 等,在哮喘动物模型中已证实可有效抑制气道炎症及气道高反应性,提示其可能对哮喘患者具有治疗作用。同时,抑制神经酰胺合成可能具有抗炎和抗真菌的双重治疗作用,提示其对于合并真菌感染的哮喘患者可能具有更好的治疗作用。目前,脂质代谢对哮喘的调控作用已得到广泛认同,然而哮喘是一种复杂的异质性疾病,不同疾病亚型间的脂质代谢谱不完全相同,仍需进一步研究阐明。

(何志义)

参 考 文 献

[1] Kowalski M P,Dubouix-Bourandy A,Simons K,et al. Functional rafts in cell membranes[J]. Nature,1997,387(6633):569-572.

[2] Grassme H,Riethmuller J,Gulbins E. Biological aspects of ceramide-enriched membrane domains[J]. Prog Lipid Res,2007,46(3-4):161-170.

[3] Maksymowych A B,Simpson L L. Structural features of the botulinum neurotoxin molecule that govern binding and transcytosis across polarized human intestinal epithelial cells[J]. J Pharmacol Exp Ther,2004,310(2):633-641.

[4] Petrache I,Berdyshev E V. Ceramide signaling and metabolism in pathophysiological states of the lung[J]. Annu Rev Physiol,2016,78:463-480.

[5] Olivera A,Mizugishi K,Tikhonova A,et al. The sphingosine kinase-sphingosine-1-phosphate axis is a determinant of mast cell function and anaphylaxis[J]. Immunity,2007,26(3):287-297.

[6] Oyeniran C,Sturgill J L,Hait N C,et al. Aberrant ORM(yeast)-like protein isoform 3 (ORMDL3) expression dysregulates ceramide homeostasis in cells and ceramide exacerbates allergic asthma in mice[J]. J Allergy Clin Immunol,2015,136(4):1035-1046.

[7] Newton R,Hart L,Chung K F,et al. Ceramide induction of COX-2 and PGE_2 in pulmonary A549 cells does not involve activation of NF-kappaB[J]. Biochem Biophys Res Commun,2000,277(3):675-679.

[8] Masini E,Giannini L,Nistri S,et al. Ceramide:a key signaling molecule in a Guinea pig model of allergic asthmatic response and airway inflammation[J]. J Pharmacol Exp Ther,2008,324(2):548-557.

[9] Caretti A,Torelli R,Perdoni F,et al. Inhibition of ceramide de novo synthesis by myriocin produces the double effect of reducing pathological inflammation and exerting antifungal activity against A. *fumigatus* airways infection[J]. Biochim Biophys Acta,2016,1860(6):1089-1097.

第十四章 以 PI3K 为治疗靶点的药物

磷脂酰肌醇 3-激酶(phosphoinositide-3 kinase,PI3K)是专门磷酸化磷脂酰肌醇 3 羟基的一大家族脂类激酶。根据结构特点和底物分子的不同,PI3K 分为 Ⅰ、Ⅱ、Ⅲ 类三类。其中 Ⅰ 类 PI3K 功能最重要。Ⅰ 类 PI3K 可进一步分为 Ⅰ A 和 Ⅰ B 两个亚类,最常被激活的 Ⅰ A 亚类是由 p85 调节亚基和 p110 催化亚基组成的异源二聚体,后者包括 PI3Kα、PI3Kβ 和 PI3Kδ,Ⅰ B 亚类主要指 PI3Kγ。Ⅰ 类 PI3K 可被生长因子、细胞因子、胰岛素、激素等细胞外信号激活,主要涉及细胞增殖、胰岛素信号通路、免疫功能及炎症发生。当细胞外信号分子刺激后,通过细胞膜上的酪氨酸激酶受体或 G 蛋白偶联受体,Ⅰ 类 PI3K 被激活。活化的 PI3K 将细胞膜上的磷脂酰肌醇 4,5 二磷酸转化为磷脂酰肌醇 3,4,5 三磷酸,后者作为第二信使引起下游信号分子如丝氨酸/苏氨酸激酶(Akt)的活化。

一、PI3K 在哮喘发病中的作用

哮喘是一种慢性气道炎症性疾病,气道可见淋巴细胞、嗜酸性粒细胞和中性粒细胞浸润,Th2 型细胞因子增多、杯状细胞增生、黏液分泌增多,导致气道高反应性;长期的慢性炎症还可以导致气道重塑,以致气流受限的可逆性减弱或丧失,导致病情恶化,治疗效果不佳。PI3Kγ 和 PI3Kδ 均在白细胞中高表达,PI3Kγ 在趋化因子介导的炎症部位免疫细胞的募集和激活中起重要作用,PI3Kδ 在抗原受体和细胞因子介导的淋巴细胞发育、分化和激活中发挥关键作用。PI3Kδ 也调节 IgE 受体交联后肥大细胞脱颗粒,而肥大细胞的活化、分化也与 PI3K p110δ 亚基的催化活性有关。PI3Kα 和 PI3Kβ 控制各种细胞的增殖。PI3K/Akt 信号通路激活后产生的 Akt 能抑制糖原合成激酶的磷酸化,导致体内周期蛋白 D1 的水平升高,加快细胞周期,促进 DNA 复制,从而促进气道平滑肌细胞增殖,加重气道重塑。

总之,PI3K 信号通路通过调控细胞增殖、炎症细胞浸润、细胞外基质产生等机制导致哮喘气道炎症反应、气道重塑,抑制该信号通路有望对哮喘防治产生有价值的作用。

二、PI3K 抑制剂对哮喘干预作用的动物实验研究

酪氨酸蛋白激酶-PI3K-促分裂原活化的蛋白激酶(mitogen-activated protein kinase, MAPK)信号通路活化引起高亲和力 Fc 受体介导的肥大细胞脱颗粒。舒尔茨-戴尔 (Schultz-Dale)反应广泛用于体外检测气管、支气管和肺实质离体组织的收缩反应和肥大细胞脱颗粒。早年 Tsang 等观察了 PI3K 特异性抑制剂 LY294002 对卵清蛋白(ovalbumin, OVA)致敏豚鼠体外气道收缩反应的干预作用。研究发现 LY294002(10 μmol/L)对 OVA 诱发的气道收缩有轻度的抑制作用,仅在高剂量(30 μmol/L)时表现出支气管扩张效应。而 LY294002(10 μmol/L)联合 MAPK 抑制剂 PD 098059 后,则对 OVA 诱发的气道收缩显示出很强的抑制作用。

LY294002 是 1994 年报道的经过结构优化的高选择性泛 PIK3 抑制剂。之后亦有很多

学者应用 LY294002 对哮喘动物模型进行干预研究。

小鼠经鼻滴入 IL-13 诱发气道高反应性,并在 48 h 后通过测定乙酰甲胆碱激发后的气道阻力来评估气道反应性高低。在乙酰甲胆碱激发前经鼻滴入 PIK3 抑制剂 LY294002 10 μg 可显著降低气道阻力,体外实验也显示 LY294002 可减少 IL-3 诱导的气道平滑肌(ASM)钙离子内流,从而减轻收缩反应。同时该研究发现在 PI3K 中,PI3Kγ 在 IL-13 诱导的气道高反应性中起关键作用,PI3Kγ 抑制剂 II 同样可抑制 IL-13 诱导的小鼠气道高反应性及体外 ASM 的收缩反应。IL-25 可诱导 Th2 型炎症反应,给小鼠经鼻滴入 IL-25 可形成典型的哮喘模型,表现包括 Th2 型细胞因子产生、上皮细胞增生、嗜酸性粒细胞浸润、黏液分泌增多和气道高反应性,长期滴入还可造成气道重塑。每次在 IL-25 激发前经鼻使用 LY294002(80 μg/50 μL)干预,可显著减少 Th2 型细胞因子的产生,减轻淋巴细胞和嗜酸性粒细胞的浸润,减少杯状细胞的增生,并通过降低 TGF-β1 和 VEGF 水平减轻气道重塑,肺功能检查示其可降低气道高反应性。在经典的 OVA 致敏并激发的哮喘模型中,经气道给予 LY294002(1.5 mg/(kg·d),于首次激发前 1 h 和末次激发后 3 h,共 2 次给药)后,可明显减少哮喘小鼠 BALF 中嗜酸性粒细胞计数、降低 Th2 型细胞因子(IL-4、IL-5)水平和气道高反应性。该研究同时显示渥曼青霉素(wortmannin)气道给药(100 μg/kg)可有同样的效果。

渥曼青霉素与 LY294002 相似,亦是目前动物研究中常用的选择性泛 PIK3 抑制剂。多项研究显示,渥曼青霉素(1 mg/kg,10 mg/kg 和 100 mg/kg,于激发前 1 h)经气道给药可以剂量依赖性的方式抑制 OVA 激发的支气管痉挛,对 5-羟色胺和乙酰甲胆碱诱发的气道痉挛也有一定的抑制作用,经鼻给药(1 mg/kg)即可明显抑制组胺诱发哮喘豚鼠的气道高反应性。国内学者以 OVA 致敏并激发哮喘大鼠模型,激发阶段(第 15~56 天)在每次激发前 30 min 腹腔注射渥曼青霉素(15 μg/(kg·d)),结果显示渥曼青霉素干预后大鼠 BALF 中嗜酸性粒细胞计数及分类明显降低,肺组织 PI3K 活性、诱导型一氧化氮合酶(iNOS)活性及 NO 含量亦明显低于哮喘组大鼠,提示 PI3K 抑制剂渥曼青霉素可调节哮喘大鼠气道 iNOS 的表达,抑制哮喘气道炎症反应。

如上所述,PI3K 包括多种亚类分子,全(泛)PI3K 抑制剂具有强大的抑制作用,但其作用广泛的靶向效应同时也限制了其临床应用。因此对于肺部疾病采用吸入疗法的给药方式,可以在一定程度上减少其他全身药物效应。Carlo 等观察了吸入泛 PI3K 抑制剂 CL27c 对哮喘小鼠的作用和安全性。与以往的 PI3K 抑制剂不同,CL27c 是具有细胞渗透性的酯类前体药物,它在 PI3K 蛋白系统中没有抑制作用,但其进入细胞质后在非特异性酯酶作用下代谢为 CL27e,后者是强大的泛 PI3K 抑制剂。该研究对 CL27c 吸入后的吸收、分布、代谢进行了检测,药物吸入后几乎均分布在肺部,血浆中未能检测到 CL27c 和 CL27e,仅在高剂量吸入后 1 h 有痕量检出,同时未发现有其他的全身药物效应,例如因胰岛素敏感度降低而引起的血糖变化及其他部位(心脏和肝脏)的 Akt 磷酸化的抑制。经过预实验筛选,最终选定 CL27c 2 mg/mL 的药物浓度进行干预,急性哮喘模型在第 25~28 天,即 OVA 激发期雾化吸入 CL27c(2 mg/mL)30 min/d;慢性哮喘模型在第 28~44 天雾化吸入 CL27c(2 mg/mL)30 min/d。吸入该药物可抑制 OVA 诱导的急/慢性哮喘小鼠模型 BALF 中巨噬细胞、中性粒细胞、淋巴细胞和嗜酸性粒细胞的数量,以及 IL-5 和 IL-13 的水平,其抗炎效应与全身应用地塞米松相似。在慢性哮喘模型中,CL27c 干预后哮喘小鼠的气道阻力和肺顺应性与正常无异,但对乙酰甲胆碱诱发的气道高反应性的抑制作用不明显。在激素抵抗中性粒细胞型哮喘小鼠中,亦发现 CL27c 单用或联合地塞米松干预后能显著减轻哮喘小鼠的肺部炎症以及病理损害评分,从而也提示抑制 PI3K 是逆转激素抵抗的关键机制之一。肺功能方面,CL27c 单用或联合地塞米松干预后能够改善肺顺应性,但气道阻力和气道高反应性无明显缓解。总之,研究显示 CL27c 雾化吸入耐受性好,可有效改善哮喘小鼠的气道炎症、病理损伤和肺功能,且没有全身不良反应。这为其进一步开展临床研究提供了理论基础。

Ⅰ类 PI3K 中ⅠA 类亚型 PI3Kα/β/δ 可与生长因子受体酪氨酸激酶等相互作用,ⅠB 类成员 PI3Kγ 与 G 蛋白偶联受体相互作用。PI3Kα/β 在许多组织中广泛表达,并控制细胞增殖等基本生理过程,这两种亚型的基因缺失在胚胎中都是致命的。PI3Kδ/γ 主要介导炎症反应,基因缺失的小鼠可存活但显示出减少的炎症反应。因而继渥曼青霉素与 LY294002 等泛 PI3K 抑制剂后,又研发了许多针对 PI3K 亚类的特异性抑制剂,从而更有针对性地发挥抗炎和免疫调节作用。

TG100-115 是 PI3Kδ 和 PI3Kγ 双重抑制剂。Doukas 等采用相应技术将其制备成悬浮液,首次作为雾化吸入剂使用。第 1～21 天,每天一次经鼻雾化吸入,每次 30 min,研究其分布、代谢和安全性。结果显示该药物经鼻雾化吸入后,主要分布于肺部,全身其他系统分布极少,安全性良好。以 OVA 致敏小鼠(第 1、6 天),并在第 13、14 天进行 OVA 激发,在激发前一天和当天雾化吸入 TG100-115(0.4%,10 μg/kg),于激发后 48 h 检测相关指标。可见,TG100-115 治疗后,哮喘小鼠 BALF 中嗜酸性粒细胞明显减少(与地塞米松干预组相当),Th2 型细胞因子 IL-13 水平降低。组织学检查显示血管和支气管周围炎症细胞浸润减少,气道内黏液聚集减轻。功能学检查同样提示雾化吸入 TG100-115(0.4%,10 μg/kg; 0.04%,1 μg/kg)可以降低乙酰甲胆碱诱发的气道阻力,即降低气道高反应性。

IL-17 是近年来认识的参与机体免疫和炎症反应的重要细胞因子,其主要由 Th17 细胞产生,中性粒细胞、嗜酸性粒细胞和单核细胞也可以产生。IL-17 可诱导哮喘的 Th2 型嗜酸性粒细胞性炎症,亦可引起中性粒细胞趋化。临床研究显示哮喘患者体内 IL-17 表达水平增高,而且 IL-17 的水平与气道反应和疾病严重程度相关。而 IL-17 的表达受 PI3K/Akt 信号通路调控。前述泛 PI3K 抑制剂 LY294002 可降低过敏原激发的哮喘小鼠 IL-17 的水平。化合物 IC87114 是高效的 PI3Kδ 抑制剂。在 OVA 致敏并激发的小鼠哮喘模型中,于第 21 天和第 24 天 OVA 激发前气管滴注 IC87114(0.1 mg/(kg·d)或 1 mg/(kg·d)),结果显示 IC87114 可抑制哮喘小鼠气道炎症细胞(淋巴细胞、嗜酸性粒细胞和中性粒细胞)浸润,降低 Th2 型细胞因子 IL-4、IL-5 和 IL-13 的水平,降低气道高反应性,同时抑制 NF-κB 的活性和 IL-17 mRNA 和蛋白水平。研究认为,IC87114 是通过抑制 PI3Kδ 使依赖 PI3K/Akt 信号通路的 NF-κB 活性受抑制,从而降低 IL-17 的表达水平,进而对哮喘小鼠起到治疗作用。还有研究显示气管内注射给予 PI3Kδ 抑制剂 IC87114(1 mg/(kg·d)共 2 次,分别于激发前和激发后 24 h)可抑制真菌诱发的哮喘小鼠模型的炎症反应和气道重塑。

Duvelisib(IPI-145)是一种口服的 PI3Kδ 和 PI3Kγ 双重抑制剂,对 PI3Kδ 的选择性比 PI3Kγ 高 10 倍。该药经 FDA 批准用于治疗复发性难治性慢性淋巴细胞白血病(CLL)/小淋巴细胞淋巴瘤(SLL)。Winkler 等探讨了 IPI-145 对哮喘动物模型的治疗作用。以 OVA 激发大鼠制备哮喘模型,口服不同剂量 IPI-145(0.1 mg/kg、0.3 mg/kg、1 mg/kg 和 10 mg/kg)进行干预。结果显示,IPI-145 在 1 mg/kg 和 10 mg/kg 剂量下显著降低 BALF 中嗜酸性粒细胞计数,高剂量时疗效与地塞米松相当。IPI-145(10 mg/kg)治疗后哮喘大鼠 BALF 中细胞因子 IL-5、IL-13 和 TNF-α 水平明显降低。病理组织学检查亦显示 IPI-145(10 mg/kg)可减轻肺组织气道炎症细胞浸润。目前 IPI-145 已进入临床试验阶段,正在进行其对轻度过敏性哮喘患者的 2a 期临床试验（NCT01653756），主要研究终点是 14 天 FEV_1 的变化。该研究在德国和英国的研究中心进行，已结束入组。

三、PI3K 抑制剂治疗哮喘的临床研究

一项多中心、随机、双盲、安慰剂对照、交叉临床试验旨在研究反复吸入 nemiralisib 对持续性、未控制的成人哮喘的疗效、安全性、耐受性和药代动力学。Nemiralisib（GSK2269557）是一种吸入的高选择性 PI3Kδ 抑制剂。入选患者为持续性、控制不佳的哮喘成人患者（18～70 岁），入组前 12 周未使用 ICS 或 LABA。将患者随机分为安慰剂组和 nemiralisib 治疗组，后者为 nemiralisib 1 mg、每天 1 次吸入，共 28 天，并在第一个 28 天治疗后进行交叉。主要研究终点是治疗 28 天后谷值 FEV_1 较基线的变化。研究共纳入 50 例患者，最终完成研究的患者共 42 例。结果显示，在第 28 天，nemiralisib 治疗组和安慰剂组患者的谷值 FEV_1 与基线水平无明显差异。Nemiralisib 治疗组患者的 ACT 评分虽有改善，但仍低于 20，尚未达到哮喘控制水平。虽然 nemiralisib 治疗可降低哮喘患者痰中炎症因子（包括 IL-5、IL-6、IL-8 和 IL-13）水平，但未观察到有价值的临床疗效。但是，药物的总体耐受性较好，最常见的不良反应是药物吸入后短暂的咳嗽，程度较轻。因该研究时程较短，病例数有限，尚无法说明 nemiralisib 对哮喘急性发作及病情结局的作用。

继 nemiralisib 后该团队研发出了一种新的低溶解性 PI3Kδ 抑制剂 GSK2292767A，从而增加药物在肺内的滞留性。目前已在健康志愿者中进行吸入 GSK2292767A 后的 PK/PD 研究，显示受试者对该药物有良好的耐受性和安全性。PK/PD 结果显示，虽然药物在肺内的滞留时间可达 24 h，但对 PI3K 的抑制作用却在用药 3 h 后显著下降。该药物后续的临床应用尚未见报道。

综上所述，PI3K 在哮喘的发生和发展中发挥了重要作用，亦有很多 PI3K 抑制剂用于干预哮喘的动物研究，并且取得了较好的疗效，但目前进入哮喘治疗临床试验阶段的药物尚少，且结果不肯定。期待未来有更多的药物进入临床试验阶段，为哮喘患者的治疗带来新的选择。

（庞　敏）

参 考 文 献

[1]　Fruman D A, Chiu H, Hopkins B D, et al. The PI3K pathway in human disease[J]. Cell, 2017, 170(4): 605-635.

[2]　Takeda M, Ito W, Tanabe M, et al. The pathophysiological roles of PI3Ks and therapeutic potential of selective inhibitors in allergic inflammation[J]. Int Arch Allergy Immunol, 2010, 152(1): 90-95.

[3]　Tsang F, Wong W S F. Inhibitors of tyrosine kinase signaling cascade attenuated antigen challenge of guinea-pig airways *in vitro*[J]. Am J Respir Crit Care Med, 2000, 162(1): 126-133.

[4]　Vlahos C J, Matter W F, Hui K Y, et al. A specific inhibitor of phosphatidylinositol 3-kinase, 2-(4-morpholinyl)-8-phenyl-4H-1-benzopyran-4-one (LY294002)[J]. J Biol Chem, 1994, 269(7): 5241-5248.

[5]　Jiang H，Xie Y，Abel P W，et al. Targeting phosphoinositide 3-kinase γ in airway smooth muscle cells to suppress interleukin-13-induced mouse airway hyperresponsiveness[J]. J Pharmacol Exp Ther，2012，342(2)：305-311.

[6]　Huang P，Li Y，Lv Z，et al. Comprehensive attenuation of IL-25-induced airway hyperresponsiveness，inflammation and remodelling by the PI3K inhibitor LY294002 [J]. Respirology，2017，22(1)：78-85.

[7]　Kwak Y G，Song C H，Yi H K，et al. Involvement of PTEN in airway hyperresponsiveness and inflammation in bronchial asthma[J]. J Clin Invest，2003，111(7)：1083-1092.

[8]　Ezeamuzie C I，Sukumaran J，Philips E. Effect of wortmannin on human eosinophil responses *in vitro* and on bronchial inflammation and airway，hyperresponsiveness in Guinea pigs *in vivo*[J]. Am J Respir Crit Care Med，2001，164(9)：1633-1639.

[9]　Tigani B，Hannon J P，Mazzoni L，et al. Effects of wortmannin on airways inflammation induced by allergen in actively sensitised Brown Norway rats[J]. Eur J Pharmacol，2001，433(2-3)：217-223.

[10]　Xia X，Hu X，Xu H，et al. Phosphatidylinositol 3-kinase inhibitor suppresses inducible nitric oxide synthase expression in bronchiole epithelial cells in asthmatic rats[J]. Mol Cell Biochem，2012，359(1-2)：293-299.

[11]　Campa C C，Silva R L，Margaria J P，et al. Inhalation of the prodrug PI3K inhibitor CL27c improves lung function in asthma and fibrosis[J]. Nat Commun，2018，9 (1)：5232.

[12]　Doukas J，Eide L，Stebbins K，et al. Aerosolized phosphoinositide 3-kinase gamma/ delta inhibitor TG100-115 [3-[2, 4-diamino-6-(3-hydroxyphenyl) pteridin-7-yl] phenol]as a therapeutic candidate for asthma and chronic obstructive pulmonary disease[J]. J Pharmacol Exp Ther，2009，328(3)：758-765.

[13]　Cho M L，Ju J H，Kim K W，et al. Cyclosporine A inhibits IL-15-induced IL-17 production in CD4$^+$ T cells via down-regulation of PI3K/Akt and NF-κB[J]. Immunol Lett，2007，108(1)：88-96.

[14]　Park S J，Lee K S，Kim S R，et al. Phosphoinositide 3-kinase inhibitor suppresses interleukin-17 expression in a murine asthma model[J]. Eur Respir J，2010，36(6)：1448-1459.

[15]　Rodrigues D A，Sagrillo F S，Fraga C A M. Duvelisib：a 2018 novel FDA-approved small molecule inhibiting phosphoinositide 3-kinases[J]. Pharmaceuticals (Basel)，2019，12(2)：69.

[16]　Winkler D，Faia K，Dinitto J，et al. PI3K-δ and PI3K-γ inhibition by IPI-145 abrogates immune responses and suppresses activity in autoimmune and inflammatory disease models[J]. Chem Biol，2013，20(11)：1364-1374.

[17]　Khindri S，Cahn A，Begg M，et al. A multicentre，randomized，double-blind，placebo-controlled，crossover study to investigate the efficacy，safety，tolerability，and pharmacokinetics of repeat doses of inhaled nemiralisib in adults with persistent，

uncontrolled asthma[J]. J Pharmacol Exp Ther,2018,367(3):405-413.

[18]　Begg M,Edwards C D,Hamblin J N,et al. Translation of inhaled drug optimization strategies into clinical pharmacokinetics and pharmacodynamics using GSK2292767A,a novel inhaled PI3Kδ inhibitor[J]. J Pharmacol Exp Ther,2019,369 (3):443-453.

第十五章 以趋化因子及其受体为治疗靶点的药物

第一节 以 CXCR2 为治疗靶点的药物

一、前言

抗炎是哮喘治疗中重要、有效的途径,以气道炎症发生中的各个环节为靶点的药物有可能阻断或减弱炎症的发生。CXCR2 主要在中性粒细胞、单核细胞、自然杀伤细胞、肥大细胞和内皮细胞上表达,并且是 CXC 趋化因子配体的受体。中性粒细胞可以在感染过程中在 CXCR2 的控制下迁移并募集到炎症部位(CXCR2 可能主要负责初始中性粒细胞的募集)。损伤部位的组织细胞会产生 ELR1 趋化因子,进而通过相互作用激活中性粒细胞与 G 蛋白偶联的 CXCR,长期暴露于活化的中性粒细胞会导致组织损伤,机体对病原体的控制与炎症对正常的组织损伤之间的平衡在很大程度上取决于中性粒细胞稳态以及中性粒细胞活化过程中的刺激程度。目前研究已经确定 CXCR2 对调节因子的迁移和募集、造血细胞的稳态至关重要。使用 CXCR2 拮抗剂、趋化因子类似物、抗 CXCR2 抗体等阻断 CXCR2 信号转导可能阻断 CXC 趋化因子介导的中性粒细胞的趋化作用,可能有益于炎症性疾病和癌症的治疗。

二、常见的 CXCR2 拮抗剂

CXCR2 拮抗剂存在几种不同的结构:二芳基脲及其类似物、嘧啶类化合物和双环嘧啶类化合物等。目前较受关注的 CXCR2 拮抗剂有以下几种。

1. Danirixin

Danirixin 是一种竞争性、可逆的口服 CXCR2 拮抗剂,在健康受试者和流感患者中均具有良好的耐受性,并具有高亲和力,其主要结构为二芳基脲。受体拮抗作用的结合和功能分析表明,danirixin 能够阻止 IL-8 与 CHO 细胞膜上的相关受体结合,同时过量的 IL-8 还能够与 danirixin 竞争,表明该拮抗剂的作用具有可逆性。研究表明 danirixin 可能对以中性粒细胞浸润为主的炎症性疾病有益。对于轻中度 COPD 患者,danirixin 可能是有用的辅助治疗药物。临床试验结果显示 danirixin 不会导致中性粒细胞减少。

2. SCH527123(MK-7123)

SCH527123(MK-7123)是一种选择性 CXCR2 拮抗剂,可抑制中性粒细胞活化并且在动物模型中可调节中性粒细胞的转运。SCH527123 在肺中性粒细胞过多的疾病中发挥重要作用。目前的研究表明 SCH527123 在 COPD 患者中可导致外周血中性粒细胞计数可逆性减少,没有发现其对血液学或化学参数有其他影响。SCH527123 对慢性肺部疾病的潜在治疗作用已在数项临床研究中进行了广泛研究,但因为缺乏明显的长期临床益处和出现相关的中性粒细胞减少症而导致其相关临床研究中断。针对 CXCR2 在肿瘤生长和转移中的作用,研究表明 SCH527123 可能抑制人结肠癌肝转移,并可增强肿瘤细胞对化疗药物的敏感性。另有研究表明中性粒细胞过度表达 CXCR2 可通过直接接触而导致肝细胞死亡,使用 SCH527123 阻断 CXCR2 后,细胞死亡率显著降低,为治疗方法的研究提供了新的靶标,可能有助于慢性或急性肝衰竭患者的干预。

3. Reparixin

Reparixin 是 CXCR1/CXCR2 的非竞争性变构拮抗剂。它可阻止一系列与 IL-8 信号转导有关的活动,包括白细胞募集和其他炎症反应,而不会影响其他 CXCR1 和 CXCR2 激动剂诱导的受体激活。各种动物研究发现,reparixin 可以减轻各种缺血再灌注损伤,通过抑制炎症反应(如中性粒细胞募集)而抑制器官系统的损伤。IL-8 受体 CXCR1 和 CXCR2 表达的上调在肿瘤患者体内经常发生,并且与肿瘤进展有关。已在数种肿瘤类型中检测到 IL-8 的表达,IL-8 途径的阻断可能会提供潜在的重要的新治疗靶点。有研究表明对于乳腺癌患者,紫杉醇停药并给予 reparixin 可缩小肿瘤并减少乳腺癌的复发。Reparixin 已由 FDA 批准用于临床试验,今后需进一步研究以减少疾病复发并改善患者的临床试验结果。

4. AZD5069

AZD5069 是选择性小分子 CXCR2 拮抗剂。研究表明 AZD5069 的药代动力学特点符合线性预测,受试者之间的变异性较低,并且不受种族、年龄、食物或配方的影响,其半衰期相关数据表明 AZD5069 适合每天 2 次给药。通过使用 AZD5069,可以消除因炎症反应引起的气道中性粒细胞募集。临床上,口服 AZD5069(80 mg,每天 2 次)的支气管扩张患者中痰中性粒细胞百分比降低 69%,在肺部炎症的动物模型中,AZD5069 在支气管液和血清中均以剂量依赖性的方式降低内毒素诱导的中性粒细胞增多。此外,AZD5069 对 CXCR2 的拮抗作用没有阻止中性粒细胞从骨髓到血液的动员,也没有对细菌攻击后中性粒细胞介导的吞噬和氧化活动产生不利作用,即不影响中性粒细胞介导的宿主免疫,仍具有正常的抗炎作用。然而,一项关于 AZD5069 作为重症哮喘患者的附加疗法的安全性和有效性临床试验表明,该治疗并不能降低患者重症哮喘恶化率。这一发现使 CXCR2 介导的中性粒细胞募集在重症(难治性)哮喘恶化的病理生物学中的作用仍需进一步明确。但使用 AZD5069 后患者痰液中中性粒细胞计数显著减少,为 CXCR2 信号转导对中性粒细胞肺组织浸润的影响提供了有力证据。患者一般对 AZD5059 耐受性良好,最常见的不良反应是鼻咽炎。

5. AZD8309

AZD8309 是 CXCR2 的选择性拮抗剂。AZD8309 可抑制 LPS 诱导的正常志愿者的气道炎症,同时动物模型实验发现它可以阻止支气管肺泡灌洗液中的中性粒细胞的诱导和激活,表明该治疗方法可能对中性粒细胞型气道疾病(如 COPD、严重哮喘和囊性纤维化)有效。另有研究表明在两个实验性胰腺炎模型中使用 AZD8309 时,发现 AZD8309 可降低组织髓过氧化物酶的浓度,有效减少中性粒细胞的迁移,进而改善胰腺炎的疾病严重程度和组织损伤,这可能也是胰腺炎一种潜在的治疗方法。

6. G31P

G31P 是 CXCR2 的竞争性拮抗剂,抑制 IL-8 途径下游信号。在 G31P 作用下表达水平降低的炎症细胞因子除了 IL-8 外还有 IL-1β、IL-6 和 TNF-α。这些细胞因子通常在炎症过程中表达水平升高,并且与几种疾病的不良预后有关。另外,这些细胞因子表达水平的持续升高与癌症的发生和发展有关。G31P 可以阻断 ELR-CXC 趋化因子的趋化作用,阻断趋化因子与肺泡上皮细胞和血管内皮细胞表面的 CXCR2 的结合,因此 G31P 可以抑制中性粒细胞的募集。有研究表明 G31P 可降低 ELR-CXC 趋化因子的表达水平,并能减少尿酸性肾病(UAN)患者肾脏中炎症细胞的数量。另外,G31P 降低了 NOD 样受体蛋白 3(NLRP3)的表达水平,这在 UAN 中至关重要。该结果也许可以为 UAN 的治疗提供新思路。

7. Ladarixin

Ladarixin(LDX)是选择性的非竞争性 CXCR2 拮抗剂,其药代动力学特征较好,适合长期口服给药。在几种动物模型中 LDX 可有效减少 IL-8 诱导的多形核白细胞浸润,而系统性中性粒细胞计数未发生明显的剂量相关性降低。LDX 在所有研究剂量下均具有良好的耐受性,并且在当前用于治疗 1 型糖尿病的临床试验中对受试者显示出极好的安全性。另有研究证明 LDX 通过抑制细胞周期进程和运动性,阻断促进细胞存活的细胞内信号和诱导细胞凋亡,改变内皮细胞的募集和减慢体内不同类型黑色素瘤的进展。LDX 在体外和体内对黑色素瘤均具有多因素作用,这些作用包括抑制黑色素瘤细胞运动、促进细胞凋亡、下调促血管生成信号和促进肿瘤内新生微血管的形成等,这些临床前研究证明了 LDX 具有抑制黑色素瘤的治疗作用。

三、小结

CXCR2 存在于多种细胞类型和组织中,提示 CXCR2 可能具有广泛的功能性作用,在许多急性和慢性疾病的病理生理学中均如此,涉及多种炎症性疾病和癌症。CXCR2 及其相关信号通路在这些疾病中有望成为潜在的药物作用靶点。CXCR2 拮抗剂的类型广泛,目前较受关注的 CXCR2 拮抗剂见表 15-1,其适应证包括 COPD、支气管扩张症、哮喘、肾病、胰腺炎、癌症。以气道炎症为例,AZD5069 可减少痰中性粒细胞计数而中性粒细胞的宿主免疫功能没有受到影响。但是,该类药物的安全性仍然值得关注,临床研究结果表明,即使中性粒细胞的宿主免疫功能没有受到损害,在抑制 CXCR2 的过程中这种方法仍然增加了感染的易感性。此外在研究 CXCR2 拮抗剂的同时,仍需要充分了解 CXCR2 信号转导在正常状态下的病理生理作用,有助于发现新的作用靶点以及进一步研究具有理想药代动力学特征的改良化合物、最佳的治疗时机和药物的临床反应。

表 15-1　常见的 CXCR2 拮抗剂及其用途

名　称	结　构	用途或临床试验
Danirixin	1-[4-氯-2-羟基-3-[(3S)-哌啶-3-基]磺酰基苯基]-3-(3-氟-2-甲基苯基)脲	COPD
SCH527123 (MK-7123)	2-羟基-N,N-二甲基-3-[2-[[(1R)-1-(5-甲基呋喃-2-丙基)氨基]-3,4-二氧环丁烯-1-[基]氨基]苯甲酰胺	COPD,哮喘,脑外伤,乳腺癌,胰腺癌,肝衰竭
Reparixin	(2R)-2-[4-(2-甲基丙基)苯基]-N-甲基磺酰基丙酰胺	肾和肺移植,转移性乳腺癌,糖尿病
AZD5069	N-(2-[(2,3-二氟苄基)硫基]-6-[[[(2R,3S)-3,4-二羟基丁烷-2-基]氧基]嘧啶-4-基]氮杂环丁烷-1-磺酰胺	头颈癌,转移性前列腺癌,哮喘,COPD,支气管扩张症,冠状动脉硬化性疾病

续表

名　称	结　构	用途或临床试验
AZD8309	(R)-5-[[(2,3-二氟苯基)甲基]硫代]-7-[(2-羟基-1-甲基乙基)氨基]-噻唑并[4,5-d]嘧啶-2(3H)-酮	类风湿关节炎,COPD,胰腺炎
G31P	6-氯代烟酰胺 N-氧化物 4a	吸入性肺炎,缺血再灌注损伤,肺癌,乳腺炎病变,糖尿病,肝细胞性肝癌,前列腺癌,溃疡性结肠炎
Ladarixin	(1,1-二氧代-1λ6-硫吗啉-4-基)-[6-[3-(4-氟-苯基)-5-甲基-异噁唑-4-基甲氧基]-吡啶-3-基]-甲酮	糖尿病

(陈丽萍)

参 考 文 献

[1] Zhang X，Guo R，Kambara H，et al. The role of CXCR2 in acute inflammatory responses and its antagonists as anti-inflammatory therapeutics [J]. Curr Opin Hematol,2019,26(1):28-33.

[2] Lazaar A L,Miller B E,Tabberer M,et al. Effect of the CXCR2 antagonist danirixin on symptoms and health status in COPD[J]. Eur Respir J,2018,52(4):1801020.

[3] Busch-Petersen J，Carpenter D C，Burman M，et al. Danirixin：a reversible and selective antagonist of the CXC chemokine receptor 2[J]. J Pharmacol Exp Ther,2017,362(2):338-346.

[4] Bloomer J C,Ambery C,Miller B E,et al. Identification and characterisation of a salt form of danirixin with reduced pharmacokinetic variability in patient populations[J]. Eur J Pharm Biopharm,2017,117:224-231.

[5] Fu S,Chen X,Lin H J,et al. Inhibition of interleukin 8/C-X-C chemokine receptor 1,/2 signaling reduces malignant features in human pancreatic cancer cells[J]. Int J Oncol,2018,53(1):349-357.

[6] Khanam A，Trehanpati N，Riese P，et al. Blockade of neutrophil's chemokine receptors CXCR1/2 abrogate liver damage in acute-on-chronic liver failure[J]. Front Immunol,2017,8:464.

[7] Todd C M，Salter B M，Murphy D M，et al. The effects of a CXCR1/CXCR2 antagonist on neutrophil migration in mild atopic asthmatic subjects [J]. Pulm Pharmacol Ther,2016,41:34-39.

[8] Shih C H,Chiang T B,Wang W J. Synergistic suppression of a disintegrin acurhagin-C in combination with AZD4547 and reparixin on terminating development for human osteosarcoma MG-63 cell[J]. Biochem Biophys Res Commun,2017,492:513-519.

[9] de Oliveira T H C,Marques P E,Poosti F,et al. Intravital microscopic evaluation of

the effects of a CXCR2 antagonist in a model of liver ischemia reperfusion injury in mice[J]. Front Immunol,2018,8:1917.

[10]   Che J,Wang Z,Sheng H,et al. Ligand-based pharmacophore model for the discovery of novel CXCR2 antagonists as anticancer metastatic agents[J]. R Soc Open Sci, 2018,5:180176.

[11]   French B M, Sendil S, Sepuru K M, et al. Interleukin-8 mediates neutrophil-endothelial interactions in pig-to-human xenogeneic models [J]. Xenotransplantation,2018,25(2):e12385.

[12]   Jia D,Li L,Andrew S,et al. An autocrine inflammatory forward-feedback loop after chemotherapy withdrawal facilitates the repopulation of drug-resistant breast cancer cells[J]. Cell Death Dis,2017,8(7):e2932.

[13]   Watz H,Uddin M,Pedersen F,et al. Effects of the CXCR2 antagonist AZD5069 on lung neutrophil recruitment in asthma[J]. Pulm Pharmacol Ther,2017,45:121-123.

[14]   O'Byrne P M,Metev H,Puu M,et al. Efficacy and safety of a CXCR2 antagonist, AZD5069,in patients with uncontrolled persistent asthma: a randomised, double-blind,placebo-controlled trial[J]. Lancet Respir Med,2016,4(10):797-806.

[15]   Cullberg M,Arfvidsson C,Larsson B,et al. Pharmacokinetics of the oral selective CXCR2 antagonist AZD5069: a summary of eight phase Ⅰ studies in healthy volunteers[J]. Drugs R D,2018,18(2):149-159.

[16]   Joseph J P, Reyes E, Guzman J, et al. CXCR2 inhibition—a novel approach to treating CoronAry heart DiseAse (CICADA): study protocol for a randomised controlled trial[J]. Trials,2017,18(1):473.

[17]   Malla S R, Kärrman Mårdh C, Günther A, et al. Effect of oral administration of AZD8309,a CXCR2 antagonist, on the severity of experimental pancreatitis[J]. Pancreatology,2016,16(5):761-769.

[18]   Virtala R,Ekman A K,Jansson L,et al. Airway inflammation evaluated in a human nasal lipopolysaccharide challenge model by investigating the effect of a CXCR2 inhibitor[J]. Clin Exp Allergy,2012,42(4):590-596.

[19]   Ye Y,Zhang Y,Wang B,et al. CXCR1/CXCR2 antagonist G31P inhibits nephritis in a mouse model of uric acid nephropathy[J]. Biomed Pharmacother, 2018, 107: 1142-1150.

[20]   Walana W,Wang J J,Yabasin I B,et al. IL-8 analogue CXCL8(3-72)K11R/G31P, modulates LPS-induced inflammation via AKT1-NF-kβ and ERK1/2-AP-1 pathways in THP-1 monocytes[J]. Hum Immunol,2018,79(11):809-816.

[21]   Cui S,Zhu Y,Du J,et al. CXCL8 antagonist improves diabetic nephropathy in male mice with diabetes and attenuates high glucose-induced mesangial injury [J]. Endocrinology,2017,158(6):1671-1684.

[22]   Walana W, Ye Y, Li M, et al. IL-8 antagonist, CXCL8 (3-72) K11R/G31P coupled with probiotic exhibit variably enhanced therapeutic potential in ameliorating ulcerative colitis[J]. Biomed Pharmacother,2018,103:253-261.

[23] Kemp D M, Pidich A, Larijani M, et al. Ladarixin, a dual CXCR1/2 inhibitor, attenuates experimental melanomas harboring different molecular defects by affecting malignant cells and tumor microenvironment[J]. Oncotarget, 2017, 8(9): 14428-14442.

[24] Uddin M, Betts C, Robinson I, et al. The chemokine CXCR2 antagonist(AZD5069) preserves neutrophil-mediated host immunity in nonhuman primates [J]. Haematologica, 2017, 102(2): e65-e68.

第二节 以 CXCR4 为治疗靶点的药物

一、概述

哮喘是由多种细胞和细胞组分参与的慢性气道炎症性疾病。研究发现,在变应性气道疾病中,基质细胞衍生因子 1(SDF-1)/CXC 趋化因子受体 4(CXCR4)反应轴与肺部炎症反应密切相关,在气道炎症及气道重塑的病理过程中起重要作用。

SDF-1 又称 CXC 趋化因子配体 12(CXCL12),主要在支气管黏膜的上皮细胞胞质中表达。CXCR4 是一类含有 7-跨膜的 G 蛋白偶联受体,与 SDF-1 的亲和力很强,二者结合后可启动下游的信号通路,参与多种生物学过程。哮喘小鼠的支气管黏膜上皮细胞破坏、增生,伴有大量炎症细胞浸润,SDF-1 的表达明显增高,支气管肺泡灌洗液中炎症细胞总数和嗜酸性粒细胞、中性粒细胞及淋巴细胞计数明显增加;SDF-1 表达量与气道炎症细胞总数和嗜酸性粒细胞、中性粒细胞及淋巴细胞计数呈正相关。SDF-1 在哮喘气道炎症细胞募集、炎症介质的产生及血管形成中可能有重要作用。此外,动物实验还发现,SDF-1/CXCR4 信号通路参与外源性骨髓间充质干细胞迁移到哮喘小鼠肺组织的过程。临床研究发现,哮喘患者支气管肺泡灌洗液中 SDF-1 水平显著增高,诱导痰中 SDF-1 的表达增高。来源于 CD8$^+$ T 细胞的 Tc17 细胞的比例在哮喘患者和哮喘动物模型中显著升高,趋化因子 CCL2/CCR2 只能趋化 Th17 细胞在哮喘小鼠模型中的肺部浸润,对 Tc17 细胞无明显作用,而 CXCL12/CXCR4 可同时趋化哮喘模型中 Th17 细胞和 Tc17 细胞在肺组织中的浸润。CXCR4 拮抗剂 plerixafor(AMD3100)可降低由 OVA 诱导的肺 Th17 和 Tc17 细胞数量的增加以及肺组织中 IL-17 的水平,减轻气道炎症及气道高反应性。

因此,以 CXCR4 为靶点抑制 SDF-1/CXCR4 信号通路,或将开创哮喘治疗的新方法。

二、CXCR4 拮抗剂与哮喘的基础研究

(一) CXCR4 拮抗剂的分类

CXCR4 拮抗剂可分为 4 类:①小肽类拮抗剂,如 T22、T140、TN14003、T134 等。②非肽类拮抗剂,如 AMD3100、AMD070 等。③CXCR4 抗体类,如 12G5。④SDF-1 修饰类拮抗剂,如 CTCE-9908 等。

这些拮抗剂主要用于与 SDF-1/CXCR4 信号通路有关的疾病,如艾滋病、肿瘤、血液系统疾病、类风湿关节炎、哮喘等。Plerixafor(AMD3100)通过抑制 CXCR4 可迅速动员骨髓干细胞从骨髓分化出来,增加血液循环中的细胞数量,改善非霍奇金淋巴瘤患者体内的白细胞数量,同时可以消除骨髓中的癌细胞。该化合物已完成 3 期临床试验,并在 2008 年被美

国 FDA 正式批准用于非霍奇金淋巴瘤和多发性骨髓瘤的治疗。目前用于哮喘研究的仅有 AMD3100。

（二）AMD3100 对哮喘炎症病理过程的靶向调控作用

AMD3100 是一种化学合成的小分子非肽类 CXCR4 拮抗剂，通过疏水基团的残基与 CXCR4 特异性结合，阻滞 SDF-1/CXCR4 信号通路，抑制相关的各种调节酶和激酶，导致基质金属蛋白酶 MMP-3、MMP-9、MMP-13 等的释放减少。

早期研究发现，在蟑螂过敏原诱导的哮喘小鼠模型中，AMD3100 能显著抑制过敏原诱导的肺部炎症和病理学改变，显著降低气道高反应性，减少嗜酸性粒细胞在支气管周围的聚集，同时 AMD3100 能降低小鼠肺组织中 Th2 型细胞因子 IL-4 和 IL-5 水平，但对 Th1 型细胞因子 IL-12 和 IFN-γ 具有相反的作用。使用 AMD3100 特异性阻断 CXCR4 可减少与哮喘炎症反应相关的许多病理改变。

在 OVA 诱导的哮喘小鼠模型中，肺部造血干细胞、血管内皮祖细胞、气道嗜酸性粒细胞数量和微血管密度增加，并出现气道高反应性。AMD3100 早期联合治疗可显著抑制这些改变。而 AMD3100 延迟治疗可减少肺部造血干细胞和血管生成，但仅能部分逆转气道高反应性。干细胞归巢与哮喘的发生和发展密切相关，早期使用 AMD3100 调控干细胞归巢可防止气道重塑和肺功能障碍。

在哮喘大鼠的气道炎症模型中，SDF-1 表达增高，气道壁厚度增加，AMD3100 可通过抑制 SDF-1 的生物活性，减轻气道炎症，改善气道重塑。

研究发现，CXCL12/CXCR4 信号通路可诱导 MMP-9 在哮喘小鼠模型中介导过敏性气道炎症，而 AMD3100 可显著减弱气道高反应性，并降低上皮 MMP-9 的表达。对支气管上皮细胞系的研究进一步表明，CXCL12/CXCR4 信号通路通过与 IL-13 协同作用，上调上皮 MMP-9 的表达。AMD3100 治疗还可显著降低哮喘小鼠气道对乙酰甲胆碱的反应性，减少气道炎症细胞的浸润，降低支气管肺泡灌洗液中 IL-4、IL-5 和 IL-13 的水平。AMD3100 显著抑制了 OVA 诱导的肺 Th17 细胞和 Tc17 细胞数量的增加以及降低肺组织中 IL-17 的水平。因此，CXCR4 拮抗剂 AMD3100 抑制哮喘炎症反应可能与 Th17 细胞和 Tc17 细胞免疫反应的减弱有关。

（三）CXCR4 拮抗剂的应用展望

AMD3100 在艾滋病、肿瘤等相关疾病的临床试验中表现出良好的耐受性和安全性，但目前尚无其用于哮喘治疗的临床研究。随着基础研究的深入，未来有可能开展 AMD3100 或其他 CXCR4 拮抗剂用于哮喘治疗的更多的临床试验。

三、讨论

多种细胞参与趋化因子的表达与分泌，其与表达于巨噬细胞、单核细胞、嗜酸性粒细胞、嗜碱性粒细胞、中性粒细胞、肥大细胞及淋巴细胞等细胞表面的趋化因子受体结合，介导炎症细胞的定向迁移，另一方面，募集的炎症细胞同时表达并分泌大量、多种趋化因子，进一步加剧炎症损伤。哮喘的发生涉及 Th2 细胞、肥大细胞、嗜酸性粒细胞、中性粒细胞及纤维细胞等多种细胞的共同作用，炎症细胞在趋化因子的趋化作用下定向迁移至支气管黏膜层，以趋化因子及其受体为靶点是近年来寻找哮喘治疗药物的主要思路。由于参与哮喘炎症反应的趋化因子种类繁多,趋化因子与趋化因子受体作用错综复杂,虽然针对趋化因子系统开发的拮抗剂很多,但目前还没有真正以趋化因子系统为靶点的哮喘治疗药物上市。目前尚未明确哪种趋化因子或(和)趋化因子受体在哮喘的发生中发挥主要作用。应注意到以其为靶点的治疗可能干扰机体某些重要的生理过程,要平衡考虑其积极和消极影响。

AMD3100 对哮喘炎症过程的靶向调控作用体现了 CXCR4 拮抗剂用于哮喘治疗的潜在价值。随着研究的深入,以 SDF-1/CXCR4 信号通路为靶点的药物将给包括哮喘在内的许多疾病的治疗带来更多希望。

(熊维宁)

参 考 文 献

[1] Boulet L P,Reddel H K,Bateman E,et al. The Global Initiative for Asthma(GINA): 25 years later[J]. Eur Respir J,2019,54(2):1900598.

[2] 邹丽萍,金翠,张德重.基质细胞衍生因子-1/趋化因子受体 CXCR4 轴与支气管哮喘[J].国际呼吸杂志,2007,27(22):1703-1705.

[3] 莫碧文,李洁,韦江红,等.基质细胞衍生因子-1/CXC 趋化因子受体 4 在支气管哮喘大鼠气道炎症及气道重塑中的作用[J].中华结核和呼吸杂志,2015,38(1):39-44.

[4] Janssens R,Struyf S,Proost P. Pathological roles of the homeostatic chemokine CXCL12[J]. Cytokine Growth Factor Rev,2018,44:51-68.

[5] Desjardins S F,Berchiche Y A,Haddad E,et al.[Multiple talents of the chemokine receptor-CXCR4][J]. Med Sci(Paris),2007,23(11):980-984.

[6] 邹丽萍,王利霞,张艳,等.SDF-1 在哮喘大鼠肺组织中的表达及 AMD3100 的干预作用[J].中国当代儿科杂志,2011,13(4):321-325.

[7] 刘彦民,吴焕婷,田玉红,等.支气管哮喘患儿外周血 SDF-1、CXCR4 水平与气道炎症和气流受限的关系[J].临床肺科杂志,2019,24(10):1847-1850.

[8] Chen H,Xu X,Teng J,et al. CXCR4 inhibitor attenuates ovalbumin-induced airway inflammation and hyperresponsiveness by inhibiting Th17 and Tc17 cell immune response[J]. Exp Ther Med,2016,11(5):1865-1870.

[9] Chen H,Xu X,Teng J,et al. CXCR4 inhibitor attenuates allergen-induced lung inflammation by down-regulating MMP-9 and ERK1/2[J]. Int J Clin Exp Pathol, 2015,8(6):6700-6707.

[10] Lukacs N W,Berlin A,Schols D,et al. AMD3100,a CxCR4 antagonist,attenuates allergic lung inflammation and airway hyperreactivity[J]. Am J Pathol,2002,160 (4):1353-1360.

[11] Khan A,Greenman J,Archibald S J. Small molecule CXCR4 chemokine receptor antagonists: developing drug candidates [J]. Curr Med Chem, 2007, 14 (21): 2257-2277.

[12] Peng D,Cao B,Zhou Y J,et al. The chemical diversity and structure-based evolution

of non-peptide CXCR4 antagonists with diverse therapeutic potential[J]. Eur J Med Chem,2018,149:148-169.

[13] Tsou L K,Huang Y H,Song J S,et al. Harnessing CXCR4 antagonists in stem cell mobilization,HIV infection,ischemic diseases,and oncology[J]. Med Res Rev,2018, 38(4):1188-1234.

[14] Zhang H,Kang D,Huang B,et al. Discovery of non-peptide small molecular CXCR4 antagonists as anti-HIV agents:recent advances and future opportunities[J]. Eur J Med Chem,2016,114:65-78.

[15] Wu C H,Wang C J,Chang C P,et al. Function-oriented development of CXCR4 antagonists as selective human immunodeficiency virus(HIV)-1 entry inhibitors[J]. J Med Chem,2015,58(3):1452-1465.

[16] De Clercq E. Mozobil®(Plerixafor,AMD3100),10 years after its approval by the US Food and Drug Administration [J]. Antivir Chem Chemother, 2019, 27:2040206619829382.

[17] Dipersio J F,Uy G L,Yasothan U,et al. Plerixafor[J]. Nat Rev Drug Discov,2009,8 (2):105-106.

[18] Li P,Deng J,Wei X,et al. Blockade of hypoxia-induced CXCR4 with AMD3100 inhibits production of OA-associated catabolic mediators IL-1beta and MMP-13[J]. Mol Med Rep,2016,14(2):1475-1482.

[19] Wang X Y,Chen Y,Tang X J,et al. AMD3100 attenuates matrix metalloprotease-3 and -9 expressions and prevents cartilage degradation in a monosodium iodo-acetate-induced rat model of temporomandibular osteoarthritis[J]. J Oral Maxillofac Surg, 2016,74(5):927. e1-927. e3.

[20] 李彦林,王国梁,曹斌,等. AMD3100 体外阻断基质细胞衍生因子 1/趋化因子受体 4 信号通路对人关节软骨细胞分泌基质金属蛋白酶 3、9、13 水平的影响[J]. 中国修复重建外科杂志,2012,26(6):652-656.

[21] Barwinska D,Oueini H,Poirier C,et al. AMD3100 ameliorates cigarette smoke-induced emphysema-like manifestations in mice[J]. Am J Physiol Lung Cell Mol Physiol,2018,315(3):L382-L386.

[22] Liu Q,Li Z,Gao J L,et al. CXCR4 antagonist AMD3100 redistributes leukocytes from primary immune organs to secondary immune organs,lung,and blood in mice [J]. Eur J Immunol,2015,45(6):1855-1867.

[23] Doyle T M,Ellis R,Park H J,et al. Modulating progenitor accumulation attenuates lung angiogenesis in a mouse model of asthma[J]. Eur Respir J,2011,38(3): 679-687.

[24] Srinivasan A,Panetta J C,Cross S J,et al. Phase Ⅰ study of the safety and pharmacokinetics of plerixafor in children undergoing a second allogeneic hematopoietic stem cell transplantation for relapsed or refractory leukemia[J]. Biol

Blood Marrow Transplant,2014,20(8):1224-1228.

[25] Hendrix C W,Flexner C,Macfarland R T,et al. Pharmacokinetics and safety of AMD-3100,a novel antagonist of the CXCR-4 chemokine receptor,in human volunteers[J]. Antimicrob Agents Chemother,2000,44(6):1667-1673.

[26] Pagnoux C,Nair P,Xi Y,et al. Serum cytokine and chemokine levels in patients with eosinophilic granulomatosis with polyangiitis,hypereosinophilic syndrome,or eosinophilic asthma[J]. Clin Exp Rheumatol,2019,37 Suppl 117(2):40-44.

[27] Liu C,Zhang X,Xiang Y,et al. Role of epithelial chemokines in the pathogenesis of airway inflammation in asthma(Review)[J]. Mol Med Rep,2018,17(5):6935-6941.

[28] Castan L,Magnan A,Bouchaud G. Chemokine receptors in allergic diseases[J]. Allergy,2017,72(5):682-690.

[29] Janssens R,Struyf S,Proost P. Pathological roles of the homeostatic chemokine CXCL12[J]. Cytokine Growth Factor Rev,2018,44:51-68.

[30] Chang H C,Huang P H,Syu F S,et al. Critical involvement of atypical chemokine receptor CXCR7 in allergic airway inflammation[J]. Immunology,2018,154(2):274-284.

[31] 吉海杰,胡金凤,陈乃宏. 以趋化因子受体为靶点的抗哮喘小分子药物研究进展[J]. 药学学报,2011,46(11):1286-1290.

第三节 以 CXCL8 为治疗靶点的药物

一、前言

近年来,人们越来越认识到在哮喘的治疗中,各种哮喘表型对于治疗效果的影响,这导致针对炎症级联反应中特定免疫细胞和细胞因子的生物疗法的发展。目前,主要的两种哮喘表型分别为嗜酸性粒细胞型哮喘和以中性粒细胞浸润为主的非嗜酸性粒细胞型哮喘。目前临床上大多数生物制剂都专注于嗜酸性粒细胞型哮喘,包括在美国批准用于治疗难治性哮喘的四种生物制剂奥马珠单抗、美泊利单抗、贝那利珠单抗和瑞利珠单抗。目前热门的潜在新靶点包括 CRTH2、IL-13、IL-25、IL-4α 受体、TSLP、IL-17A 受体,以及 CXCL8/CXCR2。其中 CXCL8(也称 IL-8,以下统称 IL-8)是 CXC 趋化因子家族的成员之一,具有潜在的中性粒细胞趋化作用,其对应的受体是 CXCR2。IL-8 在介导哮喘的中性粒细胞性炎症反应以及通过诱导气道平滑肌细胞的增殖和迁移从而介导哮喘患者的气道重塑方面发挥着重要作用。本节将重点讨论 IL-8 与哮喘气道炎症的关系及临床治疗的研究进展,从 IL-8 的分子生物学基本功能及基因表达调控、IL-8 与哮喘的关联,以及临床研究中应用 IL-8 拮抗剂治疗哮喘的研究现状进行阐述。

哮喘是影响呼吸系统的一种慢性气道炎症性疾病,其特点在于炎症细胞增生浸润、过度反应和重塑,暴露于环境中的某些触发因素可引起或加剧疾病的发生和发展。其症状包括产生过多黏液,导致气道阻塞,并经常伴有嗜酸性粒细胞、肥大细胞和淋巴细胞浸润气道,支气管壁增厚以及气道平滑肌肥大或增生。

哮喘中的气道炎症与刺激 Th2 细胞衍生的免疫反应以及产生白介素和其他细胞因子有关。有实验研究表明,维持 Th1/Th2 免疫平衡可以预防哮喘发作。Th2 型细胞因子是产生气道嗜酸性粒细胞刺激并导致哮喘的炎症反应所必需的。Th1 细胞通过分泌 INF-γ、TGF-β 和 IL-2 可抑制 Th2 型免疫反应,因此目前临床上绝大多数治疗哮喘的方法是控制 Th1/Th2 的免疫平衡。随着研究的不断深入,我们发现重症哮喘患者气道内的炎症细胞主要是中性粒细胞。Th17 细胞是 Th 细胞的第三子集,研究显示亢进的 Th17 细胞在重症哮喘的发生和发展中有重要作用,其特征在于能产生 IL-17,而 IL-17 通过刺激气道上皮细胞产生和释放 IL-8。

转录 IL-8 的 DNA 信息位于第 4 号染色体的 q13～q21,该基因片段长 3211 bp,相对分子质量约为 8300,其中包含 3 个内含子和 4 个外显子。IL-8 功能的发挥有赖于其与受体的特异性结合。IL-8 是一种有效的化学诱导剂,属于趋化因子 CXC 家族。IL-8 可募集中性粒细胞所必需的细胞因子,通过高亲和力的 CXCR2 激活中性粒细胞并促使其向炎症部位迁移,主要是在疾病的急性反应期介导炎症细胞起效,支气管上皮炎症细胞是 IL-8 的主要来源。

（一）IL-8 与哮喘

在重症哮喘患者中,痰液中 IL-8 水平的升高通常先于哮喘急性发作,并且痰液中 IL-8 水平的升高也与患者晚期过敏性气道阻塞的发生有关。有研究结果表明,在气道局部,当受到炎症刺激时,炎症细胞可产生并释放 IL-8,趋化外周血中的白细胞(尤其是中性粒细胞)向气道转移;还可以使 β2 整合素 CD11b/CD18 过表达,促使中性粒细胞产生呼吸暴发反应,释放超氧化物和溶酶体酶等物质,进一步强化中性粒细胞的吞噬功能,最终导致气道局部炎症反应。IL-8 在中性粒细胞、支气管上皮细胞、单核-巨噬细胞等细胞中有不同程度的表达。

一项针对哮喘患者的试验研究评估了痰液中 IL-8 的浓度,结果显示重症哮喘患者痰液中的 IL-8 浓度高于轻度哮喘患者。另一项研究显示,与不存在肺部基础疾病的对照组相比,因急性严重哮喘而插管的患者气管内吸出物中的 IL-8 浓度更高。这一发现与先前的报道一致,提示哮喘患者的支气管肺泡灌洗液(BALF)中 IL-8 浓度显著增高。Hosok 等鉴定出中性粒细胞和 IL-8 是哮喘患者 BALF 中唯一的炎症成分,可用于区分控制性哮喘与未控制性哮喘,且与 FEV_1 呈负相关。总之,这些研究表明 IL-8 是哮喘中必要的促炎介质。

1. IL-8 与嗜酸性粒细胞型哮喘的关系

IL-8 为哮喘患者气道炎症的上调因子,对嗜酸性粒细胞具有一定的趋化作用,能在气道黏膜层中诱导嗜酸性细胞聚集和浸润,同时被激活的嗜酸性粒细胞能释放阳离子蛋白、毒性蛋白等多种活性蛋白,增加黏膜下的微血管通透性、促进腺体分泌和气道上皮细胞脱落等。实验表明向豚鼠气管注入重组 IL-8,可在提取的 BALF 中发现嗜酸性粒细胞显著增多,其比例与 IL-8 的浓度成正比。

2. IL-8 与非嗜酸性粒细胞型哮喘的关系

以中性粒细胞为主的非嗜酸性粒细胞型哮喘得到了越来越多的关注和研究。炎症促使 IL-8 聚集于哮喘患者的气道黏膜,通过释放血小板活化因子、白三烯等炎症介质导致气道痉挛的发生。IL-8 能对中性粒细胞产生趋化和激活作用,最终导致气道高反应性。同时,激活的中性粒细胞可产生 IL-8,如此循环往复,气道炎症被不断加重,导致哮喘恶化。另外,Th17 细胞可释放 IL-17,后者通过诱导释放 IL-8 引发中性粒细胞的趋化和激活作用。在重症哮喘患者的痰液中可观察到 IL-8 水平和中性粒细胞计数的增高,且增高程度与 IL-17 呈正相关。因此,IL-8 通过多种途径促进了哮喘的发生和发展。

（二）哮喘治疗中拮抗 IL-8 的研究现状

尽管哮喘患者的肺组织和血清中的 IL-8 水平明显升高,但是将 IL-8 作为疾病活动的生物学指标仍存在争议。IL-8 的生物学作用主要通过 CXCR1 和 CXCR2 介导,它们的刺激可以诱导中性粒细胞产生趋化作用。CXCL1(Gro-α)是与 IL-8 结构相关的趋化因子,并选择性激活 CXCR2,促进中性粒细胞性炎症。CXCR2 被认为可以在急性肺损伤中促进不受控制的中性粒细胞流入气道,即中性粒细胞的肺归巢存在 CXCR2 依赖性,并且 CXCR2 是引发气道高反应性和气道炎症的关键限速事件。故 CXCR2 是中性粒细胞的化学诱导剂,并且有助于 IL-8 的产生,其拮抗剂已被证明可降低 IL-8 的水平。然而,有研究结果表明,在使用 β 受体激动剂和皮质类固醇治疗后,CXCR1 和 CXCR2 的表达均增高,却不会影响中性粒细胞的肺归巢。CXCR2 被进一步鉴定为非嗜酸性粒细胞型哮喘患者痰液中水平较高的生物标志物。

对 CXCR1 和 CXCR2 在非嗜酸性粒细胞性炎症的发病机制中的关键作用的认识促进了针对这些受体的几种小分子拮抗剂的发展。一项动物研究结果发现 CXCR1 和 CXCR2 的选择性拮抗剂可抑制肺中性粒细胞增多和气道炎症。有研究显示用 CXCR2 拮抗剂 navarixin 治疗后哮喘患者的痰液和血液中性粒细胞明显减少,但对肺功能没有任何影响。SCH527123(也称为 MK-7123)是一种有效且选择性高的人 CXCR1 和 CXCR2 的同种异体拮抗剂。试验表明,通过口服 SCH527123 可以有效抑制臭氧诱导的痰液中 IL-8、中性粒细胞和髓过氧化物酶水平升高,降低重症哮喘患者痰中性粒细胞百分比,轻度减少急性加重。在一项对中重度哮喘患者(基线中性粒细胞百分比>40%)的 2 期研究中,CXCR2 拮抗剂 SCH527123 降低了患者痰中性粒细胞百分比,与安慰剂组相比差异有统计学意义($P=0.03$),但仅观察到哮喘控制有得到改善的趋势。随后的一项使用 CXCR2 拮抗剂 AZD5069 作为重症哮喘患者的追加治疗的随机临床试验表明,尽管受总体恶化率低的限制,治疗组与安慰剂组患者的哮喘恶化率没有显著差异。

体外实验表明,从外周血中纯化的中性粒细胞的趋化反应容易受到 CXCR1/CXCR2 的阻滞,因此,口服 SCH527123 可以抑制中性粒细胞从外周向气道的运输。体外研究中部分成熟骨髓来源的中性粒细胞对 IL-8 和 SCH527123 有反应,支持口服 SCH527123 可以抑制中性粒细胞从骨髓向外周转运的观点。而 IL-8 和 SCH527123 在骨髓中性粒细胞中作用减弱的原因可能反映了趋化因子受体在细胞成熟过程中的不同表达和作用。这项研究表明,对 CXCR1 和 CXCR2 的阻断可降低哮喘患者气道中的中性粒细胞水平,部分原因是中性粒细胞从血液中的迁移减少。此外,这项结果表明,连续 8 天口服 30 mg SCH527123 可有效减少中性粒细胞向血液和气道的运输,而不会对骨髓细胞产生有害作用。摄入的 CXCR2 拮抗剂 SCH527123 具有较好的耐受性,并且可以有效降低重症哮喘患者痰中性粒细胞水平,尽管这项研究不足以充分回答这个问题,但表明气道中性粒细胞减少可能与哮喘控制方面的某些改善有关。

目前,虽然部分哮喘患者体内中性粒细胞计数增高,但是中性粒细胞减少与临床获益之间的相关性仍有待观察。

（三）展望

哮喘是一种复杂的异质性疾病,具有影响治疗反应的不同表型。其发病机制极其复杂,目前 Th1/Th2 失衡学说仍被研究者广泛接受。近年来人们对 Th17 细胞的研究发现,哮喘的发病机制复杂,越来越多的细胞、细胞因子被发现参与哮喘的发生与发展。IL-8 不论是在传统的嗜酸性粒细胞型哮喘还是在非嗜酸性粒细胞型哮喘中,都参与了疾病的病理过程。IL-8 的作用机制十分复杂,目前对其研究仍不完善,其可能受多种细胞因子调节,通过细胞因子网络与诸多细胞发挥作用。诸如 IL-17 如何诱导分泌 IL-8,IL-17/IL-8 途径如何与其他 CD4$^+$ T 细胞亚群相互调节等问题均未完全解答。当前,FDA 批准的生物制剂和大多数潜在的治疗靶点都集中在嗜酸性粒细胞型哮喘。对于非嗜酸性粒细胞型哮喘,尽管某些靶向疗法已经取得了令人鼓舞的初步结果,但仍有某些药物因为潜在的局限性而没有表现出明显的生物学或临床反应,如 IL-8 拮抗剂。IL-8 是气道内主要的细胞因子,通过研究 IL-8 可以提高对非嗜酸性粒细胞型哮喘的认识。在中性粒细胞的募集中,趋化因子受体 CXCR2 起着不可或缺的作用,而在哮喘发作期间气道内 CXCR1 和 CXCR2 表达均上调。通过阻断 CXCR1 和 CXCR2 抑制中性粒细胞的趋化性可能为非嗜酸性粒细胞型哮喘患者提供另一种治疗策略。这具有特殊的临床意义,因为这些患者通常对皮质类固醇的反应较差。

CXCR1/CXCR2 双重拮抗剂 SCH527123 可通过抑制迁移来降低血液循环和气道中的中性粒细胞水平。SCH527123 对骨髓中的中性粒细胞祖细胞没有毒性作用。中性粒细胞的减少和临床获益之间的相关性仍有待进一步研究,阻断单个细胞因子或炎症细胞可能不足以减轻炎症,这可能是由于其他不同细胞或细胞因子的代偿性反应所致。尽管如此,我们仍能从目前的研究成果中看到以抑制 IL-8 的表达或使用抗 IL-8 抗体为突破口治疗重症哮喘的应用前景,但这需要进行适当规模的临床试验以研究中性粒细胞和 IL-8 在重症哮喘中的作用机制。

(唐　昊)

参 考 文 献

[1] Murdoch J R,Lloyd C M. Chronic inflammation and asthma[J]. Mutat Res,2010,690 (1-2):24-39.

[2] Hardy C L,Rolland J M,O'Hehir R E. The immunoregulatory and fibrotic roles of activin A in allergic asthma[J]. Clin Exp Allergy,2015,45(10):1510-1522.

[3] Doeing D C,Solway J. Airway smooth muscle in the pathophysiology and treatment of asthma[J]. J Appl Physiol,2013,114(7):834-843.

[4] Cheng Z,Wang X,Dai L L,et al. Thymic stromal lymphopoietin signaling pathway inhibition attenuates airway inflammation and remodeling in rats with asthma[J]. Cell Physiol Biochem,2018,47(4):1482-1496.

[5] Verheijden K A,Braber S,Leusink-Muis T,et al. Regulatory T cell depletion abolishes the protective effect of dietary galacto-oligosaccharides on eosinophilic airway inflammation in house dust mite-induced asthma in mice[J]. J Nutr,2015,146 (4):831-837.

[6] Rao S S,Mu Q,Zeng Y,et al. Calpain-activated mTORC2/Akt pathway mediates airway smooth muscle remodelling in asthma[J]. Clin Exp Allergy,2017,47(2):176-189.

［7］ Ray A,Cohn L. Th2 cells and GATA-3 in asthma:new insights into the regulation of airway inflammation［J］. J Clin Invest,1999,104(8):985-993.

［8］ Randolph D A,Stephens R,Carruthers C J,et al. Cooperation between Th1 and Th2 cells in a murine model of eosinophilic airway inflammation［J］. J Clin Invest,1999, 104(8):1021-1029.

［9］ Al-Ramli W,Préfontaine D,Chouiali F,et al. T_H17-associated cytokines(IL-17A and IL-17F) in severe asthma［J］. J Allergy Clin Immunol,2009,123(5):1185-1187.

［10］ Hoshino M. Comparison of effectiveness in ciclesonide and fluticasone propionate on small airway function in mild asthma［J］. Allergol Int,2010,59(1):59-66.

［11］ Mukaida N. Pathophysiological roles of interleukin-8/CXCL8 in pulmonary diseases ［J］. Am J Physiol Lung Cell Mol Physiol,2003,284(4):L566-L577.

［12］ Chapman R W,Phillips J E,Hipkin R W,et al. CXCR2 antagonists for the treatment of pulmonary disease［J］. Pharmacol Ther,2009,121(1):55-68.

［13］ Jatakanon A、Uasuf C、Maziak W,et al. Neutrophilic inflammation in severe persistent asthma［J］. Am J Respir Crit Care Med,1999,160(5 Pt 1):1532-1539.

［14］ Ordoñez C L,Shaughnessy T E,Matthay M A,et al. Increased neutrophil numbers and IL-8 levels in airway secretions in acute severe asthma:clinical and biologic significance［J］. Am J Respir Crit Care Med,2000,161(4 Pt 1):1185-1190.

［15］ Lamblin C,Gosset P,Tillie-Leblond I,et al. Bronchial neutrophilia in patients with noninfectious status asthmaticus［J］. Am J Respir Crit Care Med,1998,157(2): 394-402.

［16］ Hosoki K、Ying S,Corrigan C,et al. Analysis of a panel of 48 cytokines in BAL fluids specifically identifies IL-8 levels as the only cytokine that distinguishes controlled asthma from uncontrolled asthma,and correlates inversely with FEV_1 ［J］. PLoS One,2015,10(5):e0126035.

［17］ Hosoki K,Aguilera-Aguirre L,Brasier A R. Facilitation of allergic sensitization and allergic airway inflammation by pollen-induced innate neutrophil recruitment［J］. Am J Respir Cell Mol Biol,2016,54(1):81-90.

［18］ Mizutani N,Nabe T,Yoshino S. IL-17A promotes the exacerbation of IL-33-induced airway hyperresponsiveness by enhancing neutrophilic inflammation via CXCR2 signaling in mice［J］. J Immunol,2014,192(4):1372-1384.

［19］ Nagarkar D R、Wang Q、Shim J、et al. Hershenson,CXCR2 is required for neutrophilic airway inflammation and hyperresponsiveness in a mouse model of human rhinovirus infection［J］. J Immunol,2009,183(10):6698-6707.

［20］ Strandberg K,Blidberg K,Sahlander K,et al. Effect of formoterol and budesonide on chemokine release,chemokine receptor expression and chemotaxis in human neutrophils［J］. Pulm Pharmacol Ther,2010,23(4):316-323.

［21］ Baines K J,Simpson J L,Wood L G,et al. Sputum gene expression signature of 6 biomarkers discriminates asthma inflammatory phenotypes［J］. J Allergy Clin Immunol,2014,133(4):997-1007.

［22］ Chapman R W，Phillips J E，Hipkin R W，et al. CXCR2 antagonists for the treatment of pulmonary disease［J］. Pharmacol Ther，2009，121(1)：55-68.

［23］ Chapman R W，Minnicozzi M，Celly C S，et al. A novel，orally active CXCR1/2 receptor antagonist，Sch527123，inhibits neutrophil recruitment，mucus production，and goblet cell hyperplasia in animal models of pulmonary inflammation［J］. J Pharmacol Exp Ther，2007，322(2)：486-493.

［24］ Lazaar A L，Miller B E，Tabberer M，et al. Effect of the CXCR2 antagonist danirixin on symptoms and health status in COPD［J］. Eur Respir J，2018，52(4)：1801020.

［25］ Salchow K，Bond M E，Evans S C，et al. A common intracellular allosteric binding site for antagonists of the CXCR2 receptor［J］. Br J Pharmacol，2010，159(7)：1429-1439.

［26］ Holz O，Khalilieh S，Ludwig-Sengpiel A，et al. SCH527123，a novel CXCR2 antagonist，inhibits ozone-induced neutrophilia in healthy subjects［J］. Eur Respir J，2010，35(3)：564-570.

［27］ Nair P，Gaga M，Zervas E，et al. Safety and efficacy of a CXCR2 antagonist in patients with severe asthma and sputum neutrophils：a randomized，placebo-controlled clinical trial［J］. Clin Exp Allergy，2012，42(7)：1097-1103.

［28］ O'Byrne P M，Metev H，Puu M，et al. Efficacy and safety of a CXCR2 antagonist，AZD5069，in patients with uncontrolled persistent asthma：a randomised，double-blind，placebo-controlled trial［J］. Lancet Respir Med，2016，4(10)：797-806.

［29］ Todd C M，Salter B M，Murphy D M，et al. The effects of a CXCR1/CXCR2 antagonist on neutrophil migration in mild atopic asthmatic subjects［J］. Pulm Pharmacol Ther，2016，41：34-39.

［30］ Cowan D C，Cowan J O，Palmay R，et al. Effects of steroid therapy on inflammatory cell subtypes in asthma［J］. Thorax，2010，65(5)：384-390.

［31］ Gonsiorek W，Fan X，Hesk D，et al. Pharmacological characterization of Sch527123，a potent allosteric CXCR1/CXCR2 antagonist［J］. J Pharmacol Exp Ther，2007，322(2)：477-485.

［32］ Qiu Y，Zhu J，Bandi V，et al. Bronchial mucosal inflammation and upregulation of CXC chemoattractants and receptors in severe exacerbations of asthma［J］. Thorax，2007，62(6)：475-482.

［33］ Hammond M E，Lapointe G R，Feucht P H，et al. IL-8 induces neutrophil chemotaxis predominantly via type Ⅰ IL-8 receptors［J］. J Immunol，1995，155(3)：1428-1433.

第四节　以 CCR3 为治疗靶点的药物

许多研究表明嗜酸性粒细胞是过敏性哮喘的关键细胞，其在气道、肺组织的募集过程中与过敏原诱导的哮喘气道反应息息相关，减少气道和血液中的嗜酸性粒细胞可改善此类患者的哮喘控制。CCR3 在很多过敏原诱发的气道反应涉及的细胞（如嗜酸性粒细胞、嗜碱性粒细胞、肥大细胞、气道平滑肌细胞和支气管上皮细胞）膜上都有表达，尤其是嗜酸性粒细胞膜上表达的 CCR3，其与相关的趋化因子的结合在哮喘晚期嗜酸性粒细胞的募集过程中起关键作用。

趋化因子通过与靶细胞膜表面的趋化因子受体相互作用而实现它们的生物学功能，从而诱导免疫细胞迁移。免疫细胞克服血管内皮细胞屏障在体液和组织间的穿行包括四个步骤：①免疫细胞随着血液流动；②免疫细胞被稳固黏附到血管内皮上；③免疫细胞穿过内皮细胞间隙；④免疫细胞迁移到特定组织中（图 15-1）。在此过程中，趋化因子控制渗出细胞的选择性。表达相应趋化因子受体的免疫细胞在滚动前行中由于与血管内皮上趋化因子特异性作用而促使免疫细胞整合素的增多，整合素与内皮细胞上黏附分子的相互作用导致免疫细胞黏附到血管内皮表面。黏附的免疫细胞在其分泌的特殊酶作用下，穿过内皮细胞间隙，并在趋化因子浓度梯度的引导下迁移至特定组织中，实现趋化功能。

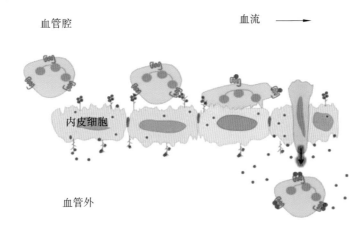

图 15-1　趋化因子趋化白细胞穿过内皮细胞迁移出血管

CCR3 属于 G 蛋白偶联受体家族的一员，由 355 个氨基酸组成（图 15-2）。当趋化因子与 CCR3 结合时，会发生一系列生物化学反应，包括磷脂酰肌醇 3-激酶、磷脂酶 A2、蛋白激酶 C 信号转导的激活和细胞内钙离子浓度的升高，以及转录激活蛋白的激活，然后有选择性地促进嗜酸性粒细胞在炎症部位募集、脱颗粒以及产生毒性蛋白，参与哮喘、关节炎和特应性皮炎等过敏性炎症的发生。

趋化因子及其受体的上述生物学功能使之成为当今很多疾病的靶点，阻断趋化因子与其受体之间的相互作用可能是一条全新且有效的途径。Gauvreau 团队提出口服一种 CCR3 小分子拮抗剂 AXP1275 来抑制这一过程，并开展了一项随机、双盲、安慰剂对照的 2 期临床试验研究，结果显示，与安慰剂相比，AXP1275 治疗 12 天后患者乙酰甲胆碱 PC20 显著增高（增加 0.92 倍剂量与增加 0.17 倍剂量，$P=0.01$），但是这种保护效果在过敏原激发后丧失。AXP1275 对过敏原诱发的晚期哮喘反应及血液和痰液中的嗜酸性粒细胞计数没有显著影响。AXP1275 治疗组患者早期的哮喘反应和呼出气一氧化氮水平略低，但与安慰剂组相比差异无统计学意义。AXP1275 治疗组患者出现治疗期不良事件的人数与安慰剂组相当。也就是说，在此次较短的治疗期内，APX1275 治疗相比安慰剂组各项结局观察指标均不是很理想。Milica Grozdanovic 团队指出，没有一种 CCR3 拮抗剂在临床试验中显示出较好的疗效的一个可能的原因就是它们非偏倚性的抑制作用阻止了受体的内在化，从而导致耐药性。他们尝试开发一种新型的肽纳米粒子 CCR3 拮抗剂（R321），这种药物将会以选择性抑制的方式特异性阻断 CCR3 的 G 蛋白偶联的信号转导通路，同时允许或促进 CCR3 受体的

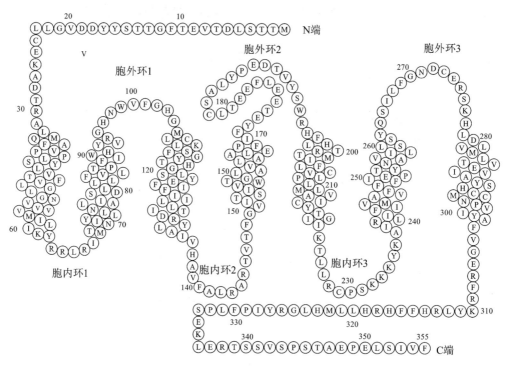

图 15-2 CCR3 结构模式图

内在化。同时他们分别进行了体内和体外的临床前试验来评估 R321 的抑制作用。结果显示 R321 通过自组装成纳米颗粒并直接与 CCR3 结合来改变该受体的功能,体外实验中可见其仅抑制细胞外信号调节激酶 1/2 的早期活性,而不抑制晚期募集 β-抑制蛋白和受体内在化的过程,从而促进了 CCR3 的内在化和降解;体内试验中,R321 可有效抑制嗜酸性粒细胞在血液、肺和气道组织中的募集,从而预防过敏性哮喘小鼠模型(嗜酸性粒细胞型哮喘小鼠模型)的气道高反应性。这证明了 R321 是有效的 CCR3 信号级联反应的选择性拮抗剂,且展示了一种新的针对耐药性问题的解决途径,但该药物还需要进一步的各期临床试验以评估其治疗人类过敏性哮喘的有效性和安全性。

（应颂敏 常 春）

参 考 文 献

[1] Gauvreau G M, Watson R M, O'Byrne P M. Kinetics of allergen-induced airway eosinophilic cytokine production and airway inflammation[J]. Am J Respir Crit Care Med,1999,160(2):640-647.

[2] Shrimanker R,Pavord I D. Interleukin-5 inhibitors for severe asthma:rationale and future outlook[J]. BioDrugs,2017,31(2):93-103.

[3] Ponath P D, Qin S, Ringler D J, et al. Cloning of the human eosinophil chemoattractant, eotaxin. Expression, receptor binding, and functional properties suggest a mechanism for the selective recruitment of eosinophils[J]. J Clin Invest, 1996,97(3):604-612.

［4］ 王明清.人趋化因子受体 CCR3 的制备及生物活性研究［D］.青岛：中国石油大学（华东），2013.

［5］ Gauvreau G M，FitzGerald J M，Boulet L P，et al. The effects of a CCR3 inhibitor，AXP1275，on allergen-induced airway responses in adults with mild-to-moderate atopic asthma［J］. Clin Exp Allergy，2018，48（4）：445-451.

［6］ Grozdanovic M，Laffey K G，Abdelkarim H，et al. Novel peptide nanoparticle-biased antagonist of CCR3 blocks eosinophil recruitment and airway hyperresponsiveness［J］. J Allergy Clin Immunol，2019，143（2）：669-680.

第十六章　以过氧化物酶体增殖物激活受体-γ 为治疗靶点的药物

　　过氧化物酶体增殖物激活受体（peroxisome proliferator activated receptors，PPARs）是一类需配体激活的核转录因子超家族成员，包括 PPAR-α、PPAR-β/δ 和 PPAR-γ 三种表型，其中以 PPAR-γ 的研究最为深入。这个超家族的所有成员都有相似的结构：一个不依赖配体激活的氨基末端区域、一个 DNA 结合域和一个配体依赖性激活域。PPARs 通常在脂肪组织中高水平表达，并在脂质控制、脂蛋白代谢和葡萄糖的体内平衡等生理过程中起重要作用。PPARs 也与心血管疾病和癌症有关。PPAR-γ 在巨噬细胞、肥大细胞、T 细胞和嗜酸性粒细胞的炎症应答过程中扮演重要角色。目前认为，PPAR-γ 在哮喘的气道高反应性中是一个重要的调节剂，是潜在的治疗气道炎症性疾病的药物靶点。

　　PPAR-γ 激动剂分为内源性和外源性两种。首先，多种亲脂性配体（包括长链多不饱和脂肪酸和多种二十烷酸）可以结合并激活 PPAR-γ。除了天然配体外，科学家还合成了多种 PPAR-γ 激动剂。使用最广泛的是用于治疗 2 型糖尿病的噻唑烷二酮或格列酮类降糖药。这些药物包括罗格列酮、吡格列酮、西格列酮和曲格列酮。第一个被开发的产品特罗格列酮因为肝脏毒性已经退出市场。目前用于治疗 2 型糖尿病的两种 PPAR-γ 激动剂是罗格列酮和吡格列酮。噻唑烷二酮类化合物通过刺激 PPAR-γ 发挥胰岛素增敏和降血糖作用，研究表明它们与 PPAR-γ 的结合亲和力与体内降糖效力密切相关。PPAR-γ 激动剂的治疗益处可能远远超出其在糖尿病中的作用，其在阿尔茨海默病和胰腺炎，以及慢性气道炎症性疾病中具有抗炎作用的证据越来越多。

　　嗜酸性粒细胞在哮喘等过敏性疾病的发生和发展中起关键作用。IL-5 和嗜酸性粒细胞趋化因子是嗜酸性粒细胞活化的关键细胞因子。PPAR-γ 激动剂曲格列酮可抑制 IL-5 刺激的嗜酸性粒细胞存活和嗜酸性粒细胞趋化因子的嗜酸性粒细胞趋化性，提示 PPAR-γ 激动剂在治疗哮喘等过敏性疾病中的作用。树突状细胞是一种强大的抗原提呈细胞，具有刺激原始 T 细胞的独特能力，树突状细胞从上皮细胞向淋巴器官的迁移代表了一系列与诱导免疫应答有关的受严格调控的事件。有研究表明，PPAR-γ 激动剂降低了抗原携带的肺树突状细胞的自发迁移，提示 PPAR-γ 激动剂在治疗过敏性哮喘中可能发挥的作用。人气道平滑肌细胞表达 PPAR-γ 和 PPAR-α，PPAR-γ 激动剂可抑制血清诱导的这些细胞的生长并促进细胞凋亡。PPAR-γ 激动剂抑制细胞因子 G-CSF 和 GM-CSF 的释放，对细胞生长和 G-CSF 的影响大于目前治疗气道炎症性疾病的首选药物糖皮质激素。这表明 PPAR-γ 激动剂可能提供一种治疗气道炎症性疾病的新方法，并且该方法比目前使用的疗法更有优势。

　　PPAR-γ 存在于上皮细胞中，PPAR-γ 激动剂抑制气道上皮细胞中 IL-8 的产生，从而减少白细胞募集和降低气道炎症的发生风险。众所周知，MMPs 参与气道重塑，并被认为在慢性气道炎症性疾病的发展中发挥作用。PPAR-γ在这些细胞中表达并具有功能活性。罗格列酮或吡格列酮对PPAR-γ的激活显著降低了TNF-α和PMA诱导的MMP-9明胶溶解活性，但对MMP-9内源性抑制剂的表达无明显影响。限制PPAR-γ激活MMP-9的表达可能在治疗慢性气道炎症性疾病方面具有治疗潜力。

基因敲除动物的研究证实了PPARs在动物模型中的作用。PPAR-γ基因敲除小鼠的研究证实了其在小鼠出生后的肺成熟和应对损伤方面起重要作用。PPAR-γ在肺动脉高压动物模型中的表达降低，并影响内皮细胞的生长。在过敏性哮喘模型中PPAR-α基因敲除小鼠的疾病表型更明显，提示在寻找对抗气道炎症性疾病的新靶点和治疗方法时，不仅要研究PPAR-γ，而且还要研究PPAR-α和可能的PPAR-β。

PPARs存在于肺和肺组织的多种细胞中，也存在于与肺部炎症相关的细胞中。然而，研究者在肺部疾病模型中发现，尽管有大量内源性配体，PPARs与配体的结合多是低亲和力结合，这使得体内PPARs与肺部疾病的生物学相关性受到质疑。PPARs的激活可能具有抗炎和免疫调节作用。目前已在气道炎症有关的细胞和各种气道炎症性疾病动物模型中评估PPARs激动剂的作用，虽然部分研究取得了较好的结果，但现阶段这些研究结果仍应谨慎应用到人类临床实践。

PPAR-γ激动剂抑制激活的巨噬细胞、气道上皮细胞和嗜酸性粒细胞的促炎细胞因子的释放，并在调节细胞分化中发挥重要作用。此外，PPAR-γ激动剂通过减少香烟烟雾诱导的气道上皮细胞中的黏液生成而起到调节上皮细胞炎症的作用。在气道炎症的动物模型中，PPAR-γ激动剂罗格列酮抑制脂多糖(LPS)诱导的中性粒细胞减少和趋化因子与生存素水平增高。其他研究LPS诱导的小鼠和大鼠肺病理模型的小组也取得了类似的结果。上述研究表明，PPAR-γ激动剂可能具有潜在的治疗急性肺损伤和COPD的作用。

通过使用过敏性哮喘小鼠模型，已经证实了PPAR-γ激动剂对过敏性气道炎症和气道高反应性的有益作用。西格列酮显著抑制黏液分泌和胶原沉积；西格列酮治疗小鼠的肺部炎症，并使黏液生成显著减少；在体外过敏原激发时，经西格列酮治疗的小鼠的T细胞产生的INF-γ、IL-4和IL-2更少。使用PPAR-γ激动剂罗格列酮对小鼠哮喘模型的进一步研究表明，罗格列酮可降低小鼠的气道高反应性。PPAR-γ激动剂还通过抑制树突状细胞的功能而抑制小鼠肺中过敏原诱导的嗜酸性粒细胞性炎症，PPAR-γ激活剂可阻止Th2依赖性嗜酸性粒细胞型气道炎症。PPAR-α(GW 9578)和PPAR-γ(GI 262570)的激动剂可抑制过敏原诱导的支气管肺泡灌洗液中嗜酸性粒细胞和淋巴细胞的增多。PPARs激动剂通过气溶胶给药导致过敏原诱导的气道高反应性、肺部炎症、嗜酸性粒细胞增多、细胞因子产生、GATA-3表达和血清过敏原特异性IgE水平的降低。在甲苯二异氰酸酯诱导的职业性哮喘小鼠模型中，PPAR-γ激动剂可降低哮喘的病理生理学症状，并降低Th2型细胞因子、黏附分子、趋化因子和TGF-β1的水平。在博来霉素致肺损伤动物模型中PPAR-γ激动剂减少了肺纤维化、细胞内流、炎症反应和降低了死亡率。这些数据为PPAR-γ激动剂作为气道炎症性疾病如哮喘和COPD的潜在治疗方法提供了有力的证据。

总之，PPARs激动剂在细胞层面、基因敲除动物模型和疾病动物模型中均显示出其在治疗哮喘等慢性气道炎症性疾病方面潜在的作用，但仍需更多研究以明确其在哮喘患者中的作用。

（周　华）

参 考 文 献

［1］　Ward J E，Tan X. Peroxisome proliferator activated receptor ligands as regulators of airway inflammation and remodelling in chronic lung disease［J］. PPAR Res，2007，2007：14983.

［2］　Belvisi M G，Mitchell J A. Targeting PPAR receptors in the airway for the treatment of inflammatory lung disease［J］. Br J Pharmacol，2009，158(4)：994-1003.

第十七章　以 CD20 为治疗靶点的药物
——利妥昔单抗(rituximab)

利妥昔单抗(rituximab)作为抗 CD20 的单克隆抗体,是最早获得美国 FDA 批准的应用于肿瘤靶向治疗的抗体。自 1979 年至今,利妥昔单抗除了应用于 B 细胞恶性肿瘤外,也逐渐应用于类风湿关节炎、系统性红斑狼疮、溶血性贫血等自身免疫性疾病。

一、利妥昔单抗免疫药理机制

CD20 是 B 细胞的特异性分化抗原,从前体 B 细胞到成熟 B 细胞均表达 CD20,但造血干细胞、浆细胞和记忆细胞不表达 CD20,生物体内不存在天然配体。因此以 CD20 为治疗靶点的药物脱靶毒性小,还保留部分体液免疫功能。CD20 的功能目前尚不完全清楚,利用合成配体研究其功能,发现其可以与 B 细胞受体结合并作为离子通道,可能参与钙离子转运,也可能参与胞内信号通路的激活、细胞周期阻滞、细胞黏附或死亡,其功能依赖于胞外结合的抗原表位。根据与抗原结合表位的不同,单克隆抗体可分为 I 型和 II 型 2 种,它们与 CD20 结合后可通过补体依赖细胞毒作用(complement-dependent cytotoxicity,CDC)、抗体依赖细胞介导的细胞毒作用(antibody-dependent cell-mediated cytotoxicity,ADCC)或直接促细胞死亡途径(II 型单克隆抗体特有)促进 B 细胞清除。虽然临床前实验提示 II 型单克隆抗体 B 细胞清除效率更高,但临床试验未发现显著差异。

利妥昔单抗作为 I 型抗 CD20 的单克隆抗体,可用于治疗自身免疫性疾病,但并不能降低血清中自身抗体的滴度。研究分析 CD20 治疗的特发性紫癜患者的血清相关指标发现,两种与哮喘相关的分子,IgE 和 B 细胞活化因子(B cell-activating factor,BAFF)水平在治疗组与对照组间均未出现显著差异。这提示利妥昔单抗在自身免疫性疾病中可能是依赖 B 细胞非抗体生成功能或直接与 T 细胞亚群作用。

一项过敏性哮喘小鼠模型的实验研究提示 B 细胞作为抗原提呈细胞,在诱导 CD4[+] 初始 T 细胞分化为 Th1/Th17 或 Th2 细胞的过程中发挥重要作用。Ballesteros-Tato 等在小鼠模型实验中也发现 B 细胞对 Th2 型炎症有放大效应,清除 B 细胞的治疗方法可减轻过敏反应。

除了 B 细胞介导的作用外,利妥昔单抗也可以直接作用于 T 细胞亚群。外周血中有 $3\%\sim5\%$ 的 CD3[+] T 细胞同时表达 CD20,与 CD3[+]CD20[-] T 细胞相比,CD3[+]CD20[+] T 细胞产生更多的 IL-17A 和/或 IFN-γ。在一些自身免疫性疾病中,CD3[+]CD20[+] T 细胞比例升高且其比例与疾病严重程度呈正相关。同时利妥昔单抗也可以结合约 40% 的 CD3[+]CD20[-] T 细胞,因此利妥昔单抗可以通过减弱 B 细胞的抗原提呈作用和直接结合 T 细胞使效应 T 细胞减少。在多种自身免疫性疾病中,研究者证实了利妥昔单抗可使发挥免疫抑制作用的 Treg 细胞增多,发挥临床疗效。

二、利妥昔单抗在哮喘及相关疾病中的应用

嗜酸性粒细胞肉芽肿性多血管炎(eosinophilic granulomatosis with polyangiitis, EGPA),也叫 Churg-Strauss 综合征(Churg-Strauss syndrome,CSS),是一种抗中性粒细胞胞质抗体(antineutrophil cytoplasmic antibody,ANCA)相关血管炎,常累及肺组织,临床表现为哮喘。EGPA 可进一步分为 ANCA$^+$ 和 ANCA$^-$ 2 个亚型,ANCA$^+$ 患者临床表现以小血管炎为特征,ANCA$^-$ 患者通常表现为嗜酸性粒细胞增多症和嗜酸性粒细胞导致的组织损伤。一项回顾性队列研究发现,ANCA$^+$ 的 EGPA 患者对利妥昔单抗治疗的反应性更好,12个月疗程结束后两组患者缓解率分别为 80% 和 38%。一项关于利妥昔单抗治疗 EGPA 的病案系列报道搜索了 1955—2014 年的相关病例报道,共报道了 74 个病例,明确记录了治疗结果的 71 例患者均报告用药后肺功能改善或临床症状缓解,随访记录提示 72 例患者中有64 例在治疗结束后随访期间没有复发。该病案系列报道中有 14 例哮喘患者明确记录了利妥昔单抗对哮喘症状有影响,其中 10 例哮喘症状完全缓解,1 例在停药后复发。另一项探究利妥昔单抗对 EGPA 疗效与安全性的单中心回顾性研究回溯了 2003—2017 年的病例资料,纳入了 69 例患者,其中 68 例有哮喘症状,治疗期间 43.5% 的患者哮喘复发(BWAS 评分升高且糖皮质激素用量>5 mg 或需静脉使用糖皮质激素),这一报道的复发率高于上述病案系列报道,可能是因为联用的其他免疫抑制剂的比例不同,除了糖皮质激素外,该单中心研究有 17.9% 的患者联用了免疫抑制剂,其中 10% 是症状复发后联用,而病案系列报道中51.3% 的患者联用了其他免疫抑制剂。该单中心研究也报道了哮喘是最常见的导致复发的原因,这一复发率高于血管炎导致的复发,这提示利妥昔单抗对血管炎的控制效果比对嗜酸性粒细胞介导的炎症效果更好。该研究也报道了 ANCA 分型对疗效的影响。与 ANCA$^-$的 EGPA 患者相比,ANCA$^+$ 患者可更快达到缓解期(糖皮质激素用量<5 mg 时 BWAS 评分为 0),缓解比例更高,这与之前的报道一致。另有病例报道对于利妥昔单抗可以控制血管炎而不能控制哮喘症状的患者,可以考虑联用抗 IgE 的奥马珠单抗实现症状控制,因此个体化治疗是实现控制难治性哮喘的重要临床策略。

免疫球蛋白 G4 相关性疾病(immunoglobulin G4-related disease,IgG4RD)是一种炎症性、纤维性疾病,可累及机体各个脏器。一项单中心回顾性队列研究提示哮喘与眼附属器IgG4RD 相关,在病理确诊的 31 例患者中,52% 合并哮喘,且这些患者表现出成年期起病倾向,并伴有较高的血清 IgG4 浓度,对利妥昔单抗治疗反应很好。上述研究提示利妥昔单抗对于难治性哮喘可能有较好的临床疗效。

三、利妥昔单抗的不良反应

目前,利妥昔单抗的安全性已得到广泛认可,其常见的不良反应主要是急性期输液相关反应,较少见的不良反应有迟发性粒细胞减少(5%~15%)或感染,罕见的不良反应有进展性多灶性脑白质病变。

综合利妥昔单抗对 T 细胞分化的调节作用、T 细胞炎症网络在重症哮喘中的重要作用以及利妥昔单抗对哮喘相关疾病的疗效,可以认为利妥昔单抗可能对一部分难治性哮喘患者有效。这部分患者可能表现为非嗜酸性粒细胞型哮喘或合并自身免疫性疾病,在临床实践中可通过患者痰液或支气管肺泡灌洗液中的白细胞分类或抗自身抗体检测等手段进行筛选、明确。但目前尚无利妥昔单抗应用于单纯哮喘治疗的动物实验或临床试验报道。要进

一步验证这一假设,还需要进行更多的基础研究和临床试验。

(范　晔)

参 考 文 献

[1]　Hekking P P,Wener R R,Amelink M,et al. The prevalence of severe refractory asthma[J]. J Allergy Clin Immunol,2015,135(4):896-902.

[2]　Trejo Bittar H E,Yousem S A,Wenzel S E. Pathobiology of severe asthma[J]. Annu Rev Pathol,2014,10(1):511-545.

[3]　Kuruvilla M E,Lee F E,Lee G B. Understanding asthma phenotypes,endotypes,and mechanisms of disease[J]. Clin Rev Allergy Immunol,2019,56(2):219-233.

[4]　Boonpiyathad T,Sozener Z C,Satitsuksanoa P,et al. Immunologic mechanisms in asthma[J]. Semin Immunol,2019,46:101333.

[5]　Mukherjee M,Bulir D C,Radford K,et al. Sputum autoantibodies in patients with severe eosinophilic asthma[J]. J Allergy Clin Immunol,2018,141(4):1269-1279.

[6]　Hansbro P M,Kim R Y,Starkey M R,et al. Mechanisms and treatments for severe,steroid-resistant allergic airway disease and asthma[J]. Immunol Rev,2017,278(1):41-62.

[7]　Mitchell P D,El-Gammal A I,O'Byrne P M. Emerging monoclonal antibodies as targeted innovative therapeutic approaches to asthma[J]. Clin Pharmacol Ther,2016,99(1):38-48.

[8]　Barnes P J. Targeting cytokines to treat asthma and chronic obstructive pulmonary disease[J]. Nat Rev Immunol,2018,18(7):454-466.

[9]　赵晨曲,杜娟,董亚琼. 支气管哮喘的诊治进展[J]. 贵州医药,2018,42(9):1060-1062.

[10]　Chung K F. Asthma phenotyping:a necessity for improved therapeutic precision and new targeted therapies[J]. J Intern Med,2016,279(2):192-204.

[11]　Ray A,Kolls J K. Neutrophilic inflammation in asthma and association with disease severity[J]. Trends Immunol,2017,38(12):942-954.

[12]　Busse W W,Holgate S,Kerwin E,et al. Randomized,double-blind,placebo-controlled study of brodalumab,a human anti-IL-17 receptor monoclonal antibody,in moderate to severe asthma[J]. Am J Respir Crit Care Med,2013,188(11):1294-1302.

[13]　Seyfizadeh N,Seyfizadeh N,Hasenkamp J,et al. A molecular perspective on rituximab:a monoclonal antibody for B cell non Hodgkin lymphoma and other affections[J]. Crit Rev Oncol Hematol,2016,97:275-290.

[14]　Dierickx D,Kentos A,Delannoy A. The role of rituximab in adults with warm antibody autoimmune hemolytic anemia[J]. Blood,2015,125(21):3223-3229.

[15]　Marshall M J E,Stopforth R J,Cragg M S. Therapeutic antibodies:what have we learnt from targeting CD20 and where are we going? [J]. Front Immunol,2017,8:1245.

[16] Perosa F, Prete M, Racanelli V, et al. CD20-depleting therapy in autoimmune diseases:from basic research to the clinic[J]. J Intern Med,2010,267(3):260-277.

[17] Freeman C L, Sehn L H. A tale of two antibodies:obinutuzumab versus rituximab [J]. Br J Haematol,2018,182(1):29-45.

[18] Avivi I, Stroopinsky D, Katz T. Anti-CD20 monoclonal antibodies:beyond B-cells [J]. Blood Rev,2013,27(5):217-223.

[19] Dasgupta A,Radford K,Arnold M,et al. The effects of rituximab on serum IgE and BAFF[J]. Allergy Asthma Clin Immunol,2013,9(1):39.

[20] Wypych T P,Marzi R,Wu G F,et al. Role of B cells in TH cell responses in a mouse model of asthma[J]. J Allergy Clin Immunol,2018,141(4):1395-1410.

[21] Ballesteros-Tato A,Randall T D,Lund F E,et al. T follicular helper cell plasticity shapes pathogenic T helper 2 cell-mediated immunity to inhaled house dust mite[J]. Immunity,2016,44(2):259-273.

[22] Chen Q,Yuan S,Sun H,et al. $CD3^+CD20^+$ T cells and their roles in human diseases [J]. Hum Immunol,2019,80(3):191-194.

[23] Pavanello F,Zucca E,Ghielmini M. Rituximab:13 open questions after 20years of clinical use[J]. Cancer Treat Rev,2017,53:38-46.

[24] Mahr A,Moosig F,Neumann T,et al. Eosinophilic granulomatosis with polyangiitis (Churg-Strauss): evolutions in classification, etiopathogenesis, assessment and management[J]. Curr Opin Rheumatol,2014,26(1):16-23.

[25] Greco A,Rizzo M I,De Virgilio A,et al. Churg-Strauss syndrome[J]. Autoimmun Rev,2015,14(4):341-348.

[26] Mohammad A J,Hot A,Arndt F,et al. Rituximab for the treatment of eosinophilic granulomatosis with polyangiitis(Churg-Strauss)[J]. Ann Rheum Dis,2016,75(2): 396-401.

[27] Fanouriakis A, Kougkas N, Vassilopoulos D, et al. Rituximab for eosinophilic granulomatosis with polyangiitis with severe vasculitic neuropathy:case report and review of current clinical evidence[J]. Semin Arthritis Rheum,2015,45(1):60-66.

[28] Teixeira V,Mohammad A J,Jones R B,et al. Efficacy and safety of rituximab in the treatment of eosinophilic granulomatosis with polyangiitis[J]. RMD Open,2019,5 (1):e000905.

[29] Aguirre-Valencia D, Posso-Osorio I, Bravo J C, et al. Sequential rituximab and omalizumab for the treatment of eosinophilic granulomatosis with polyangiitis (Churg-Strauss syndrome)[J]. Clin Rheumatol,2017,36(9):2159-2162.

[30] Asproudis I,Kanari M,Ntountas I,et al. Successful treatment with rituximab of IgG4-related disease coexisting with adult-onset asthma and periocular xanthogranuloma[J]. Rheumatol Int,2020,40(4):671-677.

第十八章 以 IL-1 为治疗靶点的药物

第一节 阿那白滞素(anakinra)

IL-1 在炎症反应中起着重要作用,是导致全身及局部炎症反应的重要细胞因子。IL-1 家族由 11 个有类似结构的成员组成,除了部分编码 IL-18 和 IL-33 的基因外,IL-1 家族基因均位于 2 号染色体。IL-1 具有两个相关而截然不同的 IL-1 基因,IL-1A 和 IL-1B,分别编码 IL-1α 和 IL-1β。IL-1α 在正常人体中产生,主要存在于细胞内,起到 DNA 结合转录因子的作用,如皮肤正常角膜细胞,肝、肺及肾的黏膜细胞,同时血管上皮细胞也大量产生 IL-1α。IL-1β 并不出现在健康个体中,主要由巨噬细胞在微生物或非微生物的因素刺激下,由复杂的调节机制产生。IL-1β 是外源性细胞因子中生物效应较强的细胞因子之一,其与组织损伤和全身炎症反应中的系统症状有关。IL-1 与其受体结合后上调许多炎症相关因子的表达,如环氧化酶、磷脂酶 A2、NO 合成酶等,随后刺激炎症细胞产生 IL-2、IFN-β、IFN-γ、TNF、IL-6、GM-CSF 等细胞因子,这些细胞因子同时可以正反馈促进 IL-1 的产生。在致病机制中,IL-1 可导致炎症、发热等,同时可促进胶原酶合成,与慢性髓性白血病细胞的生长、关节炎、结肠炎以及动脉粥样硬化斑块的发展有关。因此减少 IL-1 的相应生物学特性,降低 IL-1 的活性可以对这些疾病产生治疗作用。IL-1Ra 是针对 IL-1R 的天然拮抗因子,是从发热患者的尿液中分离出来的,能抑制 IL-1 刺激胸腺细胞增生的活性因子,同时 IL-1Ra 也是第一个被发现的天然特异性细胞因子受体的拮抗剂。IL-1Ra 可以同时拮抗 IL-1α 和 IL-1β 的生物学作用,临床应用 IL-1Ra 可大大降低一些疾病的严重程度,如自身免疫性疾病和骨关节病变。

阿那白滞素(anakinra)是人工重组的 IL-1Ra,其结构为仅在天然的 IL-1Ra 的 N 末端增加了蛋氨酸,2001 年 11 月 14 日美国食品与药物管理委员会宣布阿那白滞素正式在美国上市,2002 年 3 月 12 日在欧洲上市。该药可以选择性直接阻断 IL-1 活性,其有效成分是 IL-1Ra。IL-1Ra 能通过中和 IL-1 从而有效地控制 IL-1 的作用。IL-1Ra 的氨基酸序列与 IL-1β 具有 26% 的同源性,与 IL-1α 有 19% 的同源性,能与不同细胞表面的 IL-1R 结合。不同的是,IL-1α、IL-1β 与受体结合后引起细胞发生一系列反应,而 IL-1Ra 与受体结合后却不引起任何生物信号。目前已发现的 IL-1Ra 有 2 类 4 型:分泌型 sIL-1Ra 和胞内型 IL-1Ra Ⅰ、Ⅱ、Ⅲ。sIL-1Ra 主要由单核细胞、巨噬细胞、中性粒细胞等分泌。IL-1Ra 的主要作用是直接调节免疫反应,可以在胞内缓冲 IL-1 的作用并使 IL-1 诱导产生的基因表达作用减弱。哮喘是由嗜酸性粒细胞、肥大细胞和活化的 T 细胞导致的气道炎症;其由 Th1/Th2 型细胞因子分泌失衡所导致,IL-4 和 IL-13 是调节 IgE 产生的重要细胞因子,IL-5 与嗜酸性粒细胞的生长、成熟、分化、激活有关,IgE 作用于肥大细胞、活化 T 细胞及嗜酸性粒细胞,从而产生一系列气道炎症反应。

近期研究发现 IL-1 在哮喘的发生和发展中有重要作用,阿那白滞素在哮喘的治疗中可能有临床意义。有研究采用 IL-1A/B 基因敲除小鼠对比野生型小鼠发现,基因敲除小鼠气道高反应性明显低于野生型小鼠,而且 T 细胞产生的 IL-4 和 IL-5、B 细胞产生的 IgG1 和 IgE 也显著减少,而相对应的反应则在 IL-1Ra$^{-/-}$ 小鼠中则明显加强。IL-1 和气道高反应性关系密切,不论是 IL-1A 缺失还是 IL-1B 缺失都显现出类似的结果。IL-1α 和 IgE 的生成有明显关系,而 IL-1β 相关性不明显,因此 IL-1α 和 IL-1β 的功能不完全相同。在其他接触性过敏反应中也发现了 IL-1α 和 IL-1β 的功能不一致。同时,通过尾静脉注射不同剂量的 IL-1Ra 作用于模拟哮喘动物模型,通过检测各组大鼠肺功能、支气管肺泡灌洗液(BALF)中炎症细胞构成、肺组织病理切片、血清总 IgE 含量等指标评价治疗效果,发现 IL-1Ra 可以通过 STAT 和 NF-κB 通路显著减低相应的炎症反应,从动物实验上验证了 IL-1Ra 对哮喘的治疗作用,同时高剂量 IL-1Ra 治疗效应优于低剂量 IL-1Ra。有研究对外源性的 IL-1Ra 对气道炎症和过敏性哮喘相关炎症因子的影响进行了分析,发现表达人 IL-1Ra 的腺病毒通过鼻腔给药可以显著降低小鼠的气道高反应性,同时减低了肺部中性粒细胞和嗜酸性粒细胞的渗出,减轻气道周围的炎症反应。因此认为给予 IL-1Ra 可能对治疗过敏性哮喘有作用,也进一步说明了 IL-1 在哮喘中的作用。

在人类研究中也发现了 IL-1 相关基因多态性和哮喘的密切关系。一项针对土耳其儿童的基因多态性研究发现,IL-1B 的基因多态性和受体的基因多态性和哮喘的发生有关,同时认为该位点基因多态性可以预测哮喘的发生。在针对北印度人群 IL-1 基因多态性的病例对照研究中也发现 IL-1RB 的位点发生突变是导致哮喘发生的重要因素。同时 IL-1 和 IL-1Ra 在哮喘的急性发作中也有重要的影响。病毒感染是哮喘急性发作的重要诱因,有研究对哮喘患者和健康人群感染鼻病毒后 IL-1β 与 IL-1Ra 的比值进行分析,发现哮喘患者的 IL-1Ra 含量的升高明显低于 IL-1β 含量的升高,在吸入糖皮质激素治疗后 IL-1Ra 含量显著升高,该比值降低,说明吸入糖皮质激素治疗哮喘可能与升高 IL-1Ra 的含量有关。Sousa 通过免疫组化等方法也发现经吸入糖皮质激素治疗后哮喘患者的支气管上皮细胞中 IL-1β 表达明显下降,而 IL-1Ra 的表达不降低,IL-1Ra 与 IL-1β 的比值升高,因此能有效缓解哮喘患者的临床症状。IL-1 在慢性炎症性疾病中可以活化各种细胞产生相应的炎症效应,在抗原诱导产生 IgE 的过程中,IL-1 也起到重要的作用。培养单核细胞并进行抗原刺激检测其细胞培养液,结果发现培养液中 IL-1 和 IL-1Ra 的浓度明显升高,同时采用 IL-1Ra 预处理和未处理单核细胞,发现预处理的单核细胞液中 IgE 的含量明显下降,同时抗原刺激其浓度提高也无明显作用。因此研究认为 IL-1Ra 可以减少 IgE 的合成和 IL-6、TNF-α 的生成。

哮喘持续状态是急性呼吸功能不全合并有气道痉挛和严重气道炎症,其与中性粒细胞的浸润和大量分泌的 IL-8 有关,对哮喘持续状态的患者在机械通气下进行支气管肺泡灌洗液的研究发现,对比需要机械通气而无哮喘持续状态的患者,哮喘持续状态患者支气管肺泡灌洗液中 IL-1、IL-6 和 TNF-α 等的含量明显升高,其中 IL-1Ra 升高尤为明显,提示在哮喘持续状态中,IL-1Ra 起到重要的作用。在发作期的哮喘患者的支气管肺泡灌洗液中也发现 IL-1Ra 的含量明显高于稳定期哮喘患者,提示 IL-1Ra 对哮喘的发作状态有重要的调节作用。有学者进行 COPD 患者和哮喘患者的外周血单核细胞培养并比较两者间的相关细胞因子的区别,发现哮喘患者外周血 TNF-α、IL-4、IL-6 和 IL-8 的浓度明显升高,与 COPD 患者相比差异有统计学意义,而 IL-1Ra 浓度则明显低于 COPD 患者,IL-1Ra 与 IL-1β 的比值变化尤为明显。

阻断 IL-1 对机体的影响的方式有 3 种:①抑制 IL-1 的生物合成,包括应用皮质类固醇、脂肪酸、TGF-6、IL-14、IL-10 等减少细胞合成或应用 IL-1 转化酶特异性抑制剂来减少 IL-1 的释放;②应用抗 IL-1 抗体和 sIL-1R 中和 IL-1 的活性;③应用 IL-1R 阻滞剂,包括抗受体抗体和受体拮抗剂。IL-1Ra 的作用与 sIL-1R 相似,不同的是 sIL-1R 是与 IL-1 结合,使 IL-1 不能结合到靶细胞膜的受体上,而 IL-1Ra 是与靶细胞膜上的受体结合,使 IL-1 不能再结合上去,同时 IL-1Ra 与膜上受体结合后不触发任何信号。研究也观察到阿那白滞素在临床应用中安全可靠,阿那白滞素已被证实是治疗类风湿关节炎的有效药物,使用时间可长达 12 年,已有相关研究对阿那白滞素长期应用的不良反应进行了临床试验,发现阿那白滞素在长期临床应用过程中安全性良好,高剂量的药物局部注射(>100 mg)可能有相关反应,说明该药在临床应用中相对安全。除了在哮喘中的可能应用外,类风湿关节炎患者使用阿那白滞素已经有明确的临床疗效,其对减少骨质破坏从而缓解患者症状也有明显作用,同时长期使用不良反应少。成人 Still 病是少见的系统炎症性疾病,与自身免疫失调相关,从全身系统急性炎症到慢性反应模式,大量产生的炎症介质被证实与成人 Still 病发病密切相关。其传统治疗方法往往为采用非甾体类药物、糖皮质激素进行治疗,在欧洲已经将阿那白滞素应用于临床,在成人 Still 病的治疗中,该药的安全性和有效性与治疗类风湿关节炎类似。

家族性地中海热(FMF)是一种病因不明的自发的常染色体隐性遗传病,大多数发生于地中海地区血统的人种,患者以反复发热和腹膜炎为特征。秋水仙碱是唯一用于治疗 FMF 的药物。目前已有研究将阿那白滞素应用于 FMF 患者,同时有回顾性研究发现在孕妇中应用阿那白滞素治疗 FMF,患者对该药反应快,病情进展得到有效控制,且该药对幼儿发育过程没有明显的影响。

复发性心包炎是一种影响心脏周围组织的炎症性疾病,目前其标准治疗包括甾体类抗炎药、秋水仙碱和皮质类固醇。阿那白滞素最初也应用于儿童及不能耐受激素副作用的复发性心包炎患者的治疗。一项包含 34 例患者的系统回顾分析发现,阿那白滞素治疗复发性心包炎有效,但还需前瞻性研究来进一步证实其临床有效性。阿那白滞素在痛风中的应用目前有个案报道,其治疗效果显著,不良反应小,但缺乏头对头的相关临床研究。一项纳入对非甾体类药物、糖皮质激素反应差,或者对相应的副作用不能耐受的患者的前瞻性研究发现,接受阿那白滞素 100 mg/d 治疗后,所有入组患者在 24～48 h 内症状得到改善,关节症状在 3 天内得到改善,而且没有发现相应的不良反应。

肿瘤坏死因子受体相关性周期热综合征多见于具有爱尔兰和苏格兰血统的家庭,但是目前在许多不同的人种中也有报道。其主要由编码 TNF 受体的基因突变所致,这种基因缺陷可能使 TNF 功能发生障碍,导致其对抗炎症的功能发生异常。针对该种疾病的治疗,目前尚缺乏有效措施,但有使用阿那白滞素进行治疗的个案报道。

(彭春红)

参 考 文 献

[1] Dinarello C A, Simon A, van der Meer J W. Treating inflammation by blocking interleukin-1 in a broad spectrum of diseases[J]. Nat Rev Drug Discov,2012,11(8): 633-652.

［2］ Dinarello C A. Biologic basis for interleukin-1 in disease［J］. Blood,1996,87(6):2095-2147.

［3］ Dinarello C. Is there a role for interleukin-1 blockade in intravenous immunoglobulin therapy? ［J］. Immunol Rev,1994,139(1):173-188.

［4］ Zahedi K, Seldin M F, Rits M, et al. Mouse IL-1 receptor antagonist protein: molecular characterization, gene mapping, and expression of mRNA *in vitro* and *in vivo*［J］. J Immunol,1991,146(12):4228-4233.

［5］ Dinarello C A. Modalities for reducing interleukin 1 activity in disease［J］. Immunol Today,1993,14(6):260-264.

［6］ Balavoine J F, Rochemonteix B D, Williamson K, et al. Prostaglandin E2 and collagenase production by fibroblasts and synovial cells is regulated by urine-derived human interleukin 1 and inhibitor(s)［J］. J Clin Invest,1986,78(4):1120-1124.

［7］ Kalliolias G D, Liossis S N. The future of the IL-1 receptor antagonist anakinra:from rheumatoid arthritis to adult-onset Still's disease and systemic-onset juvenile idiopathic arthritis［J］. Expert Opinion Investig Drugs,2008,17(3):349-359.

［8］ Arend W P, Smith M F, Janson R W, et al. IL-1 receptor antagonist and IL-1β production in human monocytes are regulated differently［J］. J Immunol,1991,147(5):1530-1536.

［9］ Hamid Q, Tulic M. Immunobiology of asthma［J］. Annu Rev Physiol,2009,71:489-507.

［10］ Chuang Y H, Yang Y H, Wu S J, et al. Gene therapy for allergic diseases［J］. Curr Gene Ther,2009,9(3):185-191.

［11］ Larché M, Robinson D S, Kay A B. The role of T lymphocytes in the pathogenesis of asthma［J］. J Allergy Clin Immunol,2003,111(3):450-463.

［12］ Bousquet J, Jeffery P K, Busse W W, et al. Asthma. From bronchoconstriction to airways inflammation and remodeling［J］. Am J Respir Crit Care Med,2000,161(5):1720-1745.

［13］ Nakae S. IL-1 is required for allergen-specific Th2 cell activation and the development of airway hypersensitivity response［J］. Int Immunol,2003,15(4):483-490.

［14］ Nakae S. IL-1α, but not IL-1β, is required for contact allergen-specific T cell activation during the sensitization phase in contact hypersensitivity［J］. Int Immunol,2001,13(12):1471-1478.

［15］ Wang C C, Fu C L, Yang Y H, et al. Adenovirus expressing interleukin-1 receptor antagonist alleviates allergic airway inflammation in a murine model of asthma［J］. Gene Ther,2006,13(19):1414-1421.

［16］ 刘中成,王园园,邹民吉,等. 白细胞介素1受体拮抗剂对大鼠过敏性哮喘的治疗作用及相关机制研究［J］. 中华医学杂志,2008,88(34):2432-2436.

［17］ Zeyrek D, Demir E, Alpman A, et al. Association of interleukin-1β and interleukin-1 receptor antagonist gene polymorphisms in Turkish children with atopic asthma［J］.

Allergy Asthma Proc,2008,29(5):468-474.

[18] Birbian N,Singh J,Jindal S K. High risk association of IL-1 receptor antagonist(IL-1RN) VNTR polymorphism with asthma in a North Indian population:a pilot study [J]. Cytokine,2013,62(3):389-394.

[19] de Kluijver J,Grünberg K,Pons D,et al. Interleukin-1β and interleukin-1ra levels in nasal lavages during experimental rhinovirus infection in asthmatic and non-asthmatic subjects[J]. Clin Exp Allergy,2003,33(10):1415-1418.

[20] Sousa A R,Trigg C J,Lane S J,et al. Effect of inhaled glucocorticoids on IL-1 beta and IL-1 receptor antagonist(IL-1 ra) expression in asthmatic bronchial epithelium [J]. Thorax,1997,52(5):407-410.

[21] Sim T C,Hilsmeier K A,Reece L M,et al. Interleukin-1 receptor antagonist protein inhibits the synthesis of IgE and proinflammatory cytokines by allergen-stimulated mononuclear cells[J]. Am J Respir Cell Mol Biol,1994,11(4):473-479.

[22] Tillieleblond I,Pugi J,Marquette C,et al. Balance between proinflammatory cytokines and their inhibitors in bronchial lavage from patients with status asthmaticus[J]. Am J Respir Crit Care Med,1999,159(2):487-494.

[23] Yoshida S,Hashimoto S,Nakayama T,et al. Elevation of serum soluble tumour necrosis factor(TNF) receptor and IL-1 receptor antagonist levels in bronchial asthma[J]. Clin Exp Immunol,1996,106(1):73-78.

[24] Stankiewicz W,Dabrowski M P,Chcialowski A,et al. Cellular and cytokine immunoregulation in patients with chronic obstructive pulmonary disease and bronchial asthma[J]. Mediators Inflamm,2002,11(5):307-312.

[25] Ramirez J,Cañete JD. Anakinra for the treatment of rheumatoid arthritis:a safety evaluation[J]. Expert Opin Drug Saf,2018,17(7):727-732.

[26] Junge G,Mason J,Feist E. Adult onset stills disease—the evidence that anti-interleukin 1 treatment is effective and well-tolerated (a comprehensive literature review)[J]. Semi Arthritis Rheum,2017,47(2):295-302.

[27] Venhoff N,Voll R E,Glaser C,et al. IL-1-blockade with anakinra during pregnancy: retrospective analysis of efficacy and safety in female patients with familial Mediterranean fever[J]. Z Rheumatol,2018,77(2):127-134.

[28] Lazaros G,Imazio M,Brucato A,et al. Anakinra:an emerging option for refractory idiopathic recurrent pericarditis:a systematic review of published evidence[J]. J Cardiovasc Med(Hagerstown),2015,17(4):256-262.

第二节　Bermekimab

　　Bermekimab(又名 MABp1,商品名为 Xilonix)是目前全球唯一一个在进行临床试验的针对 IL-1α 的单克隆抗体。它来源于全球生物制药公司 Xbiotech 的"true human antibody"全人源化抗体筛选平台,可结合并中和可溶或膜结合的全长或片段化的 IL-1α。目前已有的临床数据显示其在特应性皮炎、化脓性汗腺炎、进展期肠道肿瘤、非小细胞肺癌以及肿瘤恶病质治疗方面有一定优势,尤其在前两种皮肤疾病治疗中取得突破性的成果。但目前尚无 bermekimab 治疗哮喘的相关研究。

2019 年 3 月在美国皮肤病学会(AAD)年会期间,俄勒冈健康与科学大学医学院皮肤病学教授 Eric Simpson 展示了该团队进行的 bermekimab 治疗特应性皮炎(AD)的 2 期临床试验结果。研究中,38 例中重度 AD 成人患者分别接受开放标签的每周 1 次皮下注射 bermekimab,低剂量(200 mg)持续 4 周(10 例),或高剂量(400 mg)持续 7 周(28 例)。结果显示 bermekimab 治疗可以显著改善疾病症状及表现,经过 7 周的治疗后,71% 的每周接受 400 mg bermekimab 治疗的患者病情显著缓解,湿疹面积和严重程度指数(EASI)评分大幅下降。此外,在 7 周内使用患者报告的数字评定量表(NRS)结果显示,接受 400 mg bermekimab 治疗方案的患者的瘙痒减少了 71%,疼痛减少了 84%。所有的疾病严重程度测量指标显示,bermekimab 400 mg 组患者的疾病严重程度与基线相比显著改善($P <$ 0.001)。

Bermekimab 在皮肤病领域的另外一项临床研究是治疗化脓性汗腺炎。纽约西奈山伊坎医学院皮肤科 Alice Gottlieb 教授团队开展的一项多中心、开放性 bermekimab 治疗中重度化脓性汗腺炎的临床研究,结果令人振奋。该研究在美国 11 个不同的皮肤病研究中心进行,共纳入 42 例患者,分为两组:既往抗肿瘤坏死因子(TNF)治疗失败组(24 例)和既往无抗 TNF 治疗史组(18 例)。在 12 周的治疗方案中,患者每周皮下注射 bermekimab 400 mg。在这项研究中,bermekimab 皮下注射的耐受性很好,抗 TNF 治疗失败组和无抗 TNF 治疗史组的疗效终点均有统计学意义上的改善。评估指标包括化脓性汗腺炎临床反应评分(HiSCR)、皮肤病生活质量指数(DLQI)、内科医师整体评估(PGA)、炎性病变计数变化、疾病活动评分(DAS)、用于疾病疼痛判断的视觉模拟量表(VAS)评分。其中评估达到 HiSCR 反应的患者比例是确定治疗效果的一项关键措施,如果患者的炎性病变(脓肿+炎性结节)数量减少至少 50%,且脓肿或引流瘘的数量没有增加,则记为 HiSCR 反应在治疗期间实现。无抗 TNF 治疗史组中,61%(11/18)的患者达到了 HiSCR 反应,抗 TNF 治疗失败组中 58%(14/24)的患者在第 12 周也同样达到 HiSCR 反应。这项研究的另一个主要发现是 bermekimab 能缓解化脓性汗腺炎患者的疼痛,疼痛是化脓性汗腺炎治疗的一个关键目标,该研究中抗 TNF 治疗失败组中 67% 的患者和无抗 TNF 治疗史组中 72% 的患者在第 12 周达到疼痛评分降低 30% 且 VAS 评分降低≥1 分,这是以往任何一种单一药物所不能取得的临床效果。

除了在皮肤领域的突出表现,bermekimab 的另一个研究方向是肿瘤治疗。

Lancet Oncology 在 2017 年发表了关于 bermekimab 治疗晚期肠癌的随机、双盲、安慰剂对照 3 期临床研究的结果数据。该研究是由英国伯恩茅斯大学皇家伯恩茅斯医院肿瘤科 Hickish 教授团队完成的。研究共纳入 333 例伊立替康和奥沙利铂治疗无效的肠道肿瘤患者,静脉滴注 7.5 mg/kg bermekimab 或安慰剂,每 2 周 1 次,共 8 周。入组患者按 2：1 的比例随机分配至治疗组和安慰剂组。主要的观察终点是在接受至少 1 个剂量的 bermekimab 或安慰剂的患者中,在第 8 周时与基线测量相比,症状评估疼痛、疲劳或厌食中的两个症状稳定或改善;患者体重稳定或改善。结果发现第 8 周时,bermekimab 组 68 例(33%)患者和安慰剂组 19 例(19%)患者分别达到了主要终点($P=0.0045$)。试验期间与安慰剂组相比,bermekimab 组常见的 3~4 级不良事件是贫血(207 例中的 8 例(4%)比 102 例中的 5 例(5%))、碱性磷酸酶浓度升高(9 例(4%)比 2 例(2%))、疲劳(6 例(3%)比 7 例

（7%））、天冬氨酸转氨酶浓度升高（6 例（3%）比 2 例（2%））。8 周后，bermekimab 组 17 例（8%）和安慰剂组 11 例（11%）患者死亡，但未判定死亡与治疗有关。Bermekimab 组和安慰剂组的严重不良事件发生率无显著差异（47 例（23%）对 33 例（32%），$P=0.07$）。

美国加利福尼亚大学摩尔癌症中心血液学/肿瘤科 Kurzrock 教授在对上述试验的受试者数据进行分析时发现，入组的晚期结肠癌患者的外周血 IL-1Ra（IL-1 受体拮抗剂）水平越低，则对 IL-1α 靶向抗体 bermekimab 的治疗表现越敏感，这些观察结果有望为将来抗 IL-1α 治疗确定潜在的生物标志物。

2010—2013 年美国得克萨斯州安德森癌症中心研究癌症治疗部（1 期临床试验部）David 教授开展了使用 bermekimab 对初始治疗失败的非小细胞肺癌（NSCLC）患者进行治疗的临床研究。16 例 NSCLC 患者纳入研究，其中 10 例抗 EGFR（厄洛替尼）治疗失败。患者每 2 周或每 3 周接受 1 次 bermekimab 输液，剂量有 0.25 mg/kg、0.75 mg/kg、1.25 mg/kg 和 3.75 mg/kg，使用时逐渐递增，3.75 mg/kg 为最高剂量，如可耐受，每 2 周 1 次，直到疾病进展，并随访 24 个月以评估生存率。研究使用肿瘤反应、患者评分 EORTC-QLQC30 和 LBM 来评估疾病进展情况。结果显示各剂量 bermekimab 静脉注射均无输液反应、剂量限制性毒性反应或因其引起的死亡，患者自我报告结果显示疼痛、疲劳和食欲均较基线有所改善，但差异无统计学意义。根据患者是否进行过抗 EGFR 治疗进行分层统计，得到一些有趣的结果，抗 EGFR 治疗组（10 例）的中位生存期为 9.4 个月，而未治疗组（6 例）的中位生存期为 4.8 个月，但两组差异无统计学意义，考虑到病例数较少，不能排除其他可能导致这种明显差异的因素，但是该结果对未来治疗可能有所启示，即 IL-1α 阻断和抗 EGFR 治疗具有潜在的协同作用。虽然抗 EGFR 治疗失败，但是其可能增强免疫调节剂的抗肿瘤作用，对难治性患者的治疗具有重要意义。

除了对具体肿瘤的治疗研究外，bermekimab 亦被认为可能是靶向治疗肿瘤恶病质的抗体之一。肿瘤恶病质的众多机制中包括改变能量平衡和破坏中枢神经系统的稳态，其中 IL-1R1 参与下丘脑微血管中的神经元过程和内皮细胞触发，而 IL-1α 通过 IL-1R1 传递信号，被认为是 IL-1 途径中的关键激动剂，因此，IL-1α 被认为是肿瘤恶病质的治疗靶点。

另一项 bermekimab 预防经皮血管重建术后股浅动脉再狭窄的随机 2 期临床研究，观察了 bermekimab 联合标准护理治疗与单独标准护理治疗对于术后动脉再狭窄发生的影响以及心血管不良事件发生情况。该研究随访 12 个月，结果显示患者对 bermekimab 耐受性很好，两组在有效性和安全性方面差异无统计学意义。在前 3 个月的随访中，bermekimab 治疗组患者的再狭窄发生率有降低的趋势，但与单独标准护理治疗组相比差异无统计学意义。总体来说，bermekimab 可能是一种安全有效的保持血管通畅、预防术后再狭窄的治疗方法。

目前已知免疫系统是一个庞大而复杂的"网络"。无论是外源性还是内源性的刺激，或是固有免疫或者适应性免疫的启动，都可以激发大量细胞因子及各种炎症介质的释放，进一步启动各种免疫应答，因而固有免疫和适应性免疫不能截然分开。众所周知，IL 是由多种细胞产生并作用于多种细胞的一类细胞因子。由于其最初由白细胞产生并在白细胞间发挥作用，故由此得名，现仍一直沿用。IL 现指一类分子结构和生物学功能已基本明确，具有重要调节作用而统一命名的细胞因子。IL-1 属于 IL 的一种，是介导固有免疫反应的细胞因子之一，它是由活化的固有免疫细胞即单核-巨噬细胞所产生的，有 IL-1α 和 IL-1β 两种形式，它能够刺激参与免疫反应的细胞增殖、分化并提高其功能。肺巨噬细胞是肺脏的主要防御细胞，因此在肺的固有免疫应答中 IL-1 参与或者加重气道炎症和气道高反应性。目前研究证实 IL-1 在激活的 T 细胞、B 细胞、上皮细胞中均有分泌,在免疫炎症反应中形成级联放大效果。比利时根特大学免疫调节与黏膜免疫学实验室 Willart 教授的实验发现,对于 IL-1R 基因敲除小鼠,屋尘螨(HDM)不能诱导其出现哮喘,也不能产生 Th2 型免疫反应。体内和离体支气管内皮细胞气液界面培养的实验表明,TLR4 信号诱导 IL-1α 的释放,IL-1α 以自分泌方式激活树突状细胞诱导的趋化因子 GM-CSF 和 IL-33 的释放。因此,当体内 IL-1α、GM-CSF 或 IL-33 被中和时,HDM 无法引起过敏反应。这些发现说明 IL-1α 在细胞因子级联反应中处于上游位置,HDM 吸入后通过 IL-1α 引起上皮细胞和树突状细胞活化,导致哮喘症状的出现。因此拮抗 IL-1α 的作用可以抑制下游炎症反应,有可能阻断哮喘发病。

　　随着对哮喘发病机制研究的深入,以及对免疫反应认识的加深,在精准医疗时代 bermekimab 有望用于哮喘患者的免疫治疗。

(刘宏博)

参 考 文 献

[1] Hickish T,Andre T,Wyrwicz L,et al. MABp1 as a novel antibody treatment for advanced colorectal cancer:a randomised,double-blind,placebo-controlled,phase 3 study[J]. Lancet Oncol,2017,18(2):192-201.

[2] Kurzrock R,Hickish T,Wyrwicz L,et al. Interleukin-1 receptor antagonist levels predict favorable outcome after bermekimab,a first-in-class true human interleukin-1α antibody,in a phase Ⅲ randomized study of advanced colorectal cancer[J]. Oncoimmunology,2018,8(3):1551651.

[3] Hong D S,Janku F,Naing A,et al. Xilonix,a novel true human antibody targeting the inflammatory cytokine interleukin-1 alpha,in non-small cell lung cancer[J]. Invest New Drugs,2015,33(3):621-631.

[4] McDonald J J,McMillan D C,Laird B J A. Targeting IL-1α in cancer cachexia:a narrative review[J]. Curr Opin Support Palliat Care,2018,12(4):453-459.

[5] El Sayed H,Kerensky R,Stecher M,et al. A randomized phase Ⅱ study of Xilonix,a targeted therapy against interleukin 1α,for the prevention of superficial femoral artery restenosis after percutaneous revascularization[J]. J Vasc Surg,2016,63(1):133-141.

[6] Willart M A,Deswarte K,Pouliot P,et al. Interleukin-1α controls allergic sensitization to inhaled house dust mite via the epithelial release of GM-CSF and IL-33[J]. J Exp Med,2012,209(8):1505-1517.